我的自述

朱□春

我的一生是平凡的，也仍异是顺坦的。作为一
个医生，我一直遵循先严/祖昇公"职徒行善济
世济人"的嘱咐，先师李次公先生的教导"发皇古
义，融会新知"，从医以来我尽力践行，但由于
学养诸随，敬就不多，远愧少有些菲薄
经验，也有不少教训，夜深回顾自省，争取敢在有
生之年省所贻孙，聊尽吾心。乙未正月

国医大师

朱良春全集

常用虫药卷

中南大学出版社
www.csupress.com.cn

虫类药即动物类药，因其乃飞蚁虫兽之品，性喜攻逐走窜，通达经络；又系血肉有情之物，易于吸收利用，滋养人体，故药效佳良而可靠，用之得当，有挽澜之功，是草木、矿物类药所不能比拟也。余素喜用虫药，屡有新得，曾出版并两次修订再版《虫类药的应用》，深受欢迎。兹以临床实用为要，择常用虫药，精选内容，辑成本卷，愿为推动虫药的广泛应用再尽吾侪微薄之力。

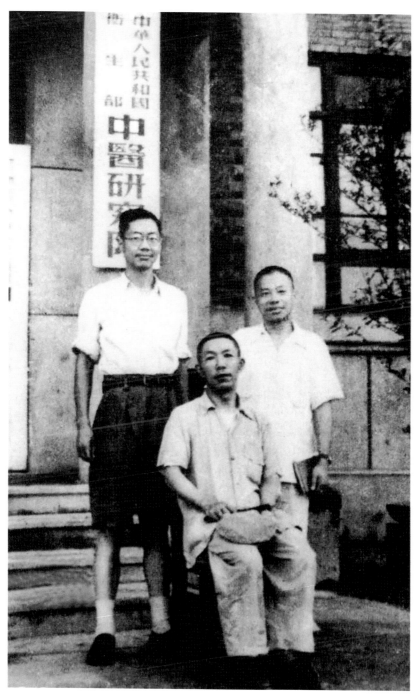

1956年7月敬侍章次公老师摄于中国中医研究院（右立者为同学萧熙，左为朱良春）

發皇古義 融會新知

良春賢弟 鑒之

章次公戊寅年

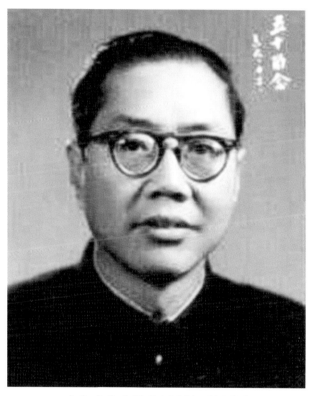

朱良春先生摄于1966年（50岁）

传统医学　渊源流长
蕴涵丰富　博大精深
探弱索隐　孜孜窗微
弘扬奥义　启迪后人

弘扬岐黄
传承薪火

贺《朱良春
全集》梓行

陈竺

二〇一五年
七月二十三日

全国人大常委会副委员长陈竺院士题词

朱良春国医大师

医道精湛除病有方

医德高尚普惠众生

程开甲敬题

二〇〇九年·六月二十日

祝

朱良春春医学全集出版

良医良师传薪火
春风春雨育英才

二〇一五年春 邓铁涛 敬贺

国医大师邓铁涛教授题词

朱老於九十九高齡尚勤於筆耕著之整

青囊潛志七十載
仁術澤被萬家春
百歲壽星勤著述
安度天年福臨門

理祝其養生有術為國家多作貢獻

廣州潘茗路志正

二〇一五年中秋
壽慶九十五歲

国医大师路志正教授题词

發皇古義憑底氣

融會新知不染塵

薪火相續明艷屬

章門立雪到朱門

為朱良春醫學全集出版題

諸國本

原国家中医药管理局诸国本副局长题词

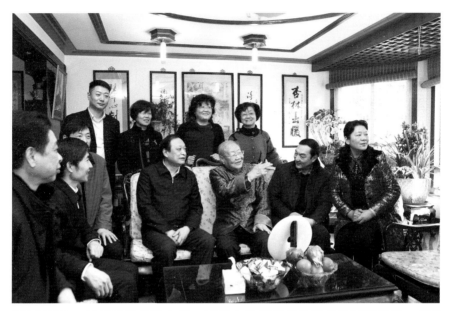

2014年2月，国家卫计委副主任、国家中医药管理局局长王国强视察、指导南通卫生及中医药工作，并专程看望朱老，与朱老促膝交谈中国中医药的传承与发展

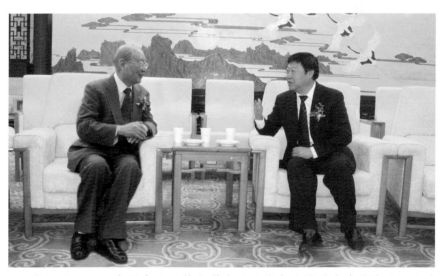

2008年10月18日，中国中西医结合学会风湿病专业委员会在北京人民大会堂授予朱老"推动风湿病学术发展特殊贡献奖"。会前，国家中医药管理局吴刚副局长亲切会见朱老

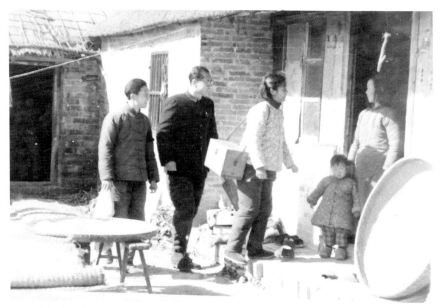

1962年带队到江苏省如东农村巡回医疗一年,此为深入农户家查病防病

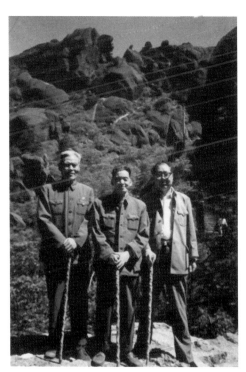

1984年在安徽省屯溪市中医学会讲学后,三位全国风湿病学科学术带头人在黄山合影(左起:焦树德、路志正、朱良春)

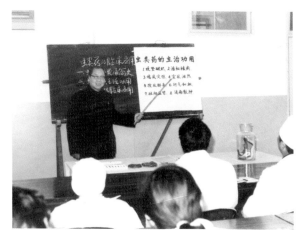

20世纪80年代初期,为中医培训、普及虫类药应用的知识

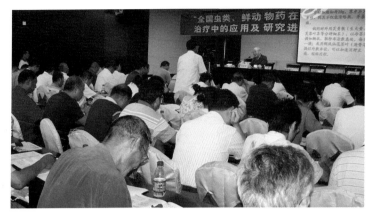

2009年在南通良春风湿病医院承办的"全国虫类药、鲜活动物药在风湿免疫病治疗中的作用"学习班上讲话并作"虫类药在治疗风湿病中的作用"的专题讲座

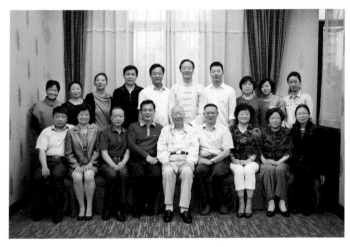

2012年6月,《朱良春虫类药的应用》一书再版,朱老与南通参与整理此书的弟子、门人合影

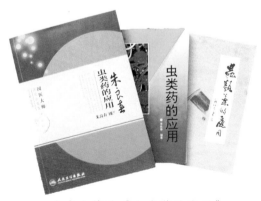

朱老主编的《虫类药的应用》

出版说明

在党和政府的高度重视下，中医药事业已步入全新的发展阶段。传播其优秀的传统文化内涵、总结整理著名中医药专家的学术思想及独特的、行之有效的经验，成为该阶段重要的工作之一。朱良春教授是我国著名的中医药学专家，首届30名"国医大师"之一，也是首批全国继承名老中医药专家学术经验导师。朱老为医精勤，著作等身，但因其作品分散于上海、江苏、山西、湖南、北京等地出版，不便后学者完整系统地研习。我社也曾在2006年出版了《朱良春医集》，但只整合了朱老的部分心得集验，大量关于医理医论治验方面的作品因篇幅所限未予收入，另由于出版时间仓促，全书在结构、规范等方面都留下些许遗憾。时逾10年，朱老在临证中又积累了相当的经验并结集成新的文章及著述，也因时有新感悟和新启发而对旧作提出了修订、增补的需求。尤其是对中医临证有很大借鉴及指导意义的有关朱老的医案类文献还从未整理出版过，遂议出版《国医大师朱良春全集》（以下简称《全集》）一事，将新作旧文汇成一部，以飨读者。

《全集》共十卷分册出版，依次为《医理感悟卷》《临证治验卷》《用药心悟卷》《常用虫药卷》《医案选按卷》《杏林贤达卷》《薪火传承卷》《养生益寿卷》《良春小传卷》《访谈选录卷（附年谱）》。其中

1

《医案选按卷》《养生益寿卷》为朱老新作，其他各卷收录自《朱良春医集》(中南大学出版社)、《朱良春虫类药的应用》(人民卫生出版社)、《走近中医大家朱良春》(中国中医药出版社)以及部分报刊杂志新发表的论文和采访报道。对中医药事业赤诚对学术认真对读者负责一以贯之的朱老，不仅逐字逐句地修订旧文，还夜以继日地撰写新稿，年近百岁高龄的老人就是这样以"知识不带走，经验不保守"的高尚情怀为《全集》而殚精竭虑。责任编辑则按现行学术规范对其进行全面梳理并统稿完善。总体来说，《全集》齐集了朱良春教授从医80年的重要著作，对其学术思想、治学理念、临证经验、科研成果以及医德医风等作了全面系统的总结提炼，较《朱良春医集》而言收录更完整、内容更广泛、编排也更合理，堪称集朱老学术之大成。

此外，《全集》也是首次从侧面悉数展现了一代名医的成长轨迹和心路历程。朱老是目前学界唯一一位僻居地市一隅却名闻天下的中医大家，被誉为"朱良春现象"。而探究这一"现象"背后的成因，恰是践行了当今提倡的"读经典、做临床、跟名师"名医培养模式的结果。朱老一生勤求古训，师古不泥，博采众长，济世活人，孜孜不倦，为中医药事业的传承与发展作出了巨大的贡献。因此，《全集》不仅对繁荣中医学术、积累中医文化有重大的意义，更是一部研究与探求中医药人才培养方式的文献通鉴，对中医药人才的储备与建设提供了实例，这对指导青中年中医的成长有一定的现实意义。由此，我们不仅希望藉由《全集》的出版保存名老中医的宝贵财富以丰富中医药宝库，更祈盼能为探索中医药学的前进方向和人才的培育模式提供借鉴，贡献绵力。

然而，正值《全集》中的《医理感悟卷》《临证治验卷》准备付梓，《用药心悟卷》《常用虫药卷》清样也经朱老亲自审订，《杏林贤达卷》《薪火传承卷》《良春小传卷》《访谈选录卷（附年谱）》各卷书稿修改、撰编作业已完成正待配图之际，于2015年12月13日，朱老不幸因病仙逝。为此，我们感到十分痛心和惋惜！对朱老不能亲自见证这一巨著的面世深表遗憾和歉疚！好在，老先生辞世前已见到《医理感悟卷》《临证治验卷》两卷的打样书，这恐怕是目前唯一的一丝安慰。先生在病榻前分秒必争，不仅审定完样书并增订补遗，对其余六卷《用药心悟卷》《常用虫药卷》《薪火传承卷》《杏林贤达卷》《良春小传卷》《访谈选录卷（附年谱）》也已定稿完成，这份敬业精进的精神无不让人动容与钦佩！在此，中南大学出版社全体参与《全集》出版的工作人员谨向朱老致以最崇高的敬意！他老对中医药事业的这份执着付出与初心是吾辈后学之典范！我们更要衷心地感谢朱老及其门人子女对《全集》出版工作的理解和大力支持，他们为此付出了辛勤的劳动和大量心血。朱老辞世后，其子女门人承受着巨大的悲痛接过重任，细致耐心地全力完成后续工作，实现先生遗志，可敬可佩！而今，请允准我们藉《全集》以寄托哀思，附此志念，告慰朱老！

同时，还要感谢人民卫生出版社、中国中医药出版社等中央级出版单位的配合与帮助，使《全集》收录的作品更为完整。我们虽竭尽全力保证《全集》的学术品质，但仍可能有疏漏、遗误之处，祈望读者斧正，在此一并致谢！

中南大学出版社

2016年5月

目　录

1

皇古融新　卓然自立
——从章朱学派看《朱良春全集》

（序一）

孟庆云

在近现代中医学术史上，朱良春教授可谓是最享师承之福的大师。他是名师之徒，又是名师之师。他的老师，就是那位倡"发皇古义，融会新知"的章次公先生。他的弟子很多，其中的何绍奇、朱步先、史载祥教授等人，已是行医海内外，医名隆盛的临床家了。是他们以精诚的仁心仁术，自辟户牖创立了以皇古融新为旗帜的章朱学派。

人生就是经历与感恩。今年已经九十九虚岁的朱良春教授，最令人击节敬佩的，就是他在经历、品德、学识几方面都推至臻备。近日阅读朱良春教授颐年集篇隽献的《章次公医术经验集增补本》和《朱良春全集》，读后心向阳光催律动，令人敬仰不止。

章次公先生是近现代中医的一座高山，德艺高乘。弟子朱良春大师尊许勉学，笔底含情，悉心整理完成了乃师名山大业。而良春教授不唯垂绍，弥重推出，在辉煌中自己也耸立为一座峻丽的奇峰。我们看到，由良春教授整理的这部经验集，章次公先生之超越及其临床之卓绝尽在书中，主要有以下几点。

一是终结了千余年来的伤寒温病之争，做出了历史性的提升并

1

具有方法论的意义。宋以前一直循《内经》"今夫热病者，皆伤寒之类也"，指认仲景六经辨证系以寒为病因统概外感。金之刘完素有所突破，言"伤寒是热病"，把热性病全归于火热之邪。元明之交的王履则寒温分立，言"伤寒自是伤寒，温病自是温病"，主张寒温分治。明末大疫流行，吴又可创"戾气"说，撰《温疫论》。清初叶天士以"温邪上受，首先犯肺"立论，创卫气营血辨证，后吴鞠通又针对温热病创三焦辨证。由是而从宋代以降，外感热病就有伤寒派、温病派、温疫派，特别是围绕寒和温，既有病因病性之争，也有治法之争，不曾消歇。甚至伤寒学派中尚有陆九芝的伤寒统温病派，温病学派中又有杨栗山等人的温病统伤寒派。章次公先生伤寒师从曹颖甫，温病师从丁甘仁，又博览群籍，对《伤寒论》《千金方》《外台秘要》《普济本事方》《世补斋医书·广温热论》等用力尤勤。他在自己的临证实践中积累了许多以伤寒经方和温病时方论治传染病的经验，并指出"叶天士等总结前人的理论与经验，阐发温病学正是对《伤寒论》的发展"，慧识寒温一体。伤寒六经、温病卫气营血和三焦是三种不同的辨证方法，其病种和病因以辨证为要务，脱却了历代以来的门户之争，冶寒温于一炉。他在总结三种辨证纲领的共性时，尤其重视病期（各阶段发病时间及病程）和维护心力。次公先生的这一炯鉴，已为当代外感热病病证论治之理则，也载入了现代医学《传染病学》中。

二是开创了中药临床实用药理学。先秦以还，中药循《墨子·贵义》"药然草之本"之论，中药概称"本草"，以其气立和神机同为元气，借药物之偏以调病盛衰为治。从《神农本草经》至清末民初，遗存的本草著作的目录就近900部，载药味9000余种。其中有综论药性、药源、用法、组方者；有注疏《神农本草经》者，如陶弘景《本草经集注》、缪希雍《本草经疏》；有颁行为药典者如唐代苏敬等人的《新修本草》；有百科全书式的《本草纲目》；也有侧重植物基源考辨的清吴其濬的《植物名实图考》，以及释义药性、取向简要的《本草备要》《本草从新》，等等。至清末，在药肆中，"本草"始称"国药"，后称"中药"，以有别于西药、东药，精进了"本草"。当时对中药的功效，又从临床和实验方面积累了很多新知识。章次公先生首开病机论药性之先河，并以明晰精减、适应教学之需，在20世纪20年代就编著了《中国药物学》（简称《药物学》）4卷，后来不断补充为6卷，在他执教的上海中医专门学校、中国医学院、新中国医学院和苏州中医专科学校讲授。他的《药物学》突破了《本草纲目》的概念模式和分类，又大异于李东垣的《用药法象》，是以临床为主旨，在对每一种药物的原植物、产地、入药部分、性味、主治、近世应用、炮制、用量、著名方剂、前代记载、近人研究，以及东洋学说等详细介绍之后，他突破了四气五味，以病机药性为重点，突出最佳主治。例如石菖蒲涤痰开窍，夜交藤引阳入阴，龙骨潜阳入阴，每种药之后都有编者按，着重说明该药的应用方法和自己的使用经验。论述简要，有裨实用，诚如他在自叙中所概言："撷其精华，汰其浮辞，旁取日本，远采欧西，剪辟宋元以来肤廓之论，发扬古医学之学效研究生药，以广种植，苦心孤诣，另辟蹊径。"此书发前人之未发，补古人之未逮，他以此勾勒出现代中药学的框架，时至今日，也以其理论和实用价值堪为中药学之佳构。

三是对辨证论治的理论突破与演进。辨证论治的提高与突破，是中医学者们的事业性永恒课题。就思维方式而言，他主张运用逻辑，晰清因果以突破"医者意也"。国学大师章太炎先生曾指引他学

3

习印度的因明学。因明学是古代印度哲学，后来被纳为佛家通学的科目"五明"之一。五明即内明、因明、工巧明、医方明、声明。因明学是关于推理、论证、辨识之学，即逻辑学。章次公先生用因明学的方法研究仲景的辨证方药体系，结合自己对辨证论治的理解，认为因明与辨证论治思维多有契合之处，称赞道："学问极则在舍似存真，因明一学，乃印度教人以辨真似之学也。"他将因明运用于临证，每一病人必索出主证主因，按此逻辑推理而用药，他医案的按语都是按因明的轨式来书写的。这实际上是对张仲景《伤寒论》及辨证论治奥妙的一大破解：辨证论治之所以能够理法方药一线贯穿，原因在于有其内在的逻辑。次公先生在 20 世纪 30 年代即倡导"双重诊断，一重治疗"，可谓孤明先发。他主张运用中医之八纲及六经、卫气营血、三焦等各种辨证纲领，兼采西医诊断方法，既有中医诊断，也有西医诊断。正因于此，其辨证论治，才戒"有是证用是药"之偏。一重治疗就是作为中医，一定要采用中医的中药、针灸等治疗手段以施治。他强调疗效，要求一般病证必须 3 剂见效，这是他在实践中的体悟和选择。他是从中西医学的特点和互补性而有此认识的，这使中医学在临床上见之明而治之勇，是辨证论治规范的一大发展。

四是超然胆艺、智圆行方的医案。中医学重视医案，形成了传统、具有教学承传的特质。章太炎先生曾说："中医之成绩，医案最著。"医案有如《易》之验辞，"医有按据，尤事有征符"。对于学术体系而言，医案是传递经验、启迪思维的读本。案主的学术胆识、品德、心态皆历历在目。但也有负面者，如纪晓岚在《四库全书总目提要》中，曾批评"率多依托"的假医案，所以医案是案主品德的遗存写照。

　　章次公医案在行业中传播已久，其案例很多被援用于学人的论文之中及课堂讲述。1955年中央人民政府秘书长林伯渠，前列腺手术后呃逆连续10日不止，每日多至20余次，最长延续时间达90分钟，既不能进食，也无法休息和睡眠。经中国与苏联医学专家多法治疗无效，已下达病危通知书，经次公先生奇药奇法竟然转危为安，睡了一天一夜，进食稀饭后逐渐康复。这个故事曾有几位教授在课堂讲授过，听者皆"未尝不慨然叹其才秀也"。

　　医生司命，重在胆识。重病当用峻剂，医生对重证病人惧担责任，只能开个平和方，投"菓子药"。孙思邈说医生应"胆欲大而心欲小，智欲圆而行欲方。"次公先生对病人宅心仁厚，"见彼苦恼，若己有之"，敢用重剂担当危重，力挽垂危，章太炎称他"胆识过人"。案中以全真一气汤治肠伤寒并发出血，以大青龙汤重用麻黄，治大叶性肺炎已发生心力衰竭，等等。古往今来的名医各有风格，例如在伤寒派中，张简斋治病全用经方，而陈逊斋经方绝不加减，全用原方。甘肃的于己百先生，治病是"经方头，时方尾"。次公先生则是不论经方、时方、单方、草药，合宜而用，这体现了《灵枢·九针十二原》"任其所宜"的原则，而其具体何方何药用于何病何证，更是既擅高韵，又侥精思了。他以大剂量杏仁用为解痉药治胃溃疡；以一味蚕茧治小儿多尿症；把地方草药六轴子用于伤科镇痛；艾叶之用最为熟稔，用于解胃痛、止呕血、蠲泻痢、治崩漏。有一治痢疾的医案竟是小说《镜花缘》中的方子。他的处方笺上，都印有"博采众方"四字。这是仲景的垂训，也是他会通的风格。他对博采和会通进一步探索，概括出临证时当以"有成法无成病"的理念，走入"神用无方谓之圣"（《素问·天元纪大论》）的境界。

　　临床家们常说，阅读医案，在"接方"处最见切要。新诊时何

5

以换方？何以增减药物？两次一对比，案主的意图和思维一目了然。次公先生的医案，在这点上交代最为清晰，堪称典范。可在一两味间识妙变之巧。例如《暑湿、湿温》[案10]，系虚人病湿温。湿热日久，化燥化火，气阴不足，脉来糊数，神识昏蒙，垂危待毙。从第十二病日接诊治疗，第五诊时用附子、党参振奋阳气，第六诊后始用高丽参，皆与大队养阴药同用，取阳生阴长之意，而无灼阴伤津之弊，九诊而愈。次公先生书案，有述原因者，有引古人语者，有述主诉及诊疗目的者，有述鉴别诊断者，有述治疗转归者。已往，有名医将误诊误治的案例集成《失手录》之类，然不曾刊刻。次公先生将自己失败的医案详述始末，汇编成《道少集》与《立行集》，不仅成编，还在课堂上与同学们一起讨论。医学，作为一门可能性的科学，误失在所难免，从对待"失手"的态度中也可见其心胸。次公先生说："对待别人固可隐恶扬善，若以对待他人之法而原谅自己学术上之错误，此必沦为无行之庸医。"从书案的形式看，他的医案最能体现中医医案的传统：实用性和选择论，这大异于西医病历以搜索论为指规者。其医案文字之简炼、救贫贱之厄折射其人格。虽然他为中央主要领导诊病，但他不以病案标引贵游，自高荣誉。他批评那种"好药不贱，药少不灵"的认识，方子用药少而精宜，每个方中都有直捣黄龙的药物。正是见证得药、见药识证、以类用药、指掌皆在的风格，是"方中有药"的典范。汉代王充在《论衡》中说："事莫明于有效，论莫明于有证。"他治病的疗效全展现在医案中，案如其人，精干务实，是一部治验擅胜、托庇福人的著作。

五是自树旗帜，创始了"发皇古义，融会新知"的临床学派。次公先生对中医学的发展有超前之悟。世其业的章次公对中医大业的发展有笃厚的使命感，这造因于他的学识，太炎先生的教益，乃至颜真卿书法濡润的品藻。士志于道，他开始在临床的同时教学授徒，和弟子一起创立学派，同时彰显他对中医学发展的殷念。

他毕业后在行医治病的同时，先是在上海中医专门学校留校任教，后又在中国医学院、新中国医学院、苏州国医专科学校授课。1929年，他和徐衡之、陆渊雷共同创办的上海国医学院，题写了"发皇古义，融会新知"八个大字，作为学校的校训，也是自己的座右铭，并成为他的家法师法。

"发皇古义，融会新知"，是对孙中山先生"发皇中华学术，恢复先民技能"的彝训在时空要素的引申光大。可谓扬古创新，苞新统故，不论中医西医东医，科学人文，乡邦要籍，民间单方，唯学用之。此发展观，在当世就"是以世人之语者，驰千里之外"。时至今日，不仅对于中医，在文化上也是永恒的至真名论。

《资治通鉴》谓："经师易遇，人师难求。"以医为道之大者，得人乃传。朱良春大师为朱熹后裔，朱家老祠高悬"闽婺同源"的匾额。他幼读私塾与小学、中学，因患病而喜医学医，先拜在孟河御医马培之之孙马惠卿门下，从读经背诵学起，之后诊脉唱方抄方，听老师进诊讲方。一年后报考苏州国医专科学校，又一年后因抗战爆发，校长介绍他到上海中国医学院继续完成学业。就是在这里，师徒望道相见，一个得人传，一个敏求师，手足砥砺，共同开创了以"发皇古义，融会新知"为标格的章朱学派。

在近现代医学史上，这双星同璧的两位大师太灿然卓如了。两人学路相同，都殊重人品医德，都业绩昭昭，特别是在智略特长上都口碑传信。在学路上，都有私塾、院校、拜师的经历，又都曾执教于院校，教学相长。章朱皆艺从高师。次公先生自幼随父练武习文，之后入上海中医专科学校。他服膺并受其亲炙的教师，是大刀阔斧、风格泼辣的经方家曹颖甫和纤巧缜密的丁甘仁，他以此形成了辨证准确、用药泼辣的临床风格。他还是学问博大精深的章太炎的弟子，出于对太炎先生的敬仰，取"次公"为字。章太炎生于医学世家，曾向黄体仁习医，尤嗜仲景之学。章太炎曾篆书一联语赠次公："嗜学当如食鸡跖，解经直欲析牛毛"，抬头为"书赠次公"，落款为"宗人章炳麟"，可见师生情深谊厚。朱良春因苏州国医专科学校停办转入上海中国医学院，转学后即拜次公为师，除医学外，也读文临帖。1938 年从上海中国医学院毕业后，章次公将一方寿山石印章赠给他，印章镌文曰："儿女性情，英雄肝胆，神仙手眼，菩萨心肠"以为勖勉。清人唐甄在《潜书·讲学》中称："学贵得师，亦贵得友。师也者，犹行路之有导也；友也者，犹涉险之有助也。得师得友，可以为学矣。所责乎师友者，贵其善讲也。虽有歧路，导之使不迷也；虽有险道，助之使勿失也。"按学统，亲传业者称弟子，弟子复传于人为门生。他师徒二人遵之超之，良春敬次公如父，次公写信称良春为"世兄""贤弟"，一个对老师推服至极，一个视弟子为得人乃传的知己。师生之谊，犹如明代王心斋之与王阳明，清代方仁渊之与王旭高，近人陈苏生之与祝味菊，都是学术史上的佳话。良春铭记老师一言一行，珍藏老师一案一信一照片，有此儒修相业，才能有一部《章次公医术经验集》。

两位大师都是义举赡富的高士。两人在民国年间开业行医时就以侠义闻名。穷苦病人不但免收诊费，还赠药赙金，次公被称"贫孟尝"，而良春有"侠医"之美誉。次公继承乃师太炎经世济民，识略超旷，以经史为功底，重实践治医，书法学颜真卿"正襟垂绅"，外感寒温一体，杂病学张景岳、喻嘉言、王旭高，为人耿直，不阿谀，不屈从。他治医的那个年代先是洋学（西洋、东洋）涌进，中医取消之论甚嚣尘上。中医虽危机重重，但中医愈危愈奋，办学创刊。中医界又有"容新""排新"之争，他遂确立皇古融新之志。20世纪50年代，次公先生受到国家重视，应召赴京任卫生部顾问、北京医院中医科主任等要职。然而在1956年，他发表的《"从太炎先生论中医与五行说"谈起》的文章，却遭来非常之诋毁。本来，五行说自古就有常胜派、无常胜派、灾异派、江湖派等诸派流变，医学五行也逐渐演化，如向二火二水、五水五火发展，并以亢害承制、命门等不断突破，古代就逐渐符号化了。次公先生立足于"扬弃"，亘古常新地对待五行，通合道理。然而在那个缺乏弹性的时代，指拨一弹便有曲弦立应，更有跟风浪进批人以鸣高者，龙头讲章，令人寡欢。但是，运不长厄，他毕竟是以其医术与学术曾与毛泽东主席彻夜长谈，被主席誉为"难得之高士"之人，高士依然。

1956年卫生部拟调朱良春进京到中医研究院工作，在调动过程中，省市两级政府再三挽留，朱良春因担任南通市中医院院长一职，实属"一将难求，暂难调离"，请求上级允许朱良春在当地发挥中医领导骨干作用，故奉调进京未能成行。"为报寰中百川水"，他在家乡展开了他彩色斑斓的人生。他临床佳效，闻名远近。学术多创新，继承有根脉，管理卓功绩，献身于桑梓。他率先倡导弘扬民间医药遗产，挖掘单方验方。他扶育的"三枝花"已经成为传奇轶事：即季德胜的蛇药、陈照的拔核丹和成云龙的金荞麦。在这个过程中，既研发了新药，创新了疗法，还兴办了药厂，更重要的是，把三名民间医生培养成了中医院的医生。季德胜蛇药，不仅擅解蛇毒，还用于治疗肿毒、脑炎和肿瘤。今日用半枝莲、白花蛇舌草等抗肿瘤，都始于此药的推广。他的南通市中医院1959年曾被评为"全国红旗单位"。对于辨证论治，朱良春早在1962年就在《中医杂志》撰文倡导辨证与辨病相结合，并指出辨证是绝对的，辨病是相对的。其在肝炎、风湿痹证等病的治疗上，都是导夫先路，以特色和创新引领学术。对于学人学术的发展，近代以来有一个"码头效应"，国外称"康道克效应"，就是在大城市的大医院大科研机构的研究者，能甫出重大成果和引领潮流。但置身南通的朱良春恰好是能突围"码头效应"而成为领军的一流学者，一如乃师，高士者也。

朱良春对章次公先生的继承可谓"至著者像也"。他们都遵家法师法尚医德，都办学校创刊物带高徒；学术上都倡言经典是基础，师承是关键，临床是根本；对于学术大道，都以"发皇古义，融会新知"为旗帜，以传统为自我，"欲求融合，必求我之卓然自立"；其学，旧中见新，新中有根；临证都病证结合，既博采众方，又创制新方，其用药犹如杜甫之"诗律细"；在辨证论治最后环节的用药上都以"专精细"见功，都是擅用虫类药和附子的高手。章次公先生以宗师发其端，朱良春大师广其行成集其医案，或编撰为专著。就是在这个传承过程中，朱良春中年以"学到知羞"为座右铭，而到白发丹心照汗青之际，他的座右铭是为"自强不息，止于至善"。至善在他们这已经是一个道担大任，任之其能的煌煌学派了。

然而，医学毕竟是随机转进，工巧推新。次公先生的志业，不仅在良春大师那里，以其学术的挺拔超迈，灿然巨章，峃派成芩，势为承传继荣的学派重镇。

而良春大师对老师的全面发展，更是多有创新。我们从《国医大师朱良春全集》中的 10 个分卷编目中，就可见其学术内涵的丰富：《医理感悟卷》《临证治验卷》《用药心悟卷》《常用虫药卷》《医案选按卷》《养生益寿卷》《杏林贤达卷》《良春小传卷》《薪火传承卷》《访谈选录卷（附年谱）》。我们在这部全集中，可以看到良春大师的学脉中，除乃师次公先生的学术传承外，还有孟河、吴医乃至海派的细流。而其人品是由儒家朱氏家训、乃师次公家风及中医医德传统等民族精神所熔铸。他对于中医人才的成长，在多篇文章中论道"经典是基础，师承是关键，实践是根本"。他对中医学人才的成长，呼唤要突破四诊。古人所云："四诊合参，可以万全"，他以自己临床的感受则认为"四诊合参，也难万全"，以此重视"微观辨证"的运用。他是迄今把痹证源流诊治、理法方药阐述得最系统的医家，在治疗多种自身免疫性疾病上所获的卓效，多是他在国内外行医时所得，更是他深入研究"虫类搜剔"的结果，从《大戴礼记》的五虫到他的《虫类药的应用》，继承了张锡纯、恽铁樵及乃师章次公先生的成就，使他在这方面的理论、临床、新药研制上都有系列的创新成果。例如，他把水蛭用于风湿性心脏病、冠心病和卒中，他创制了健脑散、仙桔汤、益肾蠲痹丸、痛风冲剂、清淋合剂等著名方剂，在当代临床被广为运用。

朱良春大师如今可谓桃李满天下，这也是他的成就之一。除他从事中医药工作的16个子女、婿媳、孙辈（朱晓春、金光彩、朱胜华、蓝绍颖、朱建华、朱韧、朱婉华、蒋熙、朱又春、陈淑范、朱剑萍、郭建文、潘峰、朱彤、蒋恬、朱泓）和前文所言及的何绍奇、朱步先、史载祥等门人外，来自南通及广东、江苏、北京、上海、浙江、安徽、福建、河南、河北、湖南、湖北、山东、山西、新疆等20余个省、市、自治区，以及香港、澳门地区和美、英、新加坡等国家，经正式拜师的入室弟子百余名；短期研修、聆听讲学、私淑、遥从弟子不计其数，遍布海内外，可谓众矣。

"书之论事，昭如日月"，从宗师创学，到弟子门人承传光大，望之俨然。不论是《章次公医术经验集增补本》，还是《朱良春全集》，真知启人，正如泰戈尔所说，美好的东西不是独来的，它伴了许多好东西同来。《素问·气穴论》说："世言真数开人意"，这就是一部开人意的真数传品。

〔原载《中医杂志》2014 年第 20 期，2015 年 5 月略有增补〕

研精覃思，寻本开新

——祝贺朱良春老师期颐之庆暨《全集》梓行

（序二）

朱步先

我的老师朱良春先生是承先启后、继往开来的一代中医名家，先生沉潜治学、济世度人逾八十载，其寿弥高，其志弥坚，其学弥醇。躬逢先生期颐之庆，衷心喜悦，虔诚祝福，先生的风仪谦谦君子，先生的风华超群出众，先生的风范源远流长！

综观中国医学的发展史，每一历史时期都会涌坝出杰出的医家，不仅能承继前人的精粹，而且能转移一时的风气，示来者以轨则，促进学术的繁荣与提高。朱师是继章次公先生之后，在我国医坛独树新帜，推动传统中医向现代中医转变的中坚人物。他精心研究，深入思考，从经典及历代名著中抉取精华，躬身实践，推陈出新；他提出辨证与辨病相结合的主张，将中医的整体观点、辨证精神与西医学对"病"的认识结合起来，从而为中医的诊断与治疗开辟了新境；他对虫类药的应用致力颇深，见解独到，拓宽了药用领域；先生"博涉知病，多诊识脉，屡用达药"，对类风湿关节炎等顽疾的治疗取得了突破，创立的新方风行于世；其治学客观的态度、求实的理念、严谨的风格充分体现了现代的科学精神，为后学指示了门径。兹将朱师的生平与学术思想简述如次：

一、本诸传统，融合现代

朱师乃江苏镇江人，后徙居南通市。1934年，先生赴江苏武进孟河学医，师事马惠卿先生。孟河在清代名医辈出，其中费（伯雄）、马（培之）、巢（崇山）、丁（甘仁）最为著名，史称孟河四大家。他们或以平淡为宗，或以绵密见长，或以轻灵取胜，是不悖规矩准绳而自立门户者。马师乃御医马培之之裔侄孙，家学渊源，根基深厚，在传统精神的熏陶下，先生打下了扎实的基础。马师珍藏马培之的日记《记恩录》和手书方笺，先生得以观之，获益良多。初入门径，先生有此际遇，堪称胜缘。

在孟河经过一年多的学习，先生不以此为满足，考入苏州国医专科学校继续深造。抗战开始后，又转入上海中国医学院，师从章次公先生。斯时沪上新风乍起，以章次公为代表的医家引领潮流，主张中医革新。在西医学传入我国之际，立足传统，兼采西说，倡导"发皇古义，融会新知"，引起学界震动。章先生曾受经方大家曹颖甫的亲炙，对仲景之学有深入的研究，又受到国学大师章太炎先生的影响，治学严谨，朴实无华，言必有据，信而可征。不迷信，不盲从，独立思考，截伪续真，使中医学理论体系、证治方药建立在严密的逻辑之上。在今天看来，章先生研究中医运用的材料是古代的，而方法则是现代的，为传统中医向现代中医转变开辟了道路，作出了历史性的贡献。在沪上学习期间，朱师除在章先生处每日侍诊半天外，还在上海红卍字会医院门诊工作半天，直至1938年毕业回南通开业。以后的岁月证明，朱师承继了章先生的治学方法与理念，并进一步发扬光大。

朱师是张仲景"勤求古训、博采众方"的忠实实践者，上自

《内经》《神农本草经》《伤寒论》《金匮要略》等典籍，下及叶、薛、吴、王和近代名家的著述，无不悉心研究，发掘其中的精义。他对张景岳《类经》十分推崇，认为张氏彰明经义，论述精辟，可资实用。又折服孙一奎《赤水玄珠》，认为孙氏引证广博，学验俱丰。他很欣赏清人俞根初《通俗伤寒论》，认为这是绍兴伤寒派的代表作，不仅为热病立法立方，且是一部很好的内科学。读该书兴至，他随笔写下批注。他很留心前人的医案，认为医案是实践的记录，可窥医家之功力、临证之心法，为今日之借鉴。例如他对同乡先贤蒋宝素《问斋医案》评价颇高，曾指导我对蒋氏的学术思想进行研究，并特别留意书中所载《椿田医话》的一些效方。

先生胸襟博大，视野开阔，治学兼收并蓄，他平时注意搜集民间验方，从中汲取丰富的营养。他的处方不拘一格，有经方之规矩，时方之灵动，还常把一些民间验方乃至刚发掘出来的草药加进去，出奇制胜，往往收到意想不到的效果。他认为学问应当与时俱进，一贯重视对西医学的学习，力求中西医的逐渐沟通与结合。已故中医学家姜春华先生说他"中西理论湛深"，当为至评。先生很推崇张锡纯，乐用张氏效方，我以为先生的革新精神与张氏是相通的。

二、精研典籍，化古为今

传统医学具有继承性，没有继承就没有发扬，而学好经典著作，则是必备的基本功。先生反复强调："经典是基础，师传是关键，实践是根本"，谆谆教诲，用心良苦。

中医学的根基在于经典著作，后来医学的发展源于经典。它揭示了中医学的内在规律，示人以规矩准绳，并经得起实践的检验，古人以为如日月经天，江河行地。譬如我们言人的生理、病理离不开阴阳；言疾病的发展、变化莫逃乎六经，故经典为后人所宗。但经文的含义又不是一成不变的，不同时期的医家都可以加以演绎，赋予新意。例如《伤寒论》的六经，与《素问·热论》六经主证不同，说明仲景对六经的含义另有悟解，这就是一个有力的证明。不变中有变，变中有不变，学者当知通权达变。

在现代科学技术日新月异的今天，我们研读经典不是发思古之幽情，而是探寻中医的本源，从中获得启示，破解今天的难题。例如先生根据《内经》"肝开窍于目"之说，用养肝明目之品治疗视神经萎缩、眼底病变；根据《神农本草经》菴䕡子主"五脏瘀血，腹中水气"，用其治疗肝硬化腹水；根据《神农本草经》泽泻"久服耳目聪明……延年……轻身"之说，用其降脂减肥、延缓衰老，等等。

《神农本草经》凝聚了先民识药知性的智慧，为仲景制方用药之所宗。陶弘景谓："此书应与《素问》同类，但后人更多修饰之耳。"（《本草经集注》）是以后之研究本草者奉为圭臬。但学习《神农本草经》，非潜心研究、反复体验难明其奥。例如热痹的处方用药，《神农本草经》给人以启发。《素问·痹论》以"风寒湿三气杂至，合而为痹"，据此推勘，温散、温通、温化应为大法。《神农本草经》所载，味苦、性寒的地骨皮、天冬，一主"周痹风湿，久服坚筋骨"，一治"诸风湿偏痹"。味甘性平的石斛，能"除痹下气"，盖风能化热，湿能化燥，苦以坚之，寒以清之，甘以润之，无不可用于热痹的证治之中。不仅此也，味辛性寒的磁石，《神农本草经》亦称其主"周痹"。何谓周痹？《灵枢·周痹》："周痹者，在于血脉之中，随脉以上，随脉以下，不能左右，各当其所。"乃邪在血脉之中，与正气交争使然。因其随血脉周遍于身，故曰周痹。磁石辛通关节，寒以清热，又能坚筋壮骨，故可用之，而其所主之周痹当属热痹无疑。

然而，朱师在此基础上有了新的发展，他用咸寒的寒水石以疗热痹，并认为其功用胜石膏一筹。盖石膏能清气不能凉营，寒水石能清血脉中之热，与《灵枢》"邪在血脉之中"之旨吻合，这确属别开生面，是一个创见。在他自拟的"乌桂知母汤"中，以寒水石伍知母，配合桂枝、制川乌、制草乌以疗热痹，收气营两清、宣痹通络之效。何以要咸寒配合辛温？盖痹证多夹杂之邪，热中有化而未尽之寒，络中有伏而未透之热，正宜寒温兼施，两调其平。至于临证之际，如何视寒热之多寡，病证之进退，权衡寒、温药量之孰轻孰重，又在医者审时度势，随机应变了。

从辛温到苦寒、甘寒、辛寒，乃至咸寒，又以咸寒与辛温并举，朱师发展与丰富了痹证的证治，给后学启迪良多。时至今日，经典依然如源头活水，为医者创新提供不竭的灵感，显示了强大的生命力。

三、辨证辨病，开辟新境

"证"是中医学特有的概念，是在疾病发展过程中对其脉证进行综合分析、去粗取精、去伪存真而概括出来的诊断结论。中医学强调辨证论治，随证立法，因法制方用药，体现了理法方药的一致性。但由于历史条件的限制，古人对微观的"病"认识尚嫌不足。章次公先生云："仅靠目察、耳闻、口诘、指按，很难推断出绝对无误的实证。"这里的"实证"，意指真实可靠的凭据。因此要借助现代的诊断方法以济其不足，任何臆测与悬揣都是不可靠的，唯此实证精神才能推动中医学的进步。

早在1962年，先生就提出辨证与辨病相结合的主张，并就此撰写专文，发表于《中医杂志》。这不仅与章先生提出的"双重诊断，一重治疗"一脉相承，也更具体、更深化了。嗣后，这一主张为学界普遍认同，蔚成风气，这为传统中医的诊断模式注入了新的内容。临证力求确诊，避免误诊与漏诊，医者也能从"证"与"病"的不同角度来探寻病源，知其所以然，也为疗效的判断提供了客观的指标。这一主张带来了处方用药的革新，不仅针对证候，还可以兼采针对"病"的特效药灵活组方。通过反复的实践与验证，从个性中发现共性，为科研与开发新药提供信息与资源。

但是，辨证论治是中医学的精华，如果仅辨病不辨证，或在辨病的基础上分几个证型对号入座，就会把活生生的辨证变成僵化的教条，导致中药西用，不利于中医学的发展。事实上，不仅古人不能知今病，即便今人也不能尽知今病。朱师精辟地指出："辨证是绝对的，辨病是相对的。"辨证与辨病相结合乃是辨证论治的再提高。先生曾治一纺织女工，患子宫内膜异位症（异位至肺部），前医曾误诊为肺结核、支气管扩张，迭治乏效。根据月经闭止，每月咯血五六日，颧红掌热、口干咽燥、腰酸腿软等见症来分析，断其病本在肝肾，累及冲任。缘水不涵木，气火冲激，冲气上干，损伤肺络使然。及时采用滋肾养肝、清肺凉血、调理冲任之剂，连进十剂，月经即循常道而行。又如一肾盂肾炎患者，腰酸、低热、尿频，尿检红细胞时轻时剧，长期采用清热、凉血、通淋之剂未能根治。舌质红，脉细弦而数，先生认为肾阴亏损，瘀热逗留，故予滋阴益肾、泄化瘀热之剂，五日症情改善，十日而趋稳定，继用六味地黄丸调治而愈。可见不知"病"则心中无数，舍弃辨证则治疗无据，肯定或否定"病"和"证"的任何一方面都是片面的、不完善的，只有将两者结合起来，探索临床证治的规律才能相得益彰。

四、识见精邃，创立效方

方剂不是药物的杂乱堆砌，而是建立在严密的法度之上的。章太炎先生云："知药不知方者，樵苏之流也；知方不知法者，药肆之技也。"（《医术平议》）深谙药性，明乎法度，紧切病证，药无虚设，效方始立。

一般说来，疾病的初起以祛邪为急；中期正气渐伤，扶正与祛邪兼顾；末期正气已衰，扶正固本是务。然而先生治疗痹证，认为"即便初起，也要充分顾护正气。"其治风湿痹痛始作，一般不用防风汤、羌活胜湿汤之类，自拟"温经蠲痛汤"（当归、熟地黄、淫羊藿、桂枝、乌梢蛇、鹿衔草、制川乌、甘草），及早采用益肾通督、强筋健骨之品，打破常规，识见不凡。这使我联想起清代医家周学海"新病兼补久病专攻"之论，周氏云："新病邪浅，加补气血药于攻病中，故病去而无余患。若久病正气受伤，邪已内陷，一加补药，便与邪值，而攻药不能尽其所长矣。"（《读医随笔》）风湿痹证初起，邪未内传，脏气未伤，骨质未损，朱师及早运用扶正之品，正是周氏"新病兼补"之意；后期脏气已伤，病邪深入骨骱，朱师用虫蚁之品搜剔，正是周氏"久病专攻"之意。其经验与识见与周氏何其相似！智者所见略同，信然。

朱师的处方用药体现了辨证与辨病相结合的思想，创立的新方形成了鲜明的风格。如以养正消积法治疗慢性肝炎及早期肝硬化的"复肝丸"，以益气化瘀法治疗慢性肾炎之"益气化瘀补肾汤"，以健脑灵窍法治疗脑震荡后遗症、老年痴呆症之"健脑散"，以消补兼施、通塞互用法治疗慢性痢疾及结肠炎之"仙桔汤"，等等，均历验不爽，可法可传。仙桔汤由仙鹤草 30g，桔梗 8g，乌梅炭、广木香、甘草各 4.5g，木槿花、炒白术、白芍各 9g，炒槟榔 1.2g 组成。方以仙鹤草、桔梗为主药。仙鹤草味辛而涩，有止血、活血、止痢作用，别名脱力草，江浙民间用治脱力劳伤有效，具强壮作用。此方用之，取其强壮、止泻之功。桔梗一味，《金匮要略》排脓散用之，移治滞下后重，是此药之活用。木槿花擅治痢疾，《冷庐医话》赞其效著，此方取其能泄肠间湿热；久痢脾虚，取白术补脾助运；肠间湿热逗留则气滞，木香、槟榔调之；湿热伤营，白芍和之；久痢则下焦气化不固，少少用乌梅炭以固之；甘草调和诸药。合而观之，桔梗伍槟榔，升清降浊；槟榔伍乌梅炭，通塞互用；木香伍白芍，气营兼调。此方无参、芪之峻补，无芩、连之苦降，无硝、黄之猛攻。盖肠道屈曲盘旋，久痢正虚邪伏，湿热逗留，一时不易廓清。进补则碍邪，攻下则损正，正宜消补兼行，寓通于补方能切合病机。此类方剂与历代名方相较，毫不逊色。

先生对急性热病的治疗，提出"先发制病"的论点，旨在从各种热病的特性出发，见微知著，发于机先，采用汗、下、清诸法，从而控制病情的发展，达到缩短疗程、提高疗效的目的。如他擅用"通下疗法"治疗热病重症即是其例。在乙型脑炎极期，邪热炽盛，神昏惊厥，喉间痰如拽锯，有内闭外脱之虞。先生采用"夺痰定惊散"（炙全蝎、巴豆霜、犀黄、硼砂、飞朱砂、飞雄黄、陈胆星、川贝母、天竺黄、麝香），取巴豆霜迅扫膈上痰涎、开气道之闭塞、下胃肠之壅滞，配合全蝎熄风定悸、开痰解毒，伍入镇惊、清热、涤痰、开窍之品，以应其急。药后患者排出黑色而夹有黄白色黏液的大便，即痰消神苏，转危为安。不仅病在阳明可下，病在上焦亦可通闭解结，启上开下，给邪热以出路。先生用通下疗法意象超然。

五、多诊识脉，屡用达药

"博涉知病，多诊识脉，屡用达药"（《褚氏遗书》）为医者很高的境界，唯有通过反复的临床实践才能确切地辨识病证，深明药性，用之不殆，先生正是这样的临床家。

关于痹证，先生对舌诊、脉诊的临床意义作出这样的归纳："舌苔白腻而浊者为湿盛，宜侧重燥湿以通络；如兼见浮黄者为湿热，因浮黄提示湿将化热，当祛湿清热并进；苔白腻而质淡者为寒湿，可放胆用乌头、附子温经散寒；不论舌苔如何，凡舌质红者，均为阴虚、血热之征，需参用凉血顾阴之品；如舌边见瘀斑或衬紫者，均应加入化瘀通络之剂。在脉象方面，湿胜之脉，多沉细而濡；湿热之脉则缓大而濡数；脉浮缓湿在表，沉缓湿在里，弦缓为风湿相搏；虚弦为寒湿郁滞；脉沉而细为中湿、为湿痹、为阳虚；阴虚者多见弦细，有时带数；夹痰者每见濡滑，夹瘀者则见濡涩。"条分缕析，非积验历久者不能道。经过反复的实践，先生创制了"益肾蠲痹丸"以治顽痹。此方益肾壮督治其本，蠲痹通络治其标，以植物药与虫类药相结合，不仅适用于类风湿关节炎，且对慢性风湿性关节炎、强直性脊柱炎、增生性脊柱炎、坐骨神经痛等亦有确切的疗效。此方能调节免疫功能，增强机体抗病反应，阻止骨质破坏之进展，并使其部分得到修复，对类风湿关节炎这一医学难题是一个突破。

疼痛、肿胀、僵直拘挛为痹证的三大主症，先生畅谈其用药经验，值得珍视。例如疼痛，他认为风痛轻者宜选独活，阴虚血燥伍以养阴生津之品。游走作痛可用海风藤，重症则用蕲蛇，寒痛以川乌、草乌、附子、细辛温经定痛为要药。或单用，或并用，伍以他药，随证制宜。湿痛则以生白术、苍术、熟薏苡仁、制附子配合应用为佳。考《千金方》《外台秘要》等典籍，不乏以薏苡仁、附子相伍，治疗湿痹屈伸不利之良方，则先生的经验渊源有自。热痛可用白虎加桂枝汤随证出入，自拟之"乌桂知母汤"亦在选用之列。至于瘀痛，先生对虫类药研究有素，取蜈蚣、全蝎、僵蚕、䗪虫之属，搜剔深入骨骱之痰瘀，通络定痛，更是得心应手。并认为生南星专止骨痛，值得引用。

章太炎先生有"下问铃串，不贵儒医"之说，朱师同样重视民间验方，注意发掘愈疾之特效药作为辨证论治的补充。如萹草之通淋利尿；虎杖之宣痹定痛；蒲公英之消痈散肿均历验不爽；一枝黄花之疏风清热，可供时感高热之需；接骨木之活血消肿，堪作痛风泄浊镇痛之用；豨莶草之祛风活血，移用于黄疸邪毒稽留之症；穿山龙之祛风除湿、活血通络，常用于类风湿关节炎、强直性脊柱炎、红斑狼疮等病证的治疗，等等。这些堪称点铁成金，神乎技矣。

遥想五十三年前，我还只是一个僻居苏北环溪古镇的失学青年，在那特定的历史环境下，升学无望，前途渺茫。因家学渊源，我立志学医，访求名师，至诚至切。那年经友人介绍，我拜先生为师，先生慨然应允，悉心指点，并为我进一步深造提供机会，使我受益终生。当年拜师未举行任何仪式，这一幕恍如昨日，如此方便恐今人亦难以置信。后我获知章先生接受门人不讲形式、不拘一格的佳话，始悟朱师承继了这一传统。以慈悲为怀，济世度人；以传道、授业、解惑为己任，乐于培育后生。智通无累，德高行远，唯此高尚的情操才有此非凡的成就，令人崇敬！多年来接踵前行，精进不懈。我从泰兴到北京，又从北京到英国牛津，在异国陌生的土地上，无间寒暑，不避风雨，顺乎自然，默默耕耘，让毕生钟爱的中医事业在海外生根发芽，开花结果。

值此新春佳节，获悉先生的《全集》即将付梓，心中满溢欣快之喜。因为这是先生从医 80 年来学术的结晶；是长期实践的积淀；是诲人不倦、毫无保留授人以渔的锦囊；是心血与汗水谱写的辉煌篇章。仁者之心，令人景仰；饮水思源，师恩永志！

先生居江海之滨，如南山之寿，是为遥祝！研精覃思，寻本开新，非先生孰能为之！

〔2015 年春节于英国牛津〕

自　叙

作为一个人，来到人世，经过父母的抚育，学校的教育，社会的熏陶，逐步成长，勤奋学习，踏实工作，成家立业，为祖国、为社会作出一点贡献，留下一些痕迹，才不枉此一生，才不愧对先人。《左传》曰："太上立德（即做人），其次立功（即做事），其次立言（即做学问）。"旨哉斯言也，岂可忽乎！

岁月匆匆，流光易逝，瞬已虚度九九，从医八旬。为对医学生涯作一回顾，曾于2006年搜集历年所写有关文稿，辑为《朱良春医集》，由中南大学出版社出版，敬向关心、支持我的领导、同道、亲友进行汇报和致谢！承蒙各位赐予赞许，已印行6次，既感欣慰，亦感愧汗。迄今已近十载，有增辑之需。两年前中南大学出版社曾专程前来洽谈《全集》之事，由于杂务稽缠，一再拖延，嗣经编辑殷殷敦促，盛情难却，乃于去年着手整理、增益，但诸子女及门人只能业余协助，无法脱产，进展较慢。幸得出版社谅解，那就缓步而行吧！

近嗣经院领导热情支持，同意爱徒高想脱产半日，参与整理、校勘工作，同时女儿建华除专家门诊外，均致力书稿整理、校对工作，尽心竭力，附此志念。

时代在前进，科学在发展，中医药学术历史悠久，博大精深，有其传承性、延续性的特点。前人的理论构建和实践经验，有无限的蕴藏，需要我们继承弘扬。在继承的基础上，通过实践，不断充实、创新，"以不息为体，以日新为道"，才能赋予更强的生命力。

基础理论来自书本，但更重要的，只有勤临床、多实践，才能提高诊疗技能和辨治水平，也只有通过思考、心悟，始能创新发扬。我从医80年来，一直遵循先严昶昇公"济世活人，积德行善"的嘱咐，先师章次公先生"发皇古义，融会新知"的教导，略有收获，不敢自秘，率和盘托出，奉献同道。但学海无涯，医无止境，诚如清顾亭林先生所言："昔日之成，不足以自矜；今日之获，不足以自限"，应争取做到"自强不息，止于至善"才是。故对旧作，酌予修订，益以近10年来之新作，以及门人之心得体会，近300万言，计分《医理感悟卷》《临证治验卷》《用药心悟卷》《常用虫药卷》《医案选按卷》《杏林贤达卷》《薪火传承卷》《养生益寿卷》《良春小传卷》《访谈选录卷（附年谱）》共10卷，装帧为一函。既可饱览全貌，又便于选阅、携带，聊作从医80载医学生涯的回顾与自省，以竟吾心。

承蒙有关领导、贤达赐予题词，不胜荣幸，衷心感谢！又蒙人民卫生出版社中医分社对《虫类药的应用》、中国中医药出版社对《走近中医大家朱良春》同意纳入《全集》热情支持，谨致谢忱！

愿倾有生之年为中医药事业之发扬光大竭尽绵薄，不妥之处，还乞指正。

虚度九九叟 朱良春谨志

2015年6月26日

2

前　言

拙作《虫类药的应用》初稿成于 20 世纪 50 年代，1958 年曾应邀在南京中医学院西学中班讲授，后发表于《中医杂志》，1963—1964 年先后 4 期连载，引起诸多同道的关注并应用于临床。至 1978 年充实成书，1981 年由江苏科学技术出版社出版；1994 年增订，由山西科学技术出版社再版。由于本书侧重介绍虫类药的临床应用实践经验，切于实用，颇受读者欢迎。

忘年交大连市中医院石志超院长，原为挚友任继学教授早年之研究生，因得缔交，时有过从。志超院长勤奋好学，精思敏悟，对虫类药的应用屡获佳效，多有体验。在 10 多年前来信说："读了朱老师的书，在临床应用收效甚佳。我每年用蜈蚣 10 多万条，水蛭 300 多斤，其他虫类药应用亦不少，可谓用出了体会，得心应手。老师的启发指点，终生难忘。"他将自己应用的体会总结成文，撰写并出版了《虫类药证治拾遗》，介绍了运用虫类药的治疗经验，我们也引用了其中部分验案，颇有参考价值。

另有日本奈良县ローマン医师对虫类药的应用也情有独钟，曾先后 3 次前来研修，他认为收获很大。其他同道看了拙作应用后，常来信称道，相互切磋。这都说明虫类药在大家的实践中有了较大的扩展，取得了卓越的疗效，促使我们进一步深入发掘，广泛应用，更好地为广大病人服务。

近 10 年来，虫类药的品种和应用日益增多，又有增订的必要。适门人陈达灿、徐凯主动提出，拟协助搜集资料，充实内容，进而再第 3 版之议，以满足读者需求，使虫类药得到更广泛的应用，充分发挥其优势，更好地为人类健康服务。余乐而从之。

第 3 次的增订，诸门人及子女积极参与，高想贤契全面梳理，致力尤多。同时，得到人民卫生出版社中医分社张同君社长的热情支持，谨致衷心谢忱！该增订本于 2011 年 6 月出版后，一年多时间，连续印刷 6 次，张社长说："这真估计不到，说明好书还是受欢迎的。"

今《全集》收录，再次全面整理，在体例、内容上稍有调整、增删，在数量上仅选录 54 种常用虫类药，以疗效卓著、切于实用为主，故名《常用虫药卷》，仍由高想协助整理，朱建华、朱又春认真细致校对、改正。为直观易识，各药配以彩图，方便读者辨别。全部动物标本，由朱又春摄制，朱韧协助。另有个别标本由中南大学湘雅医院药学部雷鹏副主任药师提供。附此志念。

本人虽尽力整理编撰，但疏漏谬误，在所难免，诚盼杏林贤达赐予指正，不胜企感！

乙未春月虚度九九

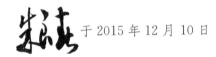 于 2015 年 12 月 10 日

绪 论

1

虫类药的发展简史

　　人类对虫类药的认识，经过了漫长的岁月。我们的祖先在谋求生活而与自然界作斗争时，曾经"茹毛饮血""山居则食鸟兽，近水则食鱼鳖螺蛤"（《古史考》）。而食用各种大小动物，自然会碰到一些有医疗作用的虫类。随着经验积累，逐步认识了虫类药，似乎是历史的必然。古代将虫字作为动物的总称，周朝《大戴礼记》："禽为羽虫，兽为毛虫，龟为甲虫，鱼为鳞虫，人为倮虫。"所以虫类药就是动物药的同义词。

　　在现存文献中，远在4000多年前，甲骨文中就记载蛇、麝、犀牛等40余种药用动物；3000多年前开始对蜂蜜和蚕有所利用；成书于战国时期的《山海经》以及春秋时期的《诗经》都记载了不少药用动物；《黄帝内经》是中医最早的经典医宗，其中四乌鲗骨一藘茹丸、鸡矢醴等方即应用了虫类药。但总结虫类药医疗作用的医药书籍，最早是汉初的《神农本草经》，其中列载虫类药65种，占全书所载药物365种的17.8%。这不仅说明汉初对虫类药已相当重视，而且在其使用上已取得了宝贵的经验。到了东汉，张仲景更具体地应用虫类药治疗内、妇等方面的疾病。他在《伤寒杂病论》中列举了水蛭、虻虫、蜣螂、鼠妇虫、䗪虫、蜘蛛、蜂房、蛴螬等多种虫类药的使用经验，创立了以虫类药为主的抵当汤（丸）、鳖甲煎丸、大黄䗪虫丸、下瘀血汤等著名的方剂，给后世以很大的影响。

　　此后，代有发展。东晋葛洪《肘后方》用地龙治"虏黄"，用僵蚕、蚱蝉治头痛、风头眩等。唐代孙思邈《千金方》、王焘《外台秘

3

要》将虫类药更广泛地应用于内、外、妇、儿各科，所用品种除了沿袭张仲景所用者外，尚有石龙子、蜈蚣、青娘虫、斑蝥、萤虫等。宋代许叔微的《本事方》，也较多地应用虫类药。

金元时代，对虫类药的应用，亦有所发展。迨至明代，伟大的药物学家李时珍全面总结药物治疗经验，在《本草纲目》中收载虫类药461种，使虫类药得到了很大的发展。随后清代温病学家，如叶天士、杨栗山、吴鞠通、王孟英等，他们敢于革新，广泛运用虫类药治疗各种疾病，给后世留下了不少宝贵的经验。如叶天士认为，虫类药"飞者升，走者降，有血者入血，无血者行气，灵动迅速，以搜剔络中混处之邪。"他在其医案中指出："风湿客于经络，且数十年之久，岂区区汤散可效……须以搜剔动药……藉虫蚁血中搜剔以攻通邪结"，更提出"宿疾宜缓攻"，用虫类药治疗应"欲其缓化，则用丸药，取丸以缓之之意。"吴鞠通在《温病条辨》中对犀角、蟾酥、五灵脂、蚕沙、龟甲、鳖甲等的作用，均有诠释，并应用化癥回生丹治疗肿瘤。王孟英用蜣螂治疗吐粪症（即肠梗阻）。随后，王清任在《医林改错》中用虫类药与植物药相伍，治疗血瘀证。唐容川在《本草问答》中指出"动物之功利，尤甚于植物，以其动物之本性能行，而且具有攻性"，突出了动物药之功效非一般植物药所能比拟。近代善用虫类药的医家，主要有盐山张锡纯、武进恽铁樵及镇江章次公诸先生，他们的经验记载颇多创见。

1949年以后，医药界非常重视虫类药的临床应用和研究，不仅广泛应用于内、外各科，而且运用于人类健康的大敌恶性肿瘤，使虫类药别开生面，大大地扩展了它的应用范围和经验。

但是，虫类药在发展史上并不是一帆风顺的，曾经遭到了不应有的非难：第一，少数具有复古思想的医家，他们中了"法古无过"的流毒，因循守旧，对虫类药的应用横加指责。例如清代徐灵胎，说叶天士用虫类药治愈顽症，不过是"一时弄巧，以异欺人"。他自己惧怕虫类药"峻厉""伤正"，不敢尝试，将别人创立的治疗经验都一概加以否定。第二，有些医家受"因果报应"思想的影响，认为应用虫类药是"杀生害命"。例如，清代陈修园在他编写的《神农本草经读》中，把原书中收载的虫类药基本上删除，就是这种唯心思想的反映。

今后，我们必须坚持辩证唯物主义和历史唯物主义，排除各种错误思想的干扰，大胆实践，把虫类药的应用和研究推向一个新的高峰。

2
虫类药的主治功用

虫类药的主治功用往往因其配伍不同而异。一般地说，可以概括为以下 14 个方面：

1. 攻坚破积 机体的脏器发生病理变化，形成坚痞肿块，如内脏肿瘤、肝脾大等，宜用此法治疗。如鳖甲煎丸用䗪虫、蜣螂、蜂房、鼠妇虫等治疗"疟母"（疟久肝脾大），近人用全蝎、蜈蚣、斑蝥诸药治疗癌肿等。

2. 活血祛瘀 机体的循环瘀滞或代谢障碍，出现血瘀征象，便可用此法推陈致新，如抵当汤（丸）用水蛭、虻虫等治疗热性病瘀热在里，其人如狂（精神错乱）。大黄䗪虫丸、下瘀血汤用䗪虫等治疗血瘀及妇女血瘀腹痛、经闭等。

3. 熄风定惊 肝风内动，出现晕倒、抽搐等一系列的神经系统症状，常用此法治疗。如大青膏用蝎尾、乌梢蛇等治疗惊痫（昏迷、抽搐）；止痉散用全蝎、蜈蚣等治疗急、慢惊风，如乙脑、流脑昏迷抽搐等。

4. 宣风泄热 热性病早期，邪热郁于肌表，症见发热、疹发不透等，宜用此法清热、化毒透邪。如升降散用僵蚕、蝉蜕等治疗温热病；消风散用蝉蜕等治疗风热瘾疹等。

5. 搜风解毒 所谓大风、历节诸证，比如麻风病、风湿性关节炎之类，可用此法治疗。如苦参丸、搜风散用乌梢蛇、僵蚕、全蝎等治疗麻风病；许叔微麝香圆用全蝎、地龙等治疗白虎历节诸风疼痛；叶天士用蜣螂、全蝎、地龙、蜂房治疗周痹等。

6. 清热败毒 动物类的清热解毒药物众多，如犀牛、水牛等动物的角，牛、熊等动物的胆或其分泌物（牛黄、熊胆），蚕或蝙蝠等动物的排泄物（望月沙、夜明沙）等，以及水龟、竹蜂、萤火虫、石蟹等虫类，有清热解毒、凉血散瘀、镇惊安神、生肌消痈等功用，为临床所常用。

7. 开窍慧脑 疫毒、痰浊、风阳诸邪上蒙脑窍，阻遏清阳，可用辟恶通窍之品，如龙涎香、麝香、蟾酥、羚羊角等，开窍慧脑，始可"安魂魄，定惊狂，祛魇寐"（《景岳全书》论羚羊角）。

8. 行气和血 虫类药物的作用部位主要在血脉经络，这一特点恰与心主血脉之理相一致，因此其行气和血作用用于治疗胸痹心痛特异性强，功效全面，具有植物药无可比拟的优势。气郁血滞，出现脘腹胀痛诸症，亦可用此法治疗。如九香虫不仅可用于冠心病心绞痛，乌龙丸还用于治疗肝胃气痛。《孙氏集效方》《圣惠方》及王孟英等用蜣螂治疗膈气吐食、大便秘塞及吐粪等症。

9. 利水通淋 蝼蛄和蟋蟀具有利水通淋作用，用于水肿、小溲不利、石淋等病证，两者并用，其效益宏。《本草纲目》云蝼蛄"利大小便，通石淋，治瘰疬骨哽。"

10. 化痰定喘 苦咸性寒的猴枣（猴之内脏结石）是治疗痰热证的要药；咸平或咸寒之海洋动物或介类如蛤壳、海浮石、瓦楞子等具有化痰软坚之功效。《医林纂要》论述瓦楞子："去一切痰积、血积、气块，破癥瘕，攻瘰疬。"朱震亨认为海浮石"清金降火，消积块，化老痰。"

11. 补益培本 诸虚之中，唯阴阳为甚，需长期调养方能补之。常用的补益培本虫类药，如补益肺肾之冬虫夏草，补肾纳气之蛤蚧、紫河车，滋补肾阴之龟甲，养血补血之阿胶，温补肾阳之海马、鹿茸、桑螵蛸等。治疗肺肾两虚之虚喘，宜用"参蛤散"，肾阳虚衰之阳痿、遗尿或小便失禁，常用桑螵蛸、蜂房、海马等。

12. 壮阳益肾 肾阳虚衰，症见阳痿不举、遗尿、小便失禁等，宜用此法治疗。如蜘蜂丸用花蜘蛛、蜂房治疗阳痿、遗尿等。

13. 消痈散肿 毒邪壅结，导致痈肿、恶疽、顽疮等，每用此法治疗。如《急救方》用蛭蛆治疗足胫烂疮；《直指方》将斑蝥用于痈疽拔毒等。

14. 收敛生肌 痈疽溃疡，久久不愈，需用收敛生肌之品。如《普济方》屡用五倍子治一切疮疡；各种金疮或跌仆外伤出血，常用虫白蜡，朱丹溪盛赞其为"外科圣药"。

上述 14 个方面的主治功用，不是虫类药所独有，其他相关中药也同样具备，只不过虫类药在这方面的效用比较佳良而可靠，用之往往得心应手。虫类药各有所长，不少品种还具有多种作用。例如䗪虫、蛴螬既可攻坚破积，又能活血祛瘀；蜈蚣、全蝎既能熄风定惊，又有解毒医疮作用，等等。

这里必须注意的是，在使用虫类药时，要辨证明确，选药恰当，注意配伍、剂量、疗程。特别是对毒性较大的斑蝥、蟾酥等，使用应当谨慎，掌握邪去而不伤正，效捷而不猛悍，以免产生不必要的不良反应。还有过敏体质病人初次使用时，尽可能加用抗过敏的徐长卿 15g、地肤子 30g，以防止肤痒、皮疹的出现。

〔朱良春 高 想〕

各论

1
熄风定惊药

全 蝎 (《蜀本草》)

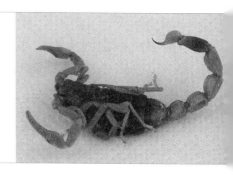

全蝎，别名虿*（《诗经》），全虫（《外科真铨》）等，为钳蝎科动物东亚钳蝎的全体，主要分布于辽宁、河北、山东、安徽、河南、湖北等地。近年来野生者日渐减少，多以人工繁殖为主。

全蝎含一种类似蛇毒神经毒的蛋白质蝎毒、17 种氨基酸、29 种无机元素和多种醇类、脂类、酸类等。对中枢神经系统具有抗惊厥、抗癫痫、镇痛作用；对心血管系统具有增加心肌收缩张力、减慢心率、收缩血管等作用。此外，还具有抗血栓形成、抗肿瘤等作用；能引起骨骼肌自发性抽搐和强直性痉挛。蝎毒有致畸作用和细胞毒性作用，可致动物死亡。

【炮制】采收在立秋后进行，将蝎洗净，放入浓度为 4%～5%盐水锅内浸泡 6～12 小时，捞出后放入沸盐水中煮 10～20 分钟，再捞出，摊放通风处阴干。或将蝎洗净后置入沸水中煮，待水沸腾时捞出，晒干。❶蝎毒提取：可用高频电流刺激，也可用钳子夹住蝎尾，人工刺激头胸部，使蝎排毒以获取毒液。❷全蝎：取原药材，除去杂质，洗净或漂洗，干燥。

---

* 虿（chài）：蝎子的古称。

❸酒全蝎：取净全蝎，用酒洗后，干燥。❹制全蝎：取薄荷叶加沸水适量，盖密，泡半小时，去渣。再用薄荷水洗净盐霜，捞出，滤去水，晒干或低温烘干（每全蝎 100kg，薄荷叶 20kg）。储干燥容器内，置阴凉干燥处，防蛀。酒全蝎、制全蝎密闭。

【药性】味辛，性平，有毒。归肝经。《品汇精要》："味甘，性平，气之薄者，阳中之阴，臭腥。"

【功效】❶祛风止痉：主治小儿惊风，抽搐痉挛，中风口㖞，半身不遂，破伤风，风疹。❷通络止痛：主治风湿顽痹，偏正头痛，牙痛。❸攻毒散结：主治耳聋，痈肿疮毒，瘰疬痰核，蛇咬伤，烧伤，顽癣。

【用量】❶内服：煎汤，2～5g；研末入丸、散，每次 0.5～1g；蝎尾用量为全蝎的 1/3。❷外用：适量，研末掺、熬膏或油浸涂敷。《本草新编》云："不可多服，以其辛而散气也。"

【禁忌】血虚生风者及孕妇禁服。《本草经疏》谓："似中风及小儿慢脾风，病属于虚，法咸忌之。"《萃金裘本草述录》："肝虚者忌用。"《宝庆本草折衷》："畏冷水。蝎尾尖处有刺如钩，其性最毒，当摘去之。"

【前贤论述】❶《开宝本草》：疗诸风隐疹，及中风半身不遂，口眼㖞斜，语涩，手足抽掣。❷《本草纲目》：蝎，足厥阴经药也，故治厥阴诸病。诸风掉眩、搐掣，疟疾寒热，耳聋无闻，皆属厥阴风木，故东垣李杲云：凡疝气带下，皆属于风。蝎乃治风要药，俱宜加而用之。❸《医学发明》：治疝气，带下。❹《本草会编》：破伤风宜以全蝎、防风为主。❺《本草蒙筌》：却风痰耳聋。❻《本草图经》：治小儿惊搐。❼《玉楸药解》：穿筋透节，逐湿除风。❽《医林纂要·药性》：主治诸风，兼能益心，下清肾水。❾《药性切用》：攻毒祛风。❿《本草经疏》：蝎，《神农本草经》味甘辛有毒，然察其用，应是辛多甘少气温。入足厥阴经，诸风掉眩属肝木，风客是经，非辛温走散之性则不能祛风逐邪、兼引诸风药入达病所也，故大人真中风、小儿急惊风皆须用之。⓫《医学衷中参西录》：蝎子，善入肝经，搜风发汗。治惊痫抽掣，中风口眼㖞斜，或周身麻痹；其性虽毒，转善解毒，消除一切疮疡。为蜈蚣之伍药，其力相得益彰也。

【应用】

1. 破伤风　本病是由破伤风杆菌侵入人体所引起的一种特异性感染，可引起咀嚼肌、颈面部及腹背肌肉痉挛，甚至引起呼吸肌麻痹，危及病人的生命。在外伤名为"金疮瘈疭""金疮痉"；在新生儿称为"脐风"；产妇感染则为"产后风"。治疗本病，以全蝎为主药的方剂甚多，朱老使用蝎尾4枚、蜈蚣1条、防风9g、天麻12g，研细末备用，对口噤，角弓反张，痉挛抽搐，甚则不省人事，有显著缓解乃至治愈之功。口噤者，可以药末擦牙或吹鼻内，俟口噤稍开后，再取药末6g和陈酒灌服。如病情需要，可以连续服用。

田家敏[1]以祛风定痉为治疗原则，自拟"解痉汤"共治疗14例，处方：蜈蚣1条，全蝎3g，天南星、天麻、白芷各5g，羌活6g，防风5g，鸡矢白6g。先煎诸药去渣后放入鸡矢白（为干燥鸡屎发白的部分，取出干燥）研末加黄酒1杯，每日1剂，分3次内服，1周为1个疗程。治疗1个疗程后，治愈12例，显效2例，总有效率100%。

景书州[2]运用驱风散加全蝎治疗婴儿脐风，药物组成：紫苏叶、防风、陈皮、厚朴、枳壳、木香、僵蚕、甘草、生姜各3g，钩藤、全蝎各1g。用法：上述药物制为极细末，以红砂糖3g拌匀，配合"广义子午流注"定时服药，分别于每日早7～9时（胃），午13～15时（小肠），晚21～23时（三焦），服药喂食3次，每服2～3g。

2. 乙脑极期　此期痰浊阻塞气机，蒙蔽心窍，高热昏迷，惊厥频作，痰涎壅盛，声如拽锯而苔厚腻，有内闭外脱趋势者，朱老采用"夺痰定惊散"治之，多能转危为安。处方：炙全蝎30只，巴豆霜0.5g，犀牛黄1g（人工牛黄2g可代），飞朱砂1.5g，雄黄2g，陈胆南星6g。川贝母、天竺黄各3g，麝香0.3g（后入，可用人造麝香0.6g代）。共研极细末，瓶密储。每服0.6g，幼儿0.3g，每日1～2次。鼻饲后3～4小时。排出黑色而杂有黄白色黏液的大便，即痰消神苏（未排便者，可续服一次）。此散熄风化痰、通腑泄浊之作用十分显著，并可用于肺炎、中毒性菌痢、百日咳脑病、脊髓灰白质炎等痰浊交阻、痰鸣如嘶之症，既可免除吸痰之烦，又可防止窒息。

【病例】黎某，男，7岁。乙脑一周，高热昏迷，惊厥频作，痰鸣如嘶，时有窒息之虞。吸痰时导管插入气管，即气管痉挛，出现发绀、气窒而中止吸痰，呈现危象。苔黄焦而垢腻，脉滑数。此乃痰热陷于心包，蒙蔽神明，肝风内动，肺闭痰壅之危候。除常规治疗外，另予夺痰定惊散 0.6g 鼻饲之。4 小时后排出黏便甚多，痰壅顿释，昏厥渐苏，后调理而安。

3. 癫痫　晏九银[3]等对经脑电图检查确诊的 110 例癫痫病人，用"全蝎韭糖汁"治疗，与 60 例抗癫痫治疗对照。治疗组停用其他一切抗癫痫药物，以全蝎 1 个（不去头尾）放在洗干净的瓦片上，文火焙干研成细粉；新鲜韭菜 250g，洗净晾干，将全蝎粉与韭菜混合一起揉汁，用干净新纱布过滤其汁，汁中放红糖 50g，反复拌匀后入锅内蒸熟，空腹一次服下。亦可用此量之 5～10 倍制成全蝎韭菜糖浆，制作方法同上，入冰箱保存，分 5～10 次服下。对照组采用苯妥英钠，部分病例使用了硝西泮及苯巴比妥。结果：全蝎方组显效率为 71%，有效率达 95%；对照组显效率 52%，有效率 82%。全蝎组多在给药后 10～15 天获效。在服药过程中因自行停药过早，个别病人癫痫发作次数会增加，再给药又可获效。部分病例服药半年至一年后停药，未见癫痫发作，可达临床治愈。其机制可能是由于全蝎毒素具有抗胆碱、抗儿茶酚胺及阻止脑细胞大量异常放电的作用有关。经长期反复观察，此药小量长期间歇性服用时，其毒性低，不良反应小，使用安全，对肝肾及造血系统无损害，是一种比较理想的治疗药物。

江霞[4]报道用血府逐瘀汤加蜈蚣、全蝎治疗癫痫，基本方：当归、生地黄、红花、牛膝各 9g，桃仁 12g，枳壳、赤芍各 6g，桔梗、川芎各 4.5g，柴胡、甘草各 3g，蜈蚣 2 条，全蝎 6g。瘀血较重加三棱、莪术；有头部外伤史加丹参、三七等；风痰较重加胆南星、半夏、石菖蒲、天麻、钩藤；痰火较甚加用黄芩、龙胆、胆南星、天麻；心脾两虚去桃仁、红花，加党参、白术、茯苓、山药；肝肾阴虚去桃仁、红花，加首乌、熟地黄、山茱萸、枸杞子。方中除蜈蚣、全蝎外均水煎，分 2 次服。蜈蚣、全蝎研粉，每日量分 2 次吞服。西药组按癫痫发作类型给予正规抗癫痫治疗。治疗时间均 1 年以上。治疗组 32 例，近期治愈 12 例，好转 11 例，未愈 9 例，总有效率 72%；对照组 28 例，近期治愈 13 例，好转 8 例，未愈 7 例，总有效率 75%，两组疗效相近（$P>0.05$）。中药组服药期间出现胃肠道症状 4 例；西药组出现肝功能异常 2 例、皮疹 1 例、齿龈增生 2 例、嗜睡 1 例、胃肠道症状 4 例。两组的不良反应发生率比较，差异有统计学意义（$P<0.05$）。

4. **血管性头痛**　本病是由血管舒缩功能障碍引起的发作性头痛，包括西医偏头痛、紧张性头痛以及与头颅组织结构无关的各种头痛。其发作部位常在头部偏侧居多，呈周期性、发作性、剧烈性搏动。目前西医对此病无特殊治疗方法，主要是对症治疗。其病因虽多，但均与肝阳偏亢、肝风上扰攸关，每因情志波动或气交之变、疲劳过度而引发。部分病例极为顽固，一般常规用药殊难收效。朱老创订"蝎麻散"，不仅可以缓痛，而且可获根治。方用全蝎 20g，天麻、紫河车各 15g，共研细末，分作 20 包，每服 1 包，每日 2 次。一般服 1~2 次后，即可奏效，痛定后每日或间日服 1 包，以巩固疗效。另一个自订"钩蝎散"（炙全蝎、钩藤、地龙、紫河车）也有异曲同功之效。有时单用全蝎末少许置痛侧太阳穴，以胶布贴之，亦可止痛。此法对肿瘤脑转移者之头痛，用之亦能缓痛。

【病例】吴某，女，36 岁，工人。右侧偏头痛已历 3 年，经常发作，作则剧痛呕吐，疲不能兴。经外院诊断为"血管神经性头痛"迭服中西药物均未能根治。顷诊：面色少华，疲乏殊甚，右侧头痛，时时泛呕。苔薄腻、质微红，脉细弦。证属肝肾不足，风阳上扰，治宜熄风阳，益肝肾。予蝎麻散 10 包，每服 1 包，每日 2 次，另以石斛、枸杞子各 10g 泡茶送服。药后头痛即趋缓解，次日痛定。以后每日服 1 包。

服完后再以杞菊地黄丸巩固之。

田国翠[5]采用全蝎钩藤汤治疗本病 30 例，处方：全蝎 3g（研末冲服），钩藤、地龙各 15g，僵蚕、红花各 8g，白芍 20g，炙甘草 8g。加减：痛及颠顶者，加藁本 12g、蔓荆子 10g；痛及前额、眉棱骨者加白芷 12g、川芎 6g；痛及后项者加羌活、葛根各 10g；情绪易于变化者加合欢花、玫瑰花各 10g、柴胡 8g；夜间休息欠佳者加远志、酸枣仁各 15g；劳累过度、气血不足者加党参、枸杞子各 15g，当归 10g，黄芪 12g；烟酒过度者加竹茹 10g、陈皮 6g；气候变化诱发者加防风、白术各 10g，黄芪 15g。上方每日 1 剂，水煎 2 次，混合后分 2 次口服，20 日为 1 个疗程。服中药期间，停服其他药物。对照组 30 例，予麦角胺咖啡因 1 片，于先兆期或头痛开始时即服，不减轻者再服 1 片，但一日用量不超过 4 片，一周用量不超过 12 片，20 日为 1 个疗程。结果：治疗组治愈 22 例，有效 7 例，无效 1 例；对照组治愈 9 例，有效 14 例，无效 7 例。经 χ^2 检验（$P<0.005$），差异有统计学意义。

【病例】李某，女 54 岁，患偏头痛已 10 余年，每周发作 4～10 次，发无定时。发作时头痛欲裂，不思饮食，曾服多剂平肝潜阳方药未效。来诊时正当头痛发作、心烦、精神疲惫，口干，微觉口苦，舌淡红、苔薄黄，脉弦滑，证属邪阻少阳，久病脉络瘀滞。处方：

| 全蝎 5g | 柴胡 6g | 生白芍 15g | 川芎 15g | 黄芩 10g |
| 生地黄 15g | | 炒酸枣仁 10g | | 代赭石 10g（先煎） |

1 剂后痛减，3 剂痛止，随访 2 个月未发。（摘自石志超教授著《虫类药证治拾遗》）

5. 脑动脉硬化性眩晕　这是影响老年人日常生活和损害老年人健康的重要因素，典型症状表现为眩晕呈反复发作性及可逆性，为临床多发病与常见病。

黄国毅[6]采用剔络散治疗脑动脉硬化性眩晕 60 例，取得了较好的疗效。组成：免煎制剂全蝎、白僵蚕、蜈蚣各 1 袋，全蝎 1 袋相当于生药

3g，白僵蚕 1 袋相当于生药 10g，蜈蚣 1 袋相当于生药 1g。用法：早晚吞服，连续服用 3 个月为 1 个疗程，1～2 个疗程结束后评定疗效。与常规治疗 30 例对照，结果：治疗组显效 39 例，有效 18 例，无效 3 例；对照组显效 10 例，有效 17 例，无效 3 例，统计学处理，两组显效率比较差异有统计学意义（$P<0.01$），治疗组优于对照组。

6. 神经根型颈椎病　颈椎病是中老年人常见的一种疾病，近年来由于电脑的普及，其发病年龄有年轻化的趋势，有人称之为"白领病"。李凌汉[7]采用《伤科补要》名方舒筋活血汤加全蝎、蜈蚣治疗神经根型颈椎病 48 例，并与用布洛芬胶囊治疗的 46 例作对照，获得较好疗效。治疗方法：治疗组服用舒筋活血汤（羌活、荆芥各 12g，红花 6g，防风、独活、牛膝、五加皮、杜仲、当归、续断、青皮各 12g）加全蝎 12g、蜈蚣 2 条。水煎服，加水 500mL 煎至 200mL，每日 2 次，早晚各 1 剂。对照组服用布洛芬胶囊，每日 2 次，每次 0.3g，治疗 1 周。结果：治疗组显效 24 例（50%），有效 20 例（41.67%），无效 4 例（8.73%），总有效率为 91.67%；对照组显效 15 例（32.61%），有效 20 例（43.48%），无效 11 例（23.91%），总有效率为 76.09%。两组比较差异有统计学意义（$P<0.05$）。

7. 面肌痉挛　指面神经所支配的肌肉发作无痛性阵挛性收缩，中年后妇女居多。王俊明、杨银全[8]采用全蝎蜈蚣散治疗阵挛性面肌痉挛 36 例，与同期采用卡马西平治疗 28 例进行比较。治疗组采用药物为中药全蝎、蜈蚣 1∶1 混合洗净，微火焙焦研末为散药，一次口服 1g，每日 3 次。均 10 日为 1 个疗程，不配合其他治疗。2 个疗程后，治疗组治愈 30 例，明显好转 4 例，无效 2 例，有效率达 94.4%。随机随访 20 例 2 年，复发 4 例。西医组治愈 14 例，明显好转 4 例，无效 10 例，有效率为 64.3%。随机随访 18 例 2 年，复发 6 例。经 Ridit 检验分析处理，两组总有效率差异有统计学意义（$P<0.05$）。

8. 面瘫　临床常见，发病后如能得到及时有效的治疗，见效甚快，若迁延失治，病程长达半年以上者，疗效则欠佳。多由络脉空虚，风寒、风热之邪乘虚侵袭面部筋脉，以致气血阻滞，肌肉纵缓不收而成面瘫。朱老曾拟"平肝祛风汤"（全蝎、僵蚕、荆芥、菊花、钩藤、石决明、竹茹、制白附子）内服。配合外治法，即以马钱子、白附子按2：1比例研为细粉，均匀撒布于半张伤湿止痛膏上，贴于地仓穴（嘴角外五分，左歪贴右，右歪贴左，24小时一换）。每在1周左右可获痊愈。

王慧玲[10]治疗本病多采用疏风通络养血，方用全蝎粉、僵虫粉、白附子粉各0.5g，混合冲服，早晚各1次，配以针灸治疗。

9. 肺结核　凡肺结核伴有空洞而久治不愈者，其病灶多呈僵化状态，非一般药物所能收效，常需给予开瘀消痈、解毒医疮之中药以"推陈致新"，始可促使病灶吸收，空洞闭合，"抗痨散"即为此而设，其处方为：炙全蝎、白及、紫河车各120g，炙蜈蚣、䗪虫各60g，甘草30g。研为细末，每服4g，每日3次。

【病例】魏某，女，49岁，农民。患慢性纤维空洞型肺结核已八载，迭经中西药物治疗，迄未奏效。面色晦滞，形体尪羸，咳呛气促，痰多而浊，偶或带血，胸痛隐隐，盗汗失眠，纳呆不馨。苔腻质紫，脉弦细而数。证属肺痨重候。乃肺体久损，痰瘀凝滞，邪稽不去，正虚难复之征。治宜开瘀解凝，培正补肺并进，予抗痨散一料，冀能应手。药后精神较振，咳呛、咳痰均减，活动已不气促。盗汗、失眠也见好转，纳呆渐香。胸透复查：病灶明显吸收，空洞略见缩小。上方续服两料，诸象悉除，体重增加。摄片：空洞闭合，炎症吸收。已能从事一般轻工作。

10. 咳嗽变异性哮喘　李红[10]采用虫类药为主治疗咳嗽变异性哮喘42例，方法：以全蝎3g，僵蚕、蝉蜕各10g，地龙15g为主药。辨证属寒者加用麻黄6g，干姜、紫菀、半夏、陈皮各10g，杏仁12g；属热者加用桑白皮15g，地骨皮、黄芩、枇杷叶、瓜蒌皮各10g，生甘草5g；咽痒者酌情加前胡、牛蒡子各10g；腑气不通者加大黄3g。上药水煎，每日1剂，每日 2 次。对照组 42 例服用丙卡特罗片 $25\mu g$，每日 2 次。两组均以 2 周为 1 个疗程，服药期间停用其他药物。结果：治疗组 42 例，临床控制 17 例，显效 14 例，有效 8 例，无效 3 例，总有效率 92.9%；对照组 40 例，临床控制 4 例，显效 12 例，有效 10 例，无效 14 例，总有效率 65.0%。两组总有效率差异有统计学意义（$P<0.01$）。

11. 顽固性呃逆　是临床常见病之一，可单独出现，亦可伴见于其他疾病之中，临床反复发作，较难控制，以至影响到病人正常的工作和生活。李延昌[11]以柔肝熄风法为主，自拟全蝎芍甘汤治疗顽固性呃逆 16 例，疗效满意。方药组成：全蝎 10g，蝉蜕 20g，赤芍、白芍各 60g，炙甘草 20g，苏子 15g。恶心呕吐加紫苏梗 20g、柿蒂 30g；胃脘胀痛加香附 20g、延胡索 20g；失眠烦躁加石菖蒲 20g，生牡蛎、合欢皮各 30g。每日 1 剂，水煎服。

12. 类风湿关节炎、强直性脊柱炎　此两种疾患均有疼痛，多因骨质增生、变性或破坏，病人关节肿痛，反复发作以致关节变形，不能活动，具有久病多虚、久病多瘀、久必及肾之特点。因病变部位在骨，骨又为肾所主，肾督能统一身之阳，故肾督亏虚为顽痹正虚的一面，风、寒、湿、热、痰浊、瘀血痹阻经隧、骨骱，留伏关节，为邪实的一面。朱老把握这一基本病机，倡导"益肾壮督"治其本，"蠲痹通络"治其标的治疗大法，益肾蠲痹丸即是其代表方。处方：生地黄、熟地黄、当归、淫羊藿、鹿衔草、肉苁蓉、鸡血藤、徐长卿、老鹳草、炙全蝎、炙乌梢蛇、炙䗪虫、蜂房、炙僵蚕、虎杖、甘草等。此方以补益肝肾精血、温壮肾督阳气与祛邪散寒、胜湿通络、涤痰化瘀、虫蚁搜剔诸法合用，扶正祛邪，标本兼顾，冶于一炉。关节疼痛剧烈者，可用全蝎或蜈蚣（每日 3g，研末分 2 次吞服）搜风定痛；或用蝎蛇散止痛：全蝎 15g，金钱白花蛇 1 条（或乌梢蛇 30g），六轴子（俗称闹羊花子，剧毒）4.5g，炙蜈蚣 10 条，钩藤 30g，共研细末，分作 10 包。每服 1 包，第 1 日服 2 次，以后每晚服 1 包，服完 10 包为 1 个疗程。

【病例】徐某，女，46岁。患强直性脊椎炎已3年余，腰脊不能直立，活动困难；经X线摄片，$L_2 \sim L_5$变形，骨质疏松，轻度破坏。病人觉疼痛剧烈，经常服用吲哚美辛、泼尼松，稍缓其苦。苔薄白，脉细。予蝎蛇散10包，每服1包，每日2次；服后第2日疼痛即见减轻；继续服之，历30日而临床治愈；观察半年，未见复发。

13. 抽动秽语综合征　这是一种原因不明、复杂的慢性神经精神疾病，临床以多发性抽动、暴发性发声、猥亵语言为特征，属中医慢惊风、抽搐、瘛疭等范畴。西医通常用多巴胺受体阻滞药氟哌啶醇治疗，但嗜睡、记忆力减退的不良反应令病人难以坚持，且治疗时间在一年以上。

艾小文[12]报道用中药全蝎治疗本病疗效确切。处方：陈皮9g，法半夏6g，山药、枳实、茯苓各9g，竹茹6g，五味子3g，生龙牡各24g（先煎），石菖蒲9g，远志、栀子、炙甘草各6g，全蝎3～6g。上方煎取汁200mL，早、晚各服1次，疗程均1个月。分别记录服药前后抽动发作次数，观察每晚7～8时患儿不知情情况下的不自主抽动情况，连续3次，取平均值作为结果：全蝎6g组与3g组治疗后症状改善与治疗前比，差异均有统计学意义（$P < 0.05$），治疗后比治疗前抽动次数明显减少。

14. 小儿脑损伤后综合征　脑损伤是小儿外科的常见病，伤后常有短时间意识障碍，醒后有逆行性遗忘，常后遗头痛、头晕、乏力、恶心、呕吐、思维及记忆力减退等症状。急性期（伤后1～2周）症状较明显，恢复期（伤后2～4周）逐渐好转，少数患儿症状可持续数月或数年，称为脑损伤后综合征。临床康复治疗一般以对症及神经营养为主。

潘沁铭等[13]对18例小儿脑损伤后综合征患儿应用川芎嗪合用全蝎治疗，取得满意疗效。将39例随机分为研究组（18例）和对照组（21例）。研究组应用川芎嗪每日5mg/kg、维生素B_6每日50mg静脉滴注，5岁以下、5～10岁、10岁以上患儿分别合用全蝎散0.5g、1.0g、1.5g口服，4周为1个疗程。对照组仅给予神经营养治疗，即维生素B_6每日50mg、脑活素每日20mL静脉滴注，3周为1个疗程。结果：研究组治愈11例，显效 4 例，有效 1 例，无效 2 例；对照组治愈 6 例，显效 9 例，有效 3 例，无效 4 例，两组患儿的疗效差异有统计学意义。

15. 流行性腮腺炎　邵晓丽[14]用全蝎治疗流行性腮腺炎，观察组 50 例，取全蝎去足焙干，5 岁以下小儿每次 1/4 个，5 岁以上每次 1/2 个，每日 2 次，与鸡蛋混合后煎服。对照组 50 例，常规口服吗啉胍，吉他霉素及注射抗腮腺炎注射液（金银花制剂），其他对症治疗相同。结果：观察组病人在 6 日内全部治愈，病程 2～6 日，平均治愈时间 10.2 日，对照组治愈 28 例，好转 15 例，无效 7 例，差异有统计学意义（$P<0.01$）。

16. 百日咳　王保贤等[15]采用全蝎治疗百日咳，方法：全蝎 1 只，炒焦为末，鸡蛋 1 个煮熟，用熟鸡蛋蘸全蝎末食。每日 2 次，3 岁以下酌减，5 岁以上酌增。经治 74 例，全部治愈，治疗时间最长 7 日，最短 4 日，平均 5 日。

17. 乳腺小叶增生　是女性常见的乳腺疾病，中医称之为乳癖。近年来本病发病率呈大幅度上升趋势，常见于中年妇女。王天松等[16]采用瓜蒌全蝎粉治疗乳腺小叶增生 48 例，取全蝎 120g，瓜蒌 25 个，瓜蒌开口，将蝎子分别装于瓜蒌内放于瓦片上烘干，研成粉。每日 1 次，每次 3g 口服。对照组 48 例予逍遥丸每日 2 次，每次 6g。两组均连服 1 个月。结果：治疗组治愈 43 例，有效 4 例，无效 1 例。对照组治愈 18 例，有效 25 例，无效 5 例。差异有统计学意义（$P<0.01$）。

李双喜[17]采用类似方法治疗乳腺小叶增生：取全蝎、瓜蒌各 45g，共研粉制成全虫散，分成 20 包。于月经净后开始服，每次半包，温开水送服，每日 2 次，20 日为 1 个疗程。经治 112 例，治愈 95 例，显效 12 例，有效 3 例，无效 2 例。在治愈的 95 例中，1 个疗程治愈 59 例，2 个疗程治愈 36 例。与对照组乳康片组疗效比较，前者优于后者。临床观察表明：病程愈短疗效愈好，而绝经后的病人则疗效较差。

金峰[18]自 1975 年 1 月至 1994 年 12 月，以《外科秘录》六神全蝎丸（全蝎焙干去足 3g，炒白术 12g，法半夏 9g，白芍 15g，茯苓 12g，炙甘草

3g）加减治疗乳腺小叶增生 80 例，效果甚佳。

杨德胜[19] 以逍遥散加全蝎、蜈蚣治疗乳腺增生致乳房胀痛，疗效满意。

18. 乳腺炎 这是常见的乳房急性化脓性、感染性疾患，中医称之为乳痈。初期症见乳房肿胀疼痛，皮肤微红，乳汁分泌不畅，多伴恶寒发热，头痛，舌苔薄，脉弦数。证属热毒壅结、脉络瘀阻，初期若不消散，易致化脓。初期治疗首当通乳排毒、活血通络。

张丽民[20] 用二虫消痈散治疗初期乳痈，取得较好疗效。药用蜈蚣 3 条、全蝎 5 只，于瓦上焙存性极细末，每日 2 次，用绍兴黄酒送服，3 日可愈。用此方治疗乳痈百余例，全部获愈。

19. 急性发作性疼痛 张祥尤报道[21] 全蝎（连尾）50g，蜈蚣（去头、足）30g，丹参 100g。共晒干研末，每次 10g（小儿用量按年龄递减），用白糖调成糊状，温开水送服，每日 2 次。治疗急性发作性疼痛 60 例（其中表现为头痛者 42 例，肩周痛 38 例，手足或腰痛 52 例），服药后，7 日内疼痛消失者 46 例，15 日内疼痛减轻者 11 例，21 日后仍不能缓解者 3 例。

20. 肝炎后胁痛 单琴芳[22] 拟订宁痛散〔三七、九香虫（或䗪虫）、全蝎三药以 1.5∶1.2∶1 比例剂量研末〕为主方，每日 2 次，每次 1.5g 口服，痛减后可改为每日 1 次，痛止即停。另根据气滞与血瘀的偏重，兼湿热或兼阴虚而加汤剂治疗肝炎后胁痛，偏气滞加柴胡疏肝散（柴胡、八月札、川楝子、佛手、枳壳、白芍各 9g，延胡索、当归各 12g，川芎 6g，甘草 5g）；偏血瘀加膈下逐瘀汤（失笑散、川芎、赤芍、白芍、桃仁、香附、牡丹皮、丹参各 9g，当归、延胡索、川楝子各 12g，乌药 6g）；兼湿热加茵陈蒿汤或龙胆泻肝汤（茵陈 30g，栀子、泽泻、车前子、柴胡、广郁金各 9g，龙胆、甘草各 5g，猪苓、茯苓各 12g，薏苡仁 15g）；兼阴虚加一贯煎（生地黄、北沙参、丹参、生山楂各 15g，枸杞子、麦冬、当归、川楝子各 12g，合欢花、佛手各 9g），水煎服，每日 1 剂，分头汁、二汁 2 次分服，10 日为 1 个疗程。治疗肝炎后胁痛 52 例，结果：显效 36 例

（69.2％），有效 11 例（21.2％），无效 5 例（9.6％），总有效率达 90.4％。

21. 带状疱疹后遗症 带状疱疹后遗神经痛乃肝经湿热余毒与血瘀互结而留阻经络，不通则痛，痛势剧烈，非一般活血化瘀药所能奏效。罗珠兰[23]用全蝎单味治疗带状疱疹后遗疼痛 20 例，效果满意。方法：全蝎 30g，研细末分为 10 包，早晚各服 1 包，7 日为 1 个疗程。轻者 1 个疗程痛止，重者可连服 2～5 个疗程。用药过程中，根据病人年龄和体质，严格掌握剂量。若患处皮色仍红，疱疹未愈者，可配合使用黄连膏和岐黄膏（主要成分为黄连、黄芩、黄柏、生地黄、姜黄和芙蓉花叶、大黄、栀子、野菊花等）外敷。结果：痊愈 15 例（75％）；有效 4 例（20％）；无效 1 例（5％），总有效率达 95％。在有效的 19 例中，治疗 1 个疗程者 5 例，2 个疗程者 9 例，3 个疗程以上者 5 例。全蝎入肝经，具有熄风解痉、祛风止痛、解毒散结之效。治疗后遗疼痛取其通络、解毒之功效。对尚有疱疹未消者配用黄连膏加岐黄散外敷，可清热解毒，润燥止痛。有助于疼痛的及早控制，缩短病程。

【病例】李某，男，64 岁。2003 年 8 月来诊，左侧肋间患带状疱疹 20 天，疱疹已愈，唯余肋间疼痛不止，痛苦不堪。症见神色疲惫，胁痛不止，痛如针刺，饮食无味，夜寐不佳，舌暗红、苔薄白，脉细涩。诊为蛇窜疮，证属瘀毒入络，处方：

全蝎粉 5g（冲服） 麦冬 15g   白芍 20g   柴胡 10g   当归 15g
鸡血藤 15g   夜交藤 15g

水煎服，每日 1 剂，3 日痛减，7 日疼止。（摘自石志超教授著《虫类药证治拾遗》）

22. 慢性荨麻疹 顾成中[24]用鸡蛋 1 只，在顶部开 1 小孔，取全蝎 1 枚塞入，破口向上，放容器内蒸熟，弃蝎食蛋，每日 2 次，5 日为 1 个疗程。治疗 73 例，痊愈（疹块消失，无瘙痒感）58 例，显效（疹块消失，瘙痒减轻）13 例，无效 2 例。疗程最短 5 日，最长 34 日。

23. 复发性口疮 复发性口疮是临床常见病和多发病。其主要表现为口腔黏膜及舌面反复发作的糜烂，烧灼样疼痛，进食和言语时常疼痛加重。病情短者数月，长的往往经久不愈，西药对此病多无根治办法。朱跃民、李翠荣[25]应用半夏泻心汤合四物汤和全蝎为主治疗本病 110 例，辨证以脾虚湿热为主，根据症状分为偏虚型 39 例，偏湿型 47 例，偏热型 15 例，兼阴虚型 9 例。处方：制半夏 12g，党参或太子参 15～30g，苍术 6～12g，白术 10～15g，黄芩 6～12g，黄连 3～10g，干姜、生姜各 3～6g，生地黄 15～30g，川芎 12g，白芍、生甘草、当归、升麻、柴胡各 10g。

偏虚型重用党参、白术再加生黄芪 20g，黄连用小量；偏湿型去生地黄，加茯苓 12g；偏热型干姜用小量，再加栀子 10g，或金银花 20g，连翘 15g；兼阴虚型重用生地黄，再加麦冬 12g，石斛 15～20g，苍术、黄芩、黄连、干姜用小量；大便溏，去黄芩；大便干燥，重用黄芩或配生大黄 3～10g。每日 1 剂，每剂 2 服。全蝎每方必用，每汤剂用 8～10g，但全蝎价贵，用其研末 1～1.5g 吞服（嫌虫类味腥者可用空心胶囊填装）代之，每日 2 次。待溃烂愈合后再继续服 1～3 个月，或隔日服或每日 1 服（视经济和时间条件而定）。接着仅用全蝎一味研末吞服巩固疗效，再连服 1～3 个月。结果：显效（停药后一年以上未复发）53 例（48.2%）；有效（复发次数明显减少，复发时症状较前减轻）57 例（占 51.2%）。

24. 慢性泪囊炎 慢性泪囊炎古称漏睛疮，是农村常见的一类眼科疾病。不仅经久不愈，反复发作，而且作为一个慢性泪囊炎病灶长期存在。只要角膜上皮损伤，常可致严重感染，发生化脓性角膜炎，进而危及眼球。

徐德华[27]采用全蝎试探性治疗 18 例慢性泪囊炎（均为不愿接受手术治疗病人），疗效确切，且无不良反应。治疗方法：全蝎适量，在瓦片上焙干，研末备用。成人每日每次 6～9g，儿童减半。以温白酒或黄酒送服（以个人嗜酒量而定，每次 15～50mL 不等；儿童或不饮酒者，改用温开水送服），每日 1～2 次，3 日为 1 个疗程。结果：痊愈 16 例，好转 2 例，显效时间平均 3～4 日。

25. 化脓性中耳炎 取全蝎 6g（焙干）、白矾 60g（煅枯）、冰片 3g，共研细末。先用 3% 过氧化氢溶液洗净患耳分泌物，棉球拭干，将药粉吹入耳道内，每日 2 次。治疗 30 余例，一般用药 3～5 日即可治愈。[27]

26. 大面积烧伤后期残余创面 用生肌油（全蝎 45 只，蟾蜍 7～10 只，麻油 1kg，鲜蛋黄 0.5kg，煎后去渣而成）治疗 450 例，先用 0.9% 氯化钠溶液洗净创面脓性分泌物，用生肌油纱布按创面大小敷贴，行半暴露或包扎疗法。对无脓性分泌物的创面，一般不换药，对脓性分泌物较多的创面，每日换药 1 次至创面愈合为止。结果 450 例创面全部愈合，其中 9cm×9cm 脱痂创面 7 日愈合，后期 8cm×4cm 残余肉芽创面 21 日愈合。创面愈后很少形成瘢痕，即使有也很表浅。未见明显不良反应。[28]

27. 压疮 鲍亚莉[29]采用"全蝎膏油纱条"疮面换药治疗压疮 22 例，方法：根据压疮的不同分期给予相应的处理。对Ⅱ、Ⅲ期压疮有水泡者，在无菌条件下抽出泡内渗出液，棉球蘸 0.9% 氯化钠溶液擦净创面后外敷全蝎膏油纱条，盖上无菌纱布并用胶布固定。每日换药 1 次。Ⅳ期压疮溃烂面积大而深，脓性分泌物多者每日应做清创处理，有痂下存脓者，应将原有干痂去掉清创后，用抗生素湿敷 30 分钟再敷以全蝎膏油纱条，纱布外敷，胶布固定，每日或隔日换药 1 次，直至愈合。结果：总显效率为 86.36%，治愈率为 81.8%，对Ⅱ期、Ⅲ期压疮总有效率达 90% 以上。

28. 流火 此乃丹毒发于小腿部者，多由肝火湿热郁遏肌肤所致，常因辛劳或受寒而引发，十分顽缠，不易根治。朱老用蝎甲散（全蝎 30g，炮穿山甲 45g，共研极细末，每服 4.5g，每日 1 次，儿童、妇女或体弱病人酌减，孕妇忌服。）对此具有卓效，一般服药第一次后，寒热可趋清解，随后局部肿痛及鼠蹊部（腹股沟处）之焮核，亦渐消退，多于 3 日左右缓解，乃至痊愈。此散所以奏效如此迅捷者，主要是在于功擅解毒消痈的全蝎，又伍以祛风通络、散血消肿、化毒攻坚的穿山甲，故而效如桴鼓之应。张丽民[30]常以全蝎、蜈蚣为伍，佐䗪虫、穿山甲组成四物散治之。方中全蝎、蜈蚣解毒散结，更增䗪虫、穿山甲消痈散结解毒之功。四物散方由全蝎 30 只，蜈蚣 6 条，䗪虫 4g，穿山甲 30g，共研细末。每日 1 次，每次 6g，温黄酒送服。

29. 急性颌下淋巴结炎　姜丽敏[31]外用全蝎治疗急性颌下淋巴结炎。全蝎 30g，冰片 10g，共研细末，以医用凡士林调匀成膏，装瓶密封。使用时将药膏均匀地涂布在肿大的淋巴结处，胶布覆盖固定，3 日换药一次，局部破损或溃烂者禁用。一般贴数次可愈。

30. 瘰疬　全蝎不仅长于熄风定惊，而且又有化痰开瘀解毒、医治顽疽恶疮之功。无锡已故外科名医章治康氏，对阴疽流痰（多为寒性脓肿、骨结核及淋巴结核）应用"虚痰丸"，屡起沉疴。该丸即为本品与蜈蚣、斑蝥、炮穿山甲制成，足证其医疮之功。考方书以全蝎为主药治瘰疬之经验方、秘方甚多，配合蜈蚣并用，其解毒消坚之功更著。朱老常用下列两方：

（1）消疬散：炙全蝎 20 只，炙蜈蚣 10 条，穿山甲 20 片（壁土炒），硝石 1g，核桃 10 枚（去壳），共研细末。每晚服 4.5g（年幼、体弱者酌减），陈酒送下。不论瘰疬已溃、未溃，一般连服半个月即可见效，以后可改为间日服一次，直至痊愈。

（2）淡全蝎 7.5g，麝香 0.7g，共研细末。取鸡蛋 5 个，于每一蛋头上开一孔，每将药末分装 5 个鸡蛋内，棉纸或胶布封好，于火灰中煨熟。每晚食后服 1 个，陈酒送下。同时用艾绒在每个病核上灸三壮，间 5 日 1 次，连灸 3 次。此对瘰疬、痰核之初起未溃者，多能获效。

【病例】郑某，男，25 岁，干部。瘰疬发病之因，总由气郁、痰凝或虚劳而起。病人有肺结核病史，一年前因劳累过甚，体气亏虚，致形体羸弱更甚。左颈侧起一肿核，初起蚕豆大，继则如鸡卵，坚硬不移，按之疼痛。旋右侧又起两枚，曾用链霉素及异烟肼 2 个月，未见效机，乃来院诊治。因惧外治法之疼痛，要求服药内消，遂选用（1）方。服药 1 周后疼痛即减轻，2 周后左侧坚核略见缩小，并能移动，右侧肿核则明显消退。此后改为间日服用一次，历 45 日，两侧肿核消失。

【按语】全蝎为止痉要药，各种风动抽搐之证，如急、慢惊风，卒中，癫痫，破伤风等均可应用，临床使用较为广泛。

全蝎常与蜈蚣相伍，加强祛风止痉之力，如止痉散。用于小儿急惊风，四肢抽搐，角弓反张，可配羚羊角、钩藤、地龙等以清热熄风止痉；慢惊风则须与补虚健脾祛风之党参、白术、半夏等同用。治疗卒中，口眼㖞斜、半身不遂者，配白附子、僵蚕等祛风化痰药，如牵正散；言语不清者配茯苓、薄荷，如正舌散。癫痫者可伍以化痰开窍之郁金、石菖蒲、远志，或镇心安神之朱砂、琥珀，如全蝎散。破伤风配蝉蜕、防风、僵蚕、制南星等，以祛风痰、止痉搐，如干蝎、天麻、蟾酥之干蝎丸。

全蝎味辛，性善走窜，引风药直达病所，又能通络止痛，用于风湿顽痹、头痛、腹痛、疝气等证。治风湿久痹，关节顽痛，筋脉拘挛，可单用或与白附子、僵蚕同用，如通灵丸。治偏正头痛，配川芎、藿香叶、白芷或细辛、麻黄，以加强止痛作用。腹痛可单用，或配桃仁同用，如定痛丸。疝痛者，可与理气止痛之延胡索或小茴香同用。牙痛，配胡椒、乳香、细辛研末擦患处。癌肿晚期痛剧者，单用本品或配䗪虫、延胡索等有一定效果。

全蝎以毒攻毒，解毒散结，开气血之凝滞，用于痈肿疮毒、瘰疬痰核、癌瘤、血栓闭塞性脉管炎、蛇咬伤、烧伤、风疹、顽癣等，既可外用，亦可内服。

参考文献

[1] 田家敏. 山东中医杂志，2006，25（9）：624.

[2] 晏书州，张应泰. 湖南中医药导报，2004，11（10）：28.

[3] 晏九银，等. 四川中医，1991，11：12.

[4] 江霞. 浙江中西医结合杂志，2006，16（6）：381.

［5］田国翠. 中医研究，2003，16（3）：22-23.

［6］黄国毅. 中医文献杂志，2003，3：56-57.

［7］李凌汉. 吉林中医药，2005，25（2）：17-18.

［8］王俊明，杨银全. 四川中医，2006，24（8）：78.

［9］王慧玲. 新疆中医药，2006，5（24）：124.

［10］李红. 江苏中医药，2005，26（11）：19.

［11］李延昌，石英辉. 河北中医，2002，5（24）：378.

［12］艾小文. 浙江中西医结合杂志，2004，14（3）：162.

［13］潘沁铭，林妙承，刘洁嫦. 中国康复理论与实践，2004，12（10）：770.

［14］邵晓丽. 吉林医学，2007，28（18）：1992.

［15］王保贤，等. 浙江中医杂志，1990，25（3）：114.

［16］王天松，等. 现代中西医结合杂志，2007，16（21）：3032.

［17］李双喜. 河南中医，1990，（4）：26.

［18］金峰. 甘肃中医学院学报，1996，4（13）：6.

［19］杨德胜. 湖北中医杂志，2006，6（28）：9.

［20］张丽民，郝蕾，王月梅. 湖北中医杂志，2002，4（24）：43.

［21］张祥尤. 湖南中医学院学报，1989，9（3）：166.

［22］单琴芳. 实用中医药杂志，2003，19（5）：238.

［23］罗珠兰. 实用中医药杂志，2002，18（3）：28.

［24］顾成中. 浙江中医杂志，1987，22（8）：370.

［25］朱跃民，李翠荣. 四川中医，1997，15（10）.

［26］徐德华. 中医研究，2008，21（2）：47.

［27］李星朗. 四川中医，1985，（6）：封三.

［28］王长惠，等. 中医杂志，1989，30（5）：285.

［29］鲍亚莉. 中国民间疗法，2003，11（3）：34.

［30］张丽民，郝蕾，王月梅. 湖北中医杂志，2002，4（24）：43.

［31］姜丽敏，纪俊芬，卫继庆，等. 湖北中医杂志，1977，2（19）：45.

〔陈达灿　高　想　整理〕

蜈 蚣 《神农本草经》

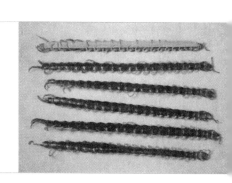

蜈蚣，又名蝍蛆（《庄子》），吴公（《广雅》），百脚（《药材学》）等，《本草纲目》有天龙之别名，但后世多称天龙为守宫，故本品不宜用之，以免混淆。蜈蚣为蜈蚣科动物少棘巨蜈蚣和多棘蜈蚣的干燥全体，主要产于河南、湖北、陕西、江苏、浙江等地。蜈蚣头部腹面有肢一对，上有毒钩，其末端有毒腺开口，能分泌毒汁。如果不小心被咬，轻则咬处红肿热痛，或头痛、恶心、呕吐，重则出现皮下出血，甚至过敏性休克。

据现代研究，蜈蚣含类蜂毒样的组胺样物质、溶血蛋白、脂肪、蚁酸等，并含有多种氨基酸及 28 种无机元素。药理研究表明其具有抗惊厥、抗心肌缺血和动脉硬化、抗菌、抗肿瘤、促进免疫功能等作用。

【炮制】多于夏秋捕捉，以沸水烫死后，用薄竹片撑直晒干备用。过去多去头足入药，今则不去，其效更佳，以得气味之全也。入药多炙后用。宜储容器内，防霉、防蛀。

【药性】味辛，性微温。入肝、心经。《名医别录》谓其有小毒，事实其毒液有毒，而干品其毒液已氧化，并无毒害。但个别体质过敏者，有时会出现动物异体蛋白质过敏现象，即应停用，或加徐长卿、地肤子等脱敏。

【功效】❶熄风定惊，凡风动抽掣或口眼㖞斜，手足麻木，顽固头痛，诸药无效者，增用本品，多奏佳效。❷开瘀解毒，对于肿瘤及疮疡痈毒，皆有消坚化毒之功，尤善解蛇毒，为解毒蛇咬伤之要药；对肺结核之潮热，亦有化解之功。❸舒利关节，凡顽痹之关节变形，拘挛不利者，有化瘀、散结、定痛之功。❹杀灭孕卵，《名医别录》曾提到其有"坠胎，去恶血"之功，今用之于宫外孕之孕卵未终绝者甚效，可以相互印证。❺益肾助阳，本品益肾助阳之功，历代文献均无记述，但临床配伍施治，确有温肾强壮作用，对阳痿、劳倦有效。

【用量】一般内服：煎剂5～8g；研末，每次1～1.5g，每日2～3次冲服或装胶囊吞服。散剂之效，较煎剂为强。广东省中医院肿瘤科曾每日煎服40余条内服，未见任何不适，可供参考。

【禁忌】凡阴虚血燥者及孕妇禁服。过敏体质可从小剂量试服，如无不适，再适当逐加。如有肤痒、红疹者，即应停服。

【前贤论述】❶《神农本草经》：主鬼疰蛊毒，啖诸蛇虫鱼毒，杀鬼物老精，温疟，去三虫。❷《名医别录》：疗心腹寒热，结聚，堕胎，去恶血。❸《日华子本草》：治癥癖，邪魅，蛇毒。❹《本草纲目》：治小儿惊痫风搐，脐风口噤，丹毒，秃疮、瘰疬，便毒，痔漏，蛇瘕，蛇瘴，蛇伤。❺《医林纂要》：入肝祛风，入心散瘀，旁达经络，去毒杀虫。❻《医学衷中参西录》：蜈蚣，走窜之力最速，内而脏腑，外而经络，凡气血凝聚之处，皆能开之。性有微毒，而转善解毒，凡一切疮疡诸毒皆能消之。其性尤善搜风，内治肝风萌动，癫痫眩晕，抽搐，瘛疭，小儿脐风，外治经络中风，口眼㖞斜，手足麻木。为其性能制蛇，故又治蛇癥及蛇咬中毒。外敷治疮甲（俗称鸡眼）。用时宜带头足，去之则力减，且其性原无大毒，故不妨全用也。

【应用】

1. 口眼㖞斜　此症中医责之于风，但有中经络与中脏腑之分，需辨病辨证论治。蜈蚣善祛风和络，对风中经络而致口眼㖞斜，即周围型面瘫的初起，用之多收良效。常用处方：

生蜈蚣粉 3g（分服）　　**防风 10g**　　**僵蚕 10g**　　**制白附子 8g**

以防风、僵蚕、制白附子煎汤，将生蜈蚣粉分 2 次送服。如症情缠延已久，则需延长疗程，并根据机体阴阳气血之盛衰加用有关药物。

【病例】徐某，男，37 岁，工人。体质素健，8 日前突然左颊有木钝感，说话时口唇不利，旋即拘急牵掣向右㖞斜，左目不能闭合，左侧口角微呈下垂，伸舌时向右侧㖞斜，不能吹口哨。某医院诊断为"周围型面神经麻痹"，经电疗及服药未效。来我院诊治时，予上方 3 剂，服用第 1 剂后，感牵掣轻释，2 剂㖞斜较复，3 剂趋向正常。

张怡安[1]用补阳还五汤加蜈蚣治疗周围性面瘫，每日 1 剂，水煎服。药渣再加水煮沸取药液待温，用毛巾浸渍敷患侧面颊。一周为 1 个疗程。治疗 26 例全部治愈。经 1 个疗程治愈 8 例，2 个疗程治愈 11 例，4 个疗程治愈 5 例，6 个疗程治愈 2 例，可供参考。

2. 腔隙性脑梗死　腔隙性脑梗死是由脑深部动脉闭塞所致的脑软化灶。刘杏枝[2]自拟天蝎蜈蚣汤，治疗 52 例腔隙性脑梗死，取得良好疗效。处方：天麻 15g，全蝎 12g，蜈蚣 3 条，丹参 30g，赤芍、川芎各 15g，胆南星 9g，石菖蒲、远志、地龙各 15g，炙黄芪 30g，川牛膝、鸡血藤、千年健、伸筋草各 15g，甘草 3g。加减：若兼有冠心病见胸闷心悸诸症，加瓜蒌 30g，檀香 12g，砂仁 9g，太子参 15g；兼糖尿病见消瘦口干舌红加生石膏 30g，白芍、葛根各 15g，黄连 6g；兼高血压见眩晕耳鸣，加罗布麻、夏枯草、钩藤各 15g，生石决明 30g；兼高脂血症加生山楂 30g，绞股蓝 15g，决明子 30g 等。上述药物每日 1 剂，分早晚 2 次温服，15 日为 1 个疗程，可连服 2～3 个疗程。结果：52 例中痊愈 19 例（37%），显效 13 例（25%），有效 9 例（17%），无效 11 例（21%），有效率 79%。

3. 血管神经性头痛　李毅等[3]采用自拟五虫方治疗 128 例血管神经性头痛：僵蚕、蚕蛹、蜈蚣、水蛭、全蝎、乌梢蛇（3：3：2：2：1：2），共研粉末搅匀，或将搅匀粉末装胶囊，每次 10g，每日 3 次，温水送服。结果：显效 89 例，有效 31 例，无效 8 例，总有效率 93.7%。

4. **面肌痉挛** 指面神经所支配的肌肉发作性无痛性阵挛性收缩，中年后妇女居多。王俊明、杨银全[4]采用全蝎蜈蚣散治疗面肌痉挛有较好疗效，值得推广（详见"全蝎"条）。

5. **癫痫、惊风** 以蜈蚣、全蝎各等份，共研细末，每服 1～3g（按年龄、病情增减用量），每日 3 次，温开水送下。对癫痫经常发作者，持续给药，可减少或制止其发作。对小儿乙脑或高热惊风，于辨证论治的方药中参用此两药，有止搐缓惊之功。又方用蜈蚣、僵蚕、全蝎、朱砂、钩藤各等量，共研细末，每服 1.5～3g，每日 2～3 次，对小儿惊风抽搐亦有效。如症见痰多者加川贝母、天竺黄，火盛者加黄连、龙胆。

【病例】刁某，男，21 岁，农民。7 年前一次突然昏厥，手足抽掣，历 10 余分钟始苏。嗣后每隔一两个月即发作一次，发则昏仆不省人事，口吐白沫，手足拘挛而抽掣，甚则小便失禁，经 5～15 分钟而苏。醒后头晕神疲，1～2 日后始恢复如常。苔薄腻，脉弦滑。此痫证也，俗称"羊痫风"。良由惊恐伤及肝肾，脏气不平，而致风动火升，痰火上扰神明，癫痫以作。治宜祛风镇惊，化痰降火，以散剂徐图；取炙蜈蚣、炙全蝎各 30g，研细末，每服 2.5g，每日 2 次，以钩藤、菊花、夏枯草各 9g 泡茶送服。药后无任何不适，连服 2 个月，未见发作，遂停药观察，迄未再发。

6. **慢性支气管炎** 用蜈蚣[5]治疗慢性支气管炎 115 例，总有效率达 92%。蜈蚣 1 条，用瓦片焙干为末，把鸡蛋打开一小孔，将蛋清倒出少许，再将蜈蚣末置入鸡蛋内，封口蒸熟，每天早晨以温开水送服。服 5 日，间隔 2 日为 1 个疗程，连服 5 个疗程。15 岁以下，50 岁以上每日服 1 个，16～49 岁每日服 2 个。

7. **慢性间质性肺炎** 张一德[6]用麻杏石甘加蜈蚣汤（炙麻黄、杏仁、生石膏、炙甘草、蜈蚣）治疗慢性间质性肺炎，36 例中痊愈 28 例，显效 6 例，有效 2 例，总有效率 100%。

8. **百日咳** 俗称"顿咳"，以阵发性、痉挛性咳嗽为特征。单方蜈蚣、甘草等份，研为细末，每次 1～2 岁 1.5g，3～4 岁 2g，每日 3 次，连服 5～7 日，一般效果较好。方中蜈蚣解痉定咳，甘草润肺止咳，两者相辅相成。

9. 急、慢性肾炎　用民间验方蜈蚣蛋治疗急、慢性肾炎 36 例，[7] 治愈 35 例，1 例无效。方法：蜈蚣 1 条，生鸡蛋 1 个，将蜈蚣去头足，焙干为末，纳入鸡蛋内搅匀，外用湿纸及黄泥土糊住，放灶内煨熟。剥取鸡蛋吃，每日吃 1 个，7 日为 1 个疗程，病不愈隔 3 日再进行下一疗程。本方治疗前均有浮肿、腰酸、纳差、精神呆滞等症状，并经化验检查确诊为急、慢性肾炎，始服本方。治疗中嘱病人休息，低盐饮食，不配合其他药物。一般 2～3 个疗程治愈，少数 4～6 个疗程治愈。据观察，本方对浮肿的消退和蛋白尿的控制有较好的效果。但如服后有肤痒不适者，乃是动物异体蛋白过敏反应之症，应予停服。

曾敏氏[8] 以中药口服灌肠，配合内服蜈蚣蛋（制法同上）治疗慢性肾功能不全。❶口服芪苓汤方：黄芪 100g，土茯苓 150g，白茅根、益母草各 30g，枸杞子 10g。加减：水肿明显者加赤小豆、车前草；上呼吸道感染加板蓝根、鱼腥草；恶心呕吐去黄芪，加法半夏、干姜；纳呆加砂仁；血瘀明显加桃仁；肾阳虚加制附子、肉苁蓉；肾阴虚加女贞子。每剂水煎 2 次，煎取药液 300mL，分早晚 2 次温服，服药期间禁食海鲜及酸辣品。❷灌肠方：生大黄 30g，生牡蛎 60g，马鞭草 30g，红花 10g，每剂水煎 2 次，取药液 100mL，每晚保留灌肠 1 次，病程较重者，每日 2 次。2 周为 1 个疗程，视病程可连用 2～3 个疗程。36 例病人中，显效 15 例（41.7%），有效 18 例（50%），无效 3 例（8.3%）。总有效率为 91.7%。

10. 类风湿关节炎　黄道富等[9] 应用蜈蚣龙蛇汤治疗类风湿关节炎（RA）100 例，基本方：蜈蚣 1 条（去头足），地龙 10g，金钱白花蛇 1 条（研末兑）、制川乌（先煎）、制草乌（先煎）、血竭（研末兑）、制南星、䗪虫各 5g，伸筋草、威灵仙、乳香、没药、续断、白芷、透骨草各 10g，当归、川芎各 20g，甘草 8g。加减：风湿痹阻致肢体关节酸楚疼痛、游走不定者，加防风、防己各 10g；风湿痹阻致肢体关节冷痛、痛势较剧者，加麻黄 3g、熟附子 5g（先煎）；湿热痹阻致关节红肿热痛、痛不可近者，原方去川乌、草乌，加黄柏、苍术各 10g；上肢痛剧加桑枝 15g；下肢痛剧加牛膝 10g；痰浊痹阻致肢体关节重着不移、麻木不仁者，原方去川乌、草乌，加白芥子 10g（另包）；瘀血痹阻，肌肉关节疼痛拒按、屈伸不利者，加鸡血藤 30g；正气虚弱致病程久远、肌肉萎缩者，原方去川乌、草乌，加黄芪 30g、杜仲 20g。结果：临床治愈 13 例（13.0%），显效 44 例（44.0%），有效 36 例（36.0%），无效 7 例（7.0%），总有效率为 93.0%。生化指标均有明显下降。多数病例在服药 5 剂后，食量增加，面色转红润，体力增强；少数病例在口服药后口唇、四肢麻木，有虫爬感，属正常反应，不必停药。如过敏体质，可加徐长卿 15g、地肤子 30g。

11. 神经根型颈椎病　李凌汉[10]采用《伤科补要》名方舒筋活血汤（羌活、荆芥各 12g，红花 6g，防风、续断、青皮各 12g，加全蝎 12g，蜈蚣 2 条。水煎服，加水 500mL 煎至 200mL，每日 2 次，早晚各服 1 次。）治疗神经根型颈椎病 48 例，获得较好的疗效：显效 24 例（50%），有效 20 例（41.67%），无效 4 例（8.73%），总有效率为 91.67%。张雪松[11]报道用天麻蜈蚣汤治疗颈椎骨质增生 63 例，取得良好效果。处方：天麻 10g，蜈蚣 3 条，川芎、威灵仙、秦艽各 15g，制首乌 10g，独活 15g。加减：偏寒者加桂枝 15g，附子、淫羊藿、白芥子各 10g；气滞血瘀者加丹参、桃仁、红花各 10g。63 例中显效 40 例，有效 18 例，无效 5 例。

12. 腰椎间盘突出症　腰椎间盘突出症是骨伤科常见病、多发病，王锦年等[12]运用蜈蚣细辛汤治疗腰椎间盘突出症 108 例，取得颇为满意的疗效。方药组成：蜈蚣 2 条，细辛 6g，徐长卿、牛膝各 10g，荆芥、甘草各 6g。每日 1 剂，早晚煎服，服药期间需注意保暖，服药后取微汗者效果最佳。治疗期间宜卧床休息，半个月为 1 个疗程，如不愈可继续第 2 个疗程。经上方治疗后，痊愈者 73 例，好转者 25 例，无效 11 例，总有效率 89.9%。

13. **坐骨神经痛** 坐骨神经痛类似中医的痹证、筋痹等，袁习文（南京市六合区中医院）用蜈蚣全蝎酒治疗本病 30 例，疗效较好。取蜈蚣 6 条约 20g，全蝎 20g，金钱白花蛇 5g，制川乌 20g。将上药全部装入瓶内，用 60 度白酒 1000mL 密闭浸泡 1 周后服用，每次 15～20mL，每日 2 次，尽量于餐前饮用。感冒发热期间及高血压病人禁服，胃溃疡病人慎用，15 日为 1 个疗程。30 例中，治愈 23 例（76.7％），好转 5 例（16.7％），无效 2 例（6.6％），总有效率为 93.4％。一般 1～2 个疗程即可好转，多数 3～4 个疗程痊愈。

14. **膝关节骨性关节炎** 益肾蠲痹丸主要由补肾培本、温阳壮督的熟地黄、仙灵脾、全当归、鹿衔草等草木之品及钻透剔邪、散瘀涤痰之全蝎、蜈蚣、蜂房、䗪虫等虫类药物组成，具有标本兼顾，攻补并施，益肾壮督治其本，蠲痹通络治其标的功效。为了解益肾蠲痹丸治疗膝关节骨性关节炎的疗效，孟庆良、郑福增等[13]对 70 例膝关节骨性关节炎进行临床观察。口服益肾蠲痹丸每次 8g，每日 3 次，餐后温开水送服，1 个月为 1 个疗程，一般 2 个疗程以上。其中阳虚寒凝型 30 例，总有效率 93.33％；瘀血阻滞型 21 例，总有效率 99.40％；肾虚髓亏型 19 例，总有效率 89.47％。以瘀血阻滞型疗效最好，提示益肾蠲痹丸更适用于瘀血阻滞型膝关节骨性关节炎的治疗。

15. **骨痨、瘰疬** 黑龙江省中医药研究所以"结核散"[14]治疗骨痨（骨与关节结核）、瘰疬（颈淋巴结核），收到较好的疗效。该所曾通过实验证明，"结核散"的酒精浸出液，在试管内有抑制结核菌生长的作用。我们通过临床实践，证实其对骨痨及瘰疬均有疗效。处方：蜈蚣、全蝎、䗪虫（各为 44g、50g、44g）混合而成，共为细末。成人每次 10g（妇儿酌减），混入鸡蛋内搅匀。煮熟服用，每日服 3 次。原方服量较大，每日总量达 30g，且为散剂，我们使用时仅用其半量，亦有疗效，故可以酌减其用量。

又，中国人民解放军第三医院结核科用蜈蚣油膏[15]治疗颈淋巴结核的经验，亦可参考。其方法为：取蜈蚣 1 条，焙干，去头足，研成细末，用植物油 20mL 搅拌均匀，外敷于肿大之淋巴结处，每日 1 次，10 次为 1 个疗程。

【病例】唐某，男，干部。因肺结核入院，查体时发现颈部淋巴结肿大如核桃，压痛明显。给外敷蜈蚣油膏 8 次，肿大的淋巴结缩小至黄豆大，疼痛消失。

王文峰[16]用蜈蚣膏［金头蜈蚣 50 条，蓖麻子（去皮）50g，松香 50g。把三味药置乳钵内捣碎后，研磨均匀呈膏状，装入有色瓶内，密闭置避光处保存备用。］治疗骨结核瘘管，效果显著。

【病例】李某，女，56 岁，城镇居民。病人左臀部结核性瘘管已 9 个月余，曾经过常规抗结核治疗及局部外用链霉素、异烟肼治疗，久不愈合。现在左臀部共有 3 个瘘管，瘘管内经常排出干酪样物，瘘管之间互不相通。处理：用 0.3％过氧化氢溶液清洁瘘管，用探针把蜈蚣膏送入瘘管内，使膏在瘘管内呈疏松状态，然后用消毒敷料包扎。开始用蜈蚣膏时，瘘管内排出较多干酪样物，所以每 2 日换药 1 次。以后随着排出物的减少，改为每 3 日换药 1 次，瘘管也逐渐由内向外变浅。3 个瘘管分别于换药 13～21 次后愈合。应用蜈蚣膏的同时，还用了全身抗结核西药配合治疗。

16. 小儿消化不良　浑江市（现吉林省白山市）第一人民医院应用蜈蚣儿茶散[17]治疗小儿消化不良 30 例，其中年龄最小 3 个月，最大 2 岁。主要症状为腹泻、呕吐、小便减少。其中重度脱水 6 例，中度脱水 2 例，轻度脱水 12 例。处方：将蜈蚣用文火烘干（黄而不焦），与儿茶共研细末。在综合疗法（加强护理、脱水者补液等）基础上，口服蜈蚣儿茶散，每日 3 次。剂量：6 个月以下，每次蜈蚣 0.2g、儿茶 0.125g；6～12 个月，每次蜈蚣 0.4g、儿茶 0.25g；1～2 岁，每次服蜈蚣 0.6g、儿茶 0.25g。疗效：除 1 例服药 1 日后中断外，余 29 例均短期临床治愈。

考《名医别录》曾提到蜈蚣"疗心腹寒热积聚"，说明此药对胃肠功能有调整作用。今伍以收敛止泻之儿茶，一温一寒，一开一收，共奏和调中州之功。如属脾虚者，又宜参用健脾运中之品，如白术、木香之类。

17. 小儿支原体肺炎　黄向红等[18]运用经验方"连休蜈蚣地龙汤"治疗小儿支原体肺炎 41 例，获较好的疗效。处方：黄连 3g，重楼、地龙、腊梅花、法半夏、苦杏仁各 10g，麻黄 5g，蜈蚣 1 条。加减：伴发热加羚羊骨、桑白皮、地骨皮各 10g；久咳有痰加东风橘 10g、细辛 3g；恢复期，偶咳或无咳，加丹参 15g。每日 1 剂，加水 600mL 煎取药液 200mL，分 2 次服。5～7 日为 1 个疗程，连用 5～8 个疗程。恢复期可隔日 1 剂。结果：痊愈 20 例，有效 17 例，无效 4 例，总有效率 90.25%。

18. 阳痿　本品补肾强壮作用，古代文献均无记载，但临床应用中，我们发现其有补肾强壮作用，对阳痿有较佳疗效。陈玉梅自创"亢痿灵"（蜈蚣 18g，当归、白芍各 60g，研细末，分作 40 包，每次服 0.5～1 包，每日 2 次）治疗阳痿有一定作用。老友绍兴市中医院董汉良主任医师治肾虚肝郁之阳痿方（蜈蚣 30 条，海马 30g，制马钱子 5g，西洋参 60g，共研细末，装 0 号胶囊，每服 5 粒，每日 3 次），对肾阳不振、肾精亏虚的中老年阳痿病人，有较佳之疗效。若肝郁气滞者加逍遥丸；湿热下注者配以知柏地黄丸；阳虚畏寒，可佐以金匮肾气丸，其效更佳。

【病例】陆某，男，29 岁，医生。1998 年 5 月 13 日初诊。病阳痿年余，抑郁焦虑，胸闷胁胀，口苦咽干，面色青黄而晦。平素性欲萌动时，偶可举阳，而每临房却从未能兴举，历进温肾壮阳之品弗效，而反增烦躁之症。诊断：阳痿，证属肝气郁结、气血逆乱、宗筋失养。治法：畅达肝脉、行血荣筋。方用"蜈蚣疏郁汤"：

蜈蚣 3 条 (研末分吞)	海参 10g (研末分吞)	地龙 10g
蚕蛹 15g	柴胡 10g	香附 10g	王不留行 10g
白芍 20g	当归 15g		

6 剂。每日 1 剂，后 7 味水煎分 2 次服，送服前 2 味药末，配合心理疏导。二诊阳事可兴举，再予 6 剂，同房成功。（摘自石志超教授著《虫类药证治拾遗》）

19. **毒蛇咬伤** 毒蛇咬伤中毒，不仅局部剧痛、漫肿，而且很快出现一系列"风"象（神经系统中毒症状），症见头目胀大如斗感，复视，四肢麻痹，抽搐，烦躁不安，甚则昏糊谵妄，不即救治，每致死亡。蜈蚣为多种蛇药验方的主药之一，能克制蛇毒，控制上述症状。其用法是，制成粉剂，每服2～3g，每日4次。但如症情严重者，尚需配合有关抢救措施，方可转危为安。

【病例】诸某，男，42岁，农民。清晨在农田劳动，为蝮蛇咬伤右手臂，疼痛异常；经半小时即漫肿至肘弯，及至来诊时已肿及腋部，头晕，微烦。苔薄白，脉细数。此蛇毒攻心，内风肆扰之候，亟宜解毒祛风。取炙蜈蚣粉，每服3g，6小时1次；并于肿胀部以粗针穿刺数处，引流排毒。药后当日下午即痛减神安，翌日肿势显著消退（遂改为每日3次，每次2g），连服3日而瘥。

20. **乳痈** 乳痈即乳腺炎，初起漫肿疼痛，结块坚硬，不即消散，每致化脓。蜈蚣具有开瘀解毒、消痈散肿之功，用之奏效较速。取蜈蚣2条，全蝎4只，焙存性，研细末，分2次黄酒送下。另：蜈蚣置于瓦上烤枯研细末，用凡士林配成20%蜈蚣纱布备用。对乳腺炎已化脓溃破者，局部清洗后填塞此纱布条，每日一换，能拔毒促进愈合。

【病例】张某，女，26岁，干部。产后2个月，右乳突然红肿疼痛，形寒发热，曾用抗生素未见消退。检查：乳痈尚未成脓。给上方服之。药后当晚寒热退，肿痛减；翌日续服，即获痊愈。

21. **疝气** 俗称"小肠气"。处方：蜈蚣1条，蝎子1个，臭椿树皮内的白皮适量，共研为细末，黄酒或温开水送服，安卧得微汗可缓解。

22. **外科感染** 用活蜈蚣2条，浸于2两菜油中备用（时间长些为好）。菜油功能解毒消肿、拔脓生肌，凡慢性溃疡、疖肿、外伤感染均可用其外搽患部，每日1次。

（1）化脓性指头炎：又名瘰疽，是手指末节掌面的皮下脓肿，常规治疗往往效果不理想，病人痛苦较大，病程较长。应用"蜈蚣套"，可消炎、解毒、提脓、止痛。其法是：用蜈蚣 1 条（焙干），松香 18g，共研细末混匀，倒入盛有开水的钵中，粉末在热水中即自然溶成胶状，粘结成团。然后将此粘团趁热捏塑成指套的形状，套在患指上，冷却后固定成型即为"蜈蚣套"。用于脓肿未溃者，少则两三天，多则五六天，即可自行破溃，流出脓液；破溃前每日取下指套一次，将患指用温开水洗净。对脓肿破溃或已切开引流者，每日早晚 2 次取下指套，用温开水或 0.9%氯化钠溶液将病人及指套内的脓液冲洗干净。最初脓液较多，以后便很快减少，且疮面红活，一般经 10～20 日痊愈。

赵爱文等[19]应用蜈蚣散外敷治疗本病 42 例，方法：蜈蚣 1 条，熏干，研末后用适量猪胆汁（或鱼胆汁）调成糊状，患指常规消毒后均匀敷涂，用无菌纱布包扎，间隔 24～36 小时换药 1 次。用药 1 次治愈 2 例，2 次治愈 21 例，3 次治愈 14 例，4 次治愈 5 例，治愈率 100%。未出现不良反应。

（2）下肢溃疡：用金银花、野菊花适量煎水冲洗净后，撒上蜈蚣粉末适量，再用膏药覆盖。每日换 1 次，10 日为 1 个疗程。此法有化瘀解毒、促使溃疡愈合的作用。

又李登德等[20]采用民间验方茶叶蜈蚣末治疗难治性皮肤溃疡 11 例，效果满意。方法：取一般茶叶 100g，10～15cm 长干蜈蚣 10 条，用砂锅文火炒焦，研为细末。然后用 3%过氧化氢溶液、0.9%氯化钠溶液冲洗溃疡创面，清除创面脓液及坏死组织，溃疡周围皮肤用 0.5%碘伏、75%乙醇消毒后，将先制好的药末撒在创面上，外用无菌纱布包扎固定，每 2 日换药 1 次。用药 2 次后创面有大量肉芽组织生长，溃疡边缘有大量新生皮肤向溃疡中心生长，治疗 4～8 次后创面结痂愈合。

（3）慢性骨髓炎：可用蜈蚣 10 条，研粉，分为 7 等份，装入胶囊内，每日服 1 份；外用凡士林纱布蘸上蜈蚣粉末，填入瘘管内，每日换药 1 次。

23. 下肢静脉曲张　民间验方用活蜈蚣 6 条浸泡于 150mL 50 度白酒中，一周后可用。以药棉浸蘸药液外搽静脉曲张处，搽后疼痛减轻，每日搽 2 次。一周后疼痛消失，随之曲张之静脉亦逐步消失，但注意溃破处勿搽，亦不宜内服。

24. 宫颈癌　宫颈癌延至中晚期而失去手术时机者，用中药泄浊解毒，破坚化瘀，调理冲任，有一定疗效。山西医学院一附院治疗此病的经验，值得学习与应用。

（1）宫颈癌汤：蜈蚣 2 条，全蝎 3g，昆布、海藻、香附、白术、茯苓、白芍各 9g，柴胡、当归各 6g，水煎服。每日服 1～2 剂，并可随症稍作加减。

（2）外用药粉：蜈蚣 2 条，轻粉 3g，冰片 0.3g，麝香 0.15g，黄柏 15g，或加雄黄 15g，共研细末。用法：以大棉球蘸药粉送入穹隆部，紧贴宫颈，开始每日上药 1 次（经期暂停），以后根据病情逐步减少次数，直到活检转为阴性。效果：共治疗宫颈癌 10 例，均健在，最长者已达 9 年。本方对宫颈糜烂也有效。

25. 宫外孕孕卵未终绝者　用宫外孕方（丹参 9～15g，赤芍、桃仁各 6～9g，乳香、没药各 3～6g）加蜈蚣 2～4 条（研冲），三棱、莪术各 3～9g，牛膝 6g，能使孕卵终绝而康复。

26. 带状疱疹　葛少亮等[21]运用自制的蜈蚣雄黄散外敷治疗带状疱疹。处方：蜈蚣 3 条，雄黄 20g，冰片 4g，云南白药、青黛各 5g。先将蜈蚣用文火炒存其性，研成极细粉末，然后再将研好的雄黄、冰片与青黛、云南白药混匀，装瓶密封备用。使用时加香油调成糊状，外涂于患处，再加消毒纱布覆盖固定，每日换药 1 次。一般 2～7 日后疱疹即结痂而愈。治疗 56 例，其中 43 例痊愈，8 例有效，3 例好转，2 例无效。

田锐[22]运用自拟蜈蚣散（蜈蚣 4 条，全蝎、地龙、当归、红花各 10g，大黄 12g，冰片 3g，研细末备用）治疗本病，获得满意疗效。使用时先用 0.5% 碘伏消毒病灶，取蜈蚣散少许用香油调成糊剂外涂，一般 4 小时 1 次，疱疹消失后停用。结果：1～4 日痊愈 32 例（67%），5～7 日痊愈 8 例（17%），有效 6 例（12%），无效 2 例（4%），总有效率为 95.83%。

27. 皮肤癌　山东昌潍地区人民医院[23]先用蜈蚣治疗胃溃疡恶性变取

得了效果，后又发现对乳腺癌、食管癌、肝癌、胃癌都有一定疗效。近年来用蜈蚣制成注射液治疗皮肤癌 5 例，均获治愈。其方法是：用蜈蚣注射液，于癌肿基底部做浸润注射，每日 1 次，每次 2～4mL；若癌肿面积大，可用注射用水稀释，每日可全部浸润癌肿基底。一般注射 30 次左右，癌肿开始干燥萎缩脱落，60 次左右癌细胞消失。然后停止注射，溃疡面给予一般外科换药，至疮面愈合为止。不良反应：发热、寒战，多于注射数分钟后开始（并不是每次注射均发生），经 30～60 分钟即自然缓解。此种不良反应是否与蜈蚣的有毒成分有关，尚需进一步探讨。第二批制剂经过活性炭吸附后，既无反应，也无疗效，说明有效成分丢失。

28. 脱发、斑秃　用活蜈蚣 10 余条，浸入 250g 豆油中；3 日后用棉球蘸油涂擦患处，每日 2 次，连用 7～14 日。按照临床观察，豆油具有促进毛发再生的作用。是否由于活蜈蚣浸入豆油后，其嘴内释放的一种淡蓝色毒液具有促生长素，值得探索。

29. 鸡眼　无论生于手部或足底，先用温水浸泡 15 分钟，修去角质层，将蜈蚣粉置于鸡眼上，以胶布封固（胶布必须贴牢、贴紧，否则无效），一周后可软化脱落。或用蜈蚣粉，醋调外敷鸡眼部，以胶布固定，敷一夜，翌晨揭去，鸡眼呈黑色，约经六七日，鸡眼即自行脱落，更为方便。

30. 口腔溃疡　口腔溃疡是口腔科最常见的病症之一，以黏膜缺损、疼痛为特点。病人多因疼痛而就诊，一般人均发病率在 25％以上，迄今病因不明，故而临床上缺乏特效的治疗方法。可取蜈蚣粉，加冰片少许，以鸡蛋清调搽，收效较快。

怀滨氏[24]以"蜈蚣油"治疗口腔溃疡 116 例，经临床观察，效果满意。制作：将整体蜈蚣 1 条（儿童患者去除蜈蚣尾刺），用烘干箱或瓦罐焙制至焦黄带香味，切勿焦糊。研碎后加入 10mL 香油，装入棕色瓶中备用。注意事项：在治疗前半个月内均未使用过激素、免疫抑制药，无过敏史，并在治疗期间不用任何其他药物。使用方法：首次涂药前先用 3％过氧化氢溶液棉签及生 0.9％氯化钠溶液棉签将溃疡表面之淡黄色的纤维膜擦去，吸干创面水分后，用棉签蘸以蜈蚣油涂在口腔溃疡黏膜的表面。使用蜈蚣油后即刻可以止痛，消除病人的痛苦，并且逐步减轻黏膜的水肿和充血，促进溃疡的愈合。中药蜈蚣具有熄风止痛、解毒散结、通络止痛之功效。焙制后的蜈蚣增强了止痛作用，并兼有收敛消肿、抗毒的作用。另外，使用蜈蚣油直接涂于溃疡表面吸收唾液，即刻在溃疡表面形成一层保护膜，阻断细菌和炎性因子的刺激，减轻溃疡的症状，促进肉芽组织的生长，加速创面的愈合。结果：治愈 71 例（61.2％），有效 29 例（25％），无效 16 例，总有效率为 86.2％。运用蜈蚣油治疗口腔溃疡，使用方便，价格便宜，药源丰富，显效迅速，未发现不良反应，可反复使用，是治疗口腔溃疡的易行疗法。

31. **鼻炎、鼻息肉**　本病都有不同程度的鼻塞、流涕、头痛等见症，因此，在辨证用药的同时加入蜈蚣 2～5 条即能使药力迅速到达病灶，其效甚好。[25]

32. **外伤性鼓膜穿孔**　陕西中医学院附院张晓莉等采用蜈蚣油贴补治疗鼓膜外伤性穿孔。蜈蚣油制备：将 10 条大蜈蚣洗净放入 50g 芝麻油中用文火炸为焦黄，待油凉后将蜈蚣滤净取药油备用。用法：将病人的外耳道用 75％乙醇消毒后，在穿孔鼓膜的表面贴敷 2％丁卡因棉片进行表面麻醉，再于左耳道 1、6 点处，右耳道 6、11 点处用 2％利多卡因行浸润麻醉。待麻醉起效后，用希格耳镜置入耳道观察穿孔边缘和鼓室情况，一般 1～2mm 穿孔无鼓膜边缘内翻，5mm 以上穿孔常有鼓膜内翻。若有内翻，在直视下用显微钩将内翻鼓膜翻出，并于鼓膜内放置蜈蚣油浸过的明胶海绵，再于鼓膜表面贴补浸有蜈蚣油的棉片。若鼓室内或鼓膜边缘有血痂，用小钩针或小息肉钳将血痂清理，然后于鼓膜表面贴补浸有蜈蚣油的棉片。小穿孔边缘无内翻者，可直接行表面贴补。术后每日耳内滴蜈蚣油 1～2 滴，每 3 日换药 1 次，观察鼓膜生长情况。对照组采用常规保守治疗，耳道口放置消毒棉球，常规抗生素、复合维生素 B 口服，并保持耳道干燥，禁止洗耳、点耳，每隔3日观察鼓膜生长情况。治疗43例，治愈38例，好转3例，无效2例（该2例经行鼓膜修补成活后视为无效），总有效率95.35%。

【按语】蜈蚣，味辛，性微温，有小毒，入肝、心经。蜈蚣是一味具多种功效的药物，既能熄风定惊、搜风通络，又能开瘀解毒、消肿缓痛，尚有益肾壮阳、振奋精神之功，故临床应用甚广。凡风动惊厥、抽搐拘挛、僵肿硬结、疼痛难忍，均可参用。与全蝎同用，有协同加强作用，重症危候多兼用之。蜈蚣与全蝎之功，同中有异，不尽相同：全蝎以定惊、缓抽搦、癥瘕见长；蜈蚣则以开瘀解毒之功为著。故风动惊厥用全蝎，如为热盛生风者，以有"热毒肆扰"，伍用蜈蚣，其效更彰。而外科解毒消痛，则蜈蚣独擅其长，尤善解蛇毒。蛇医季德胜治蛇毒咬伤中毒之严重者，每先予蜈蚣粉3g内服，然后再行施治，多收佳效。凡惊厥而见眼斜视、上视、昏厥不醒者，以全蝎最妙；见躁狂烦乱者，则蜈蚣见胜。近代名医恽铁樵曾指出蜈蚣与全蝎之异同说："此数种虫药之中，亦有等级，蜈蚣最猛，全蝎最平。有用全蝎、蝎尾不能制止之风，用蜈蚣则无有不制止者；然而有宜有不宜。惊风撮口最为强烈，非蜈蚣不能取效；寻常抽搐，则全蝎足以济事，不宜蜈蚣也。"确系经验之谈。

蜈蚣除熄风定惊之功外，又擅开瘀、消癥解毒、镇痛，故凡痛毒肿瘤之瘀结不解者，均可用之。近年来肿瘤发病率日见升高，在辨治基础上参用蜈蚣，每收佳效，不仅止痛，且能消癥，增强体质，是一味颇有前途的抗癌药，值得进一步探索、观察。至于用量，一般入煎剂可用8～12g，散剂每次2g，每日2次。注意孕妇忌用；阴虚血燥者，伍以养血滋阴之品始妥；凡过敏体质慎用，或先用小量，如有肤痒、皮疹者，则应停用。但有时加用徐长卿15g、地肤子30g，则可防止过敏现象。

参考文献

[1] 张怡安. 中药研究，1998，11（5）：25.

［2］刘杏枝. 实用中医内科杂志，2004，18（5）：441.

［3］李毅. 等，陕西中医，2005，26（3）：204.

［4］王俊明、杨银全. 四川中医，2006，24（8）：78.

［5］崂山市卫生局. 青岛市防治慢支资料汇编.

［6］张一德. 江苏临床医学杂志，1999，3（3）：279.

［7］候士林. 中医杂志，1979，（8）：32.

［8］曾敏. 河北中医，2005，27（4）：260.

［9］黄道富，等. 中国中医药信息杂志，2005，12（15）：69.

［10］李凌汉. 吉林中医药，2005，25（2）：17.

［11］张卫松. 中国冶金工业医学杂志，2004，21（6）：549.

［12］王锦年，陆秉泰. 黑龙江中医药，2004，1：14.

［13］孟庆良，郑福增. 浙江临床医学，2005，3：304.

［14］黑龙江省祖国医学研究所. 哈尔滨中医，1960，11.

［15］中国人民解放军第三医院. 新医药学杂志，1974，5.

［16］王文峰. 自拟蜈蚣膏治疗骨结核瘘管，维普资讯.

［17］浑江市第一人民医院. 浑江科技，1972，6.

［18］黄向红，等. 新中医，2004，36（1）：21.

［19］赵爱文，等. 人民军医，2004，47（1）：63.

［20］李登德，等. 中华现代皮肤科学杂志，2005，1（3）：276.

［21］葛少亮，等. 中国民间疗法，2004，12（3）：22.

［22］田锐. 新中医，2007，39（1）：78.

［23］昌潍地区卫生局. 临床资料汇编. 1973.

［24］怀滨. 医学理论与实践，2005，18（12）：70.

［25］徐锦婷. 药物与临床，2007，4（3）：172.

〔朱良春〕

乌梢蛇 《《本草纲目》》

〔附〕蛇蜕

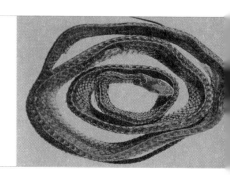

乌梢蛇，别名乌蛇（《药性论》），黑梢蛇（《开宝本草》），黑花蛇（《本草纲目》），系脊索动物门爬行纲蛇目游蛇科动物乌梢蛇除去内脏的干燥体，主产于华东、华南、西南、湖北、湖南、山西、河北等地。

乌梢蛇含蛋白质、脂肪，以及大量钙、磷、镁等常量元素和铁、铝、锌等微量元素，具有镇痛、镇静、抗惊厥、抗炎和抗蛇毒作用。

【炮制】多丁夏、秋两季捕捉，剖开蛇腹或先剥去蛇皮留头尾，除去内脏，盘成圆盘状，干燥。置干燥处，防霉，防蛀。

乌梢蛇肉制法：去头及鳞片后，用黄酒闷透，除去皮骨，干燥。酒（炙）乌梢蛇：取净乌梢蛇段，酒炙法炒干，每100kg乌梢蛇，用黄酒20kg。

【药性】味甘，性平。归肺、脾、肝经。

【功效】❶祛风通络，用于风湿顽痹，麻木拘挛，中风口眼㖞斜，半身不遂。❷定惊止痉，用于抽搐痉挛，破伤风，麻风疥癣，瘰疬恶疮。

【用量】煎服，6～12g，散剂，每次1.5g。

【禁忌】血虚牛风所致的痉挛抽搐不宜用。

【前贤论述】❶《开宝本草》：主治风瘙隐疹，疥癣，皮肤不仁，顽痹诸风。❷《药性论》：味甘，性平，有小毒，能治热毒风，皮肤生疮，眉髭脱落，痒疥等。❸《本草纲目》：黑花蛇与白花蛇同，而性善无毒。其膏以绵裹豆塞耳，治耳聋神效。其胆治大风疬疾，木舌胀塞。❹《本草蒙筌》：气味甘平，治诸风皮肤不仁，散瘾疹身体瘙痒。❺《药性解》：乌梢蛇，味甘，性平，有小毒，入脾肺二经，住诸风皮肤不仁，散瘾疹身体瘙痒，热毒风淫、眉髭脱落。塞耳治聋，须辨真者佳。❻《本草备要》：功同白花蛇，而性善无毒。性善不噬物，眼光至死不枯，以尾细能穿百钱者佳。重七钱至一两者为上，十两至一镒者中，大者力减。❼《得配本草》：得酒良。甘平，有小毒。入手太阴肺经。治皮肤不仁，疗风淫热毒，功用与白花蛇同，但白花蛇主肺风，为白癜风之要药，乌梢蛇主肾风，为紫云风之专药。配麝香、荆芥，治小儿撮口。❽《本草分经》：甘咸，温，性窜，内走脏腑，外彻皮肤，透骨搜风，截惊定搐，治风湿瘫痪疥癞。

【应用】

1. 痹证 《圣惠方》乌蛇丸用于风湿痹痛，常与防风、生南星、白附子同用。朱老亦常以此为治疗痹证用药，取其祛风通络、搜风透骨之效，常与蜂房、全蝎、豨莶草、青风藤、忍冬藤等同用，共奏祛风除痹之功。

【病例】赵某，男，52 岁。患类风湿关节炎 5 年，手足关节初则窜痛，久则定痛，漫肿变形，疼痛夜甚，腰脊疼痛不能俯仰，肢端强直难以屈伸。历服祛风湿、通经络、止痹痛之方药罔效，久用肾上腺皮质激素类药，亦渐转失灵，并见倦怠乏力，畏寒肢冷，纳呆胃痞，大便干燥，舌质红，苔薄黄，脉弦细。诊断：尪痹、顽痹。辨证：气血两亏、肝肾不足、脉络痹阻。治法：益气养血、填精益髓、通痹止痛。处方：

乌梢蛇 15～30g（研粉冲服）	当归 15g	生白芍 15g
生地黄 15g 生白术 15g	杜仲 15g	桑寄生 30g
知母 15g 肉苁蓉 15g	续断 15g	灵芝 30g
蜂房 15g		

每日 1 剂水煎服。乌梢蛇粉制法：将乌梢蛇碎成小块，放入铁锅内，加香油少许，微火烘焙，稍见黄脆即好，研细成粉。

二诊：半月后，病人自觉痹痛减轻，胃纳好转，大便通畅，关节红肿，畏寒肢冷，舌红少津，脉弦细。前方去肉苁蓉，加淫羊藿 10g。

三诊：1 个月后，体力大增，痹痛基本缓解，关节仍肿胀变形，舌红、苔薄白，脉细涩。去知母，改乌梢蛇粉 20g 继续巩固治疗。（摘自石志超教授著《虫类药证治拾遗》）

2. 破伤风 《圣济总录》"夺命散"治破伤风项颈紧硬，身体强直，用蜈蚣 1 条（全者），乌梢蛇（项后取）、白花蛇（项后取）各二寸（先酒浸，去骨并酒炙）。上三味，为细散。每服二钱至三钱匕，煎酒小沸调服。

3. 湿疹 常与荷叶、枳壳为散服，如《圣济总录》三味乌蛇散。

【病例】朴某，女，未婚，学生。于 5 个月前，因变换水土及饮食等因素，胸腹部及下肢出现散发红色皮疹，逐渐泛发全身，渗出、糜烂，瘙痒无度，入夜尤甚，伴口苦咽干，心烦胸闷，尿黄便燥，经行量少、色深。曾服中药单方及应用西药（抗过敏、钙剂、激素等），终未能愈，迁延至今。检查：周身泛发红色粟疹，多处皮疹渗出，轻度糜烂，部分皮肤增厚，呈轻度苔藓样变，夹有抓痕、血痂及少量白色脱屑。舌质红、苔白干，脉弦细数。诊断：慢性湿疹。辨证：禀赋不强，邪毒遏伏，复感湿热，共发湿疡。方药：

乌梢蛇粉 20g（分吞，自小量起）	苦参 15g	苍术 10g
黄柏 15g	鸡血藤 30g	当归 10g	牡丹皮 10g
地肤子 15g	蝉蜕 10g	生甘草 5g

4 剂水煎服。配用少量止痒外用药膏。注意：服药期间忌生冷、发物、腥膻、辛辣之物。

二诊：瘙痒大减，皮损已见好转，二便已趋正常。舌淡红、边尖略红，苔薄白干，脉细数。继服前方 4 剂。先后共服前方（略有加减）16 剂后，临床治愈。一年后随访，未见复发，曾试服少量鸡蛋，一

年来亦未曾发病。(摘自石志超教授著《虫类药证治拾遗》)

4. **疠疾** 《医学正传》愈风丹治疠疾手足麻木,毛落眉脱,遍身疮疡,皮肤瘙痒,抓之成疮,以及一切疥癣风疾。以白花蛇、乌梢蛇、土桃蛇各1条(酒浸二三日,去骨取肉,晒干),苦参一斤(取头末四两)。上为细末。以皂角一斤,锉长寸许段,无灰酒浸一宿,去酒,以新水一碗,揉取浓汁,去渣,银石器内熬膏,和前末丸如梧桐子大。每服六七十丸,煎防风通圣散送下,粥饭压之,日三服,三日浴以大汗出为应,再三日又浴取大汗,三浴乃安。

5. **银屑病** 李占军[1]治疗牛皮癣的验方复方乌蛇散,组成:乌梢蛇、白鲜皮、丹参、金银花、地肤子各30g,荆芥、防风、蝉蜕、苦参、赤芍、连翘各20g,浮萍、紫草各15g,甘草10g。共研细末,每次吞服6g。复方乌蛇散有祛风除湿、凉血解毒之功,故有良效。痒不重者去荆芥、防风;热重者加黄芩;血燥者加牡丹皮;病在四肢者加桑枝;若病久者再加全蝎、地龙,效果更好。该方对寻常型银屑病疗效较理想,然对脓疱型、红皮病型银屑病,则需加用免疫抑制药,有感染者需抗感染治疗。

【病例】唐某,男,23岁。病人于元旦时曾感冒,10余日后,又复酒后当风,头部四肢起红色丘疹,继而泛发周身。皮疹上覆白屑,瘙痒较重,心烦少寐,口渴尿黄。曾应用过一些中西药物,治疗未见好转。曾先后于市某院及本院皮肤科诊为银屑病。检查:周身遍布豆大计铜钱大小之红色丘疹,上覆银白色鳞屑,大量脱屑,搔抓脱屑后,露出鲜红色平滑光亮之薄膜,再剥刮时可见点状出血,皮损以四肢伸侧及头皮为重,四肢皮损有部分融合成片,同时还有少量新的皮疹出现。舌边尖红、苔薄白略黄,脉弦滑数。西医诊断:银屑病(泛发性急性进行期)。中医辨证:血热风毒,伤人肌肤。方药:

乌梢蛇粉 20g (分3次服)	苦参 20g	白鲜皮 30g
牡丹皮 10g	赤芍 10g	蝉蜕 10g	土茯苓 25g
金银花 10g	生地黄 20g	生甘草 5g	

前后共服前方 20 剂，皮损全消，诸症悉除，临床治愈，至今已 2 年未见复发。（摘自石志超教授著《虫类药证治拾遗》）

6. 白癜风　用乌梢蛇肉（酒炙）180g，枳壳（麸炒）、牛膝、天麻各 60g，熟地黄 120g、刺蒺藜（炒）、五加皮、防风、桂心各 60g，各锉成细片，装袋中，用酒 2kg 浸泡，密封 7 天。每次温服一小杯。忌鸡鹅鱼以及发物。

7. 婴儿撮口　婴儿撮口，不能吸乳，用乌梢蛇（酒浸过，去蛇皮、骨，炙干）15g、麝香 0.3g，共研为末。每用 0.15g，以荆芥汤灌下。

【按语】乌梢蛇味甘，性平，归肺、脾、肝经。功效祛风通络，定惊止痉。现代药理证明其有抗炎、镇痛、镇静、抗惊厥等作用，用于风湿顽痹，筋肉麻木拘急，卒中口眼㖞斜，半身不遂，抽搐痉挛等症。因其含有丰富的蛋白质，故也可食用，是药食两用之佳品。唯血虚生风所致痉挛抽搐不宜用。

参考文献

[1] 王治国. 浙江中医杂志，2008，43（8）：470.

〔胡世云　孙玉芝 整理〕

【附】 蛇　蜕 （《本草纲目》）

本品俗称蛇退，又名龙子衣（《神农本草经》），蛇皮（《雷公炮炙论》），蛇壳（《本草纲目》），龙衣（《分类草药性》），系乌梢蛇或其他蛇类蜕下的干燥表皮膜。

【炮制】春末夏初或冬初采集，除去泥沙，干燥，置干燥处，防蛀。蛇蜕：除去杂质，切段。酒蛇蜕：取蛇蜕段，按酒炙法炒干，每 100kg 蛇蜕，用黄酒 15kg。

【药性】味咸甘，性平。归肝、肾、脾、胃经。

【功效】祛风，定惊，解毒，退翳。用于小儿惊风，抽搐痉挛，翳障，喉痹，疔肿，皮肤瘙痒。

【用量】5～8g，研末吞服 0.6～0.9g。

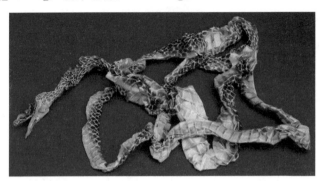

【禁忌】孕妇忌服。

【前贤论述】❶《神农本草经》：主小儿惊痫瘈疭，癫疾，寒热，肠痔，虫毒蛇痫。❷《本草纲目》：治风毒气，眼生翳，唇紧唇疮。❸《药性论》：治喉痹。❹《日华子本草》：止呕逆。治小儿惊悸客忤，催生，疬疡，白癜风。

【应用】

1. 流行性腮腺炎　蛇蜕 6g，清水洗净，切碎，加鸡蛋 2 个搅拌，用油炒热（可加盐少许），顿服（成人蛇蜕加倍，不加蛋），一般 1 剂即效。但胃肠功能紊乱或一剂药蛋分多次服用者，效果较差。此方迭经使用，确有疗效。

2. 外科杂症　民间验方"黄拔毒散"，能提脓拔毒，生肌收口，对痈疽、流注、搭背、对口、瘰疬、疔疖、湿毒、溃疡流脓水等疾患，效果较好。江苏省镇江市中医院临床使用，疗效达 90％。处方：蛇蜕、炮穿山甲、炙全蝎各 12g，明雄黄、牛蒡子各 30g，蜈蚣、冰片各 6g。共研细末，后加冰片研匀即成。用法：纱布油膏外敷，或膏药上敷少许散剂，每日换药一两次，直至痊愈。

3. 乳腺炎　以蛇蜕 4.5～6g，烧成灰后研末，用黄酒 50～100mL 冲服，每日 1 剂。服药期间停止哺乳，每日吸空乳汁，并用毛巾热敷。

4. 痔漏　蛇蜕（焙）、五倍子、龙骨各 7.5g，续断 15g，共为细末，入麝香少许，唾津调敷，治痔漏成管、血水渗流不止者有效。

5. 带状疱疹　1970 年代吴德才用蛇蜕治疗取得良好效果。用法：蛇蜕研细末，用橄榄油调成 40% 油膏，以小毛笔或棉签蘸油膏涂布病变部位，每日 2～3 次。或用纱布包扎，以防油膏污染衣服。一般涂 2～3 次后，水泡停止蔓延，逐渐萎缩，疼痛减轻，3～4 天后结痂痊愈。

6. 口疮　将冷开水浸软的蛇蜕拭口内，一两次可渐愈，并以蛇蜕贴足心。

7. 慢性中耳炎　此病经年累月，渗脓流水，时轻时剧，不易根治。可用下列验方。

（1）龙矾散：蛇蜕微火焙黄，枯矾等份研末，以 3% 过氧化氢溶液洗耳使净，取 0.06～0.1g 龙矾散吹耳内，每日或隔日一次，数次可效。

（2）蛇蜕 97%，小蜘蛛 2%，冰片 1%，研成粉。对慢性中耳炎病人，先洗净耳内脓液，吹上药粉，每日 1 次，能祛风、解毒、止痛，一般 3～4 次见效。

8. 麦粒肿、眼睑炎　将蛇蜕浸于醋中备用。用时将蛇蜕捞出，贴患处，一日一换，1～3 日可消。早期红肿用之最宜。

9. 角膜翳斑　用蛇蜕 1 条，洗晒剪细，以白面和调作饼，炙焦黑色为末，进食后温水调服 3g，每日 2 次，连续服之，可以消退。或用蛇蜕（酒洗）焙黄、研末，每服 1.5g，餐后温开水送服，每日 3 次，至云翳消退为止。

10. 疥癣　皮肤瘙痒，以蛇蜕 6g，苦参 15g，蛇床子 30g，白矾 9g，水蒸汤洗，每日 1 次。

【按语】蛇蜕是乌梢蛇或其他蛇类蜕下的干燥表皮膜，其味咸甘，性平，归肝、肾、脾、胃经。功效祛风，定惊，解毒，退翳。常用于疳腮、疔肿、翳障、喉痹、皮肤瘙痒等症。

应当注意，另有植物蛇蜕（异名俞莲），为百合科植物褐黄蜘蛛抱蛋的根。味辛、微苦，性平。功效祛风解毒，祛瘀止痛，与本品有别。

〔胡世云　孙玉芝　整理〕

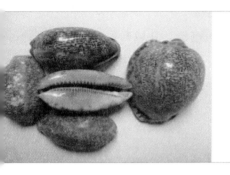

紫 贝 齿 （《中国医学大辞典》）

　　紫贝齿，别名文贝（《南州异物志》），蚜螺（《本草图经》），紫贝子（《幼幼集成》），紫贝（《新修本草》），为宝贝科绶贝属动物阿文绶贝、宝贝属山猫眼宝贝、虎斑宝贝等的贝壳，分布于福建、广东、广西、海南、南沙群岛、台湾。主要含碳酸钙。

　　【炮制】❶紫贝齿：取原药材，除去杂质，洗净，晒干，研碎。饮片呈碎末状，表面被珐琅质，光滑，具棕色与青灰色相间的网状斑纹或蓝白色或灰紫色，质坚硬，有光泽，无臭，无味。❷煅紫贝齿：取净紫贝齿，置适宜的容器内，在无烟的炉火上煅至酥脆，取出放凉，研粉或打碎。饮片呈碎块或粉末状，浅灰色或灰褐色，质松脆，无光泽，无味微咸。❸盐紫贝齿：取净紫贝齿置瓦罐内，在火上煅红取出，用盐水拌匀研细。饮片形如煅紫贝齿，味咸。储干燥容器内，置干燥处，防尘。

　　【药性】味咸，性平。归肝、心经。《食性本草》谓其"平，无毒。"《本草求真》曰"入脾、肝。"

　　【功效】清心安神，镇肝明目。主治肝阳上亢所致头晕目眩、惊悸心烦、失眠多梦、目赤肿痛、热毒目翳等，以及小儿高热抽搐。

　　【用量】内服：煎汤，15～30g，打碎先煎。外用：水飞点眼。

　　【前贤论述】❶《新修本草》：明目，去热毒。❷《医学入门》：壳煅灰傅痈疽，点眼明目去翳。❸《本草求真》：利水通道，逐蛊下血。凡人患脚气，五癃水肿，蛊毒鬼疰，用此确能解除。❹《本草汇纂》：除湿热。❺《饮片新参》：清心，平肝安神。治惊惕不眠。

【应用】

1. 智迟　西医认为属大脑发育不全或精神幼稚症。中医认为，肾为先天之本，主骨生髓，脑为髓海；心为君主之官而主宰神明；肝为将军之官而主谋虑。小儿先天不足或后天失养，均可导致心、肝、肾三脏损伤，使髓海不充，神志衰弱，谋虑失常，而产生智力低下的病症。紫贝齿功善平肝熄风，对智迟肝风内动之抽搐效著。

2. 呆病　本病的成因为肝气郁结，克伐脾胃，以致痰湿内生，蒙蔽心窍；气郁日久，损及肝肾阴血，以致虚风内动，用紫贝齿乃取其平肝熄风之效。

3. 脏躁　历来诸家对脏躁之治，多宗仲景甘麦大枣法以调理心脾，而对于肝郁气逆之脏燥，则不宜用甘麦大枣汤补虚。何世英[1]以疏肝降逆为主，调和心脾为辅。组方重用紫贝齿以降逆安神，用量为25g。

4. 子痫　子痫的发病机制主要为阴血不足，肝阳上亢，化火生风。《素问·生气通天论》说："阳气者，精则养神，柔则养筋。"今肝阳化风，奔逆于上，则阳气不能柔养筋脉，而致筋脉拘挛绌急，气血运行也必因而涩滞不畅；又因阴血既亏，则血液运行无力，致血脉涩滞，络中血瘀。同时由于肝气上旋，挟气血上奔于头，以致气血逆乱，冲任失调，胞宫供血不足，胎儿也将不得充分滋养。此时若单纯熄风潜阳，而不予疏利血脉，逆上之气血即不能速反。《内经》说："气反则生，不反则死。"因此，"非唯胎妊骤下，将见气血涣散，母命亦难保全。"故对子痫的治疗，在辨证论治的基础上，针对病情选用适当的活血化瘀之品，有利于舒缓筋脉，调畅血行，导血下流，调养冲任。不仅能达到"治风先治血，血行风自灭"，从而缓解症状之目的，还能佐助镇肝熄风之品，有补阴益血、滋养胎儿之功。在此用紫贝齿，是取其镇肝熄风之效。

5. **外伤性癫痫** 中医学认为其发病由于风、火、痰引起。脏腑失调主要在肝、肾、脾，至影响于心而发病。肝肾阴亏，则肝风内动；肝肾阴亏不能敛阳而生热，热煎津液为痰；或饮食不节，损伤脾胃，以致精微不布，痰浊内聚。这是痫证发作的基础。若遇情绪郁结，或劳累过度等，触动积痰，肝风挟痰上扰，壅闭经脉，阻塞心窍，以致突然昏仆，发为癫痫。治疗时应用生石决明、紫贝齿、磁石、紫石英以平肝清脑，降低其兴奋性，恢复大脑的正常生理功能。[1]

6. **偏头痛** 多与肝胆功能失调有关。起病较急者，属肝阳上亢，治疗以平肝清脑为主。紫贝齿与珍珠母、菊花合用，共奏平肝清脑之功。

7. **眩晕** 眩晕是常见病症之一，引起原因较多，而与风、火、痰、虚损等因素关系较密切。脏腑辨证以肝肾阴虚较多。紫贝齿平肝清脑，可增强其定弦功效。

8. **产后高血压** 此为妇产科临床常见病之一，一般产前高血压往往属实，产后高血压往往属虚。其原因，产前多为肝阳、痰火素盛，或临产过度紧张引起；产后多由血虚致肝阴不足、阳失潜藏所致。紫贝齿平肝潜阳，对于肝肾阴虚、肝阳上亢之高血压尤为适合。紫贝齿、紫石英、磁石、石决明为一组降压药，经长期临床使用，效果较满意。[2]

【按语】紫贝齿味咸，性平。入肝、心经。功效镇惊安神，平肝明目。临床上肝风内动之抽搐、眩晕、癫痫，肝阳上亢之头痛、高血压，心神不宁之脏躁、呆病等均可参用。与紫石英、石决明合用，重镇潜阳之效倍增。

本品属甲壳类药品，煎煮时宜打碎先煎，用量15～30g。何世英[1]用于治疗脏躁时重用至25g。

参考文献

[1] 董建华. 中国现代名中医医案精华（一）. 北京：北京出版社，1990.

[2] 孙一民. 临证医案医方. 郑州：河南科学技术出版社，1981.

〔尹克春 杨 敏 整理〕

石决明 《名医别录》

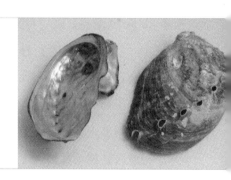

石决明，别名鳆鱼甲（《本草经集注》），千里光（《本草纲目》），海决明、鲍鱼壳、九孔石决明、九孔螺（《药材学》）等，为鲍科动物杂色鲍、皱纹盘鲍、羊鲍、澳洲鲍、耳鲍或白鲍的贝壳。分布于辽宁、山东、浙江、福建、台湾、广东、海南、广西等地。

石决明含碳酸钙、无机元素及壳角质等，后者经盐酸水解得16种氨基酸。药理研究表明具有镇静，降血压，拟交感神经，抑菌，抗凝，保肝降酶，支气管解痉和免疫抑制作用。

【炮制】石决明洗净晾干，敲成碎块。❶煅石决明：取刷净的石决明，置无烟的炉火上或坩埚内煅烧，内服的煅至灰白色，外用的煅至白色，取出放凉，研碎。❷盐石决明：将石决明煅至微红，取出，喷淋盐水，研碎。

【药性】味咸，性微寒，无毒。归肝、肾经。

【功效】❶平肝潜阳：用于肝阳上亢之头痛、眩晕、惊搐、手足痉挛、骨蒸劳热。❷清肝明目：用于目赤翳障，视物昏花，青光眼。①生石决明平肝潜阳、清热明目功力较强，善治肝火上炎所致目赤肿痛、头目眩晕；②煅石决明减寒凉之性，加强收涩之功，多能平肝敛肝，用于骨蒸劳热，青盲内障，外伤出血；③盐石决明增咸寒滋阴之力，长于补肝益肾，滋阴清热。

【用量】❶内服：煎汤，15～30g，打碎先煎，或入丸、散。❷外用：适量，研末水飞点眼。

【禁忌】脾胃虚寒者慎服，消化不良、胃酸缺乏者禁服。

【前贤论述】❶《海药本草》：主青盲内障，肝肺风热，骨蒸劳极。❷《要药分剂》：石决明大补肝阴，肝经不足者，断不可少。❸《山东中草药手册》：镇肝、明目，治眩晕。❹《医学衷中参西录》：石决明味微咸，性微凉，为凉肝镇肝之要药。肝开窍于目，是以其性善明目。研细水飞作敷药，能治目外障；作丸、散内服，能消目内障。为其能凉肝，兼能镇肝，故善治脑中充血疼痛眩晕，因此证多系肝气、肝火挟血上冲也。❺《本草求原》：软坚，滋肾，治痔漏。❻《本草从新》：愈疡疽。

【应用】

1. 目赤肿痛、翳障、视物模糊、暴盲　石决明清肝明目，为治疗目疾的要药，对肝火上炎、目赤肿痛，常配桑叶、菊花、谷精草、密蒙花；如肝肾阴虚、视物模糊，常配熟地黄、山茱萸、菟丝子、枸杞子以养肝明目。用治目赤翳障、青盲雀目、怕光羞明、视物昏花等各种虚实眼科疾患。《眼科龙木论》以石决明组方者有27首，其中石决明与细辛、车前子、人参，是其多数方剂的配伍核心。《银海精微》以石决明配伍活血、升阳、泻火及其他明目之品用于多种眼科疾病，为石决明开辟了更为广泛的应用领域。现代研究认为石决明含有极为丰富的锶（Sr），参与透明质酸、硫酸软骨素和肝素的合成，是石决明在清热消炎、明目祛翳，治疗青光眼等方面药效的基础之一。[1]

2. 神经衰弱　百合、怔忡、脏躁、癫狂、狐惑、劳损等病症与神经衰弱均有相似之处。然其病情虽然繁杂，但发病之要总由劳乏郁结，心肝火旺，进而波及五脏，累及六腑，从心肝论治则可得其要领。焦树德老中医的验方"挹神汤"以调理心肝治疗神经衰弱有显效。[2]其组成：生石决明20～45g（先煎），生龙骨、生牡蛎各15～30g（先煎），生地黄12～18g，生白芍 10～15g，炒黄芩 10g，茯神 15g，香附 10g，远志 9～12g，炒酸枣仁 12～20g，刺蒺藜 9～12g，合欢花 6g，夜交藤 15g。曾用本方为主随症加减治疗了神经衰弱属于阴虚阳旺证者48例，收到了显著效果。并经过随访观察，治愈8例，基本治愈5例，显效16例，有效16例，无效3例。

3. **眩晕、头痛、高血压** 石决明功能平肝潜阳，既可用于虚证，也可用于实证。用于肝阴不足，肝阳上亢所致头目眩晕之症，常与生牡蛎、白芍、生地黄等药同用；用于肝阳实证，可与钩藤、夏枯草、菊花等药同用。如《类证治裁》所云："风依于木，木郁则化风，如眩如晕。"凡肝阳有余之证，必以介类以潜之，或佐咸降，以清泄阳热，而平其上升之肝风，石决明味咸，性微寒，入肝经，治疗眩晕、高血压病无论虚实，均可配伍参用。

4. **急性脑血管病（中风）** 中风之病机纷繁复杂，然总不外虚、火、风、痰、气逆、血瘀六端，又以虚风内动为主。朱老常以石决明配伍天麻、钩藤组方，以平肝潜阳，熄风通络。

5. **小儿惊风、癫痫** 惊风是小儿时期常见的一种急重病证，以临床出现抽搐、昏迷为主要特征。又称惊厥，俗称抽风。惊风的症状，临床上可归纳为八候，即搐、搦、颤、掣、反、引、窜、视。但见八候的先兆，可速予羚羊角、钩藤、石决明、菊花、生地黄、川贝母、郁金、石菖蒲、竹沥等清热平肝之品，以防惊风发作。

6. **带状疱疹** 年轻人患带状疱疹一般治疗1～2周痊愈，通常无后遗症。而老年病人多病程较长，疱疹出现晚，常发生后遗神经疼痛，需要尽早积极治疗。初起多见肝郁化火，应用石决明清肝泄热，颇为合拍。

【按语】石决明味咸，性微寒，无毒，归肝、肾经。功擅清肝泄热，自古以来即为清肝明耳、退翳除障之要药，无论新久虚实之目疾，配伍应用均可取效。因其有较强的平肝潜阳作用，凡属肝阳上亢或兼有肝肾阴虚之眩晕、高血压，用之皆有效。此外，本品尚有恢复受损神经之功，常用其治疗神经衰弱、中风后遗症、带状疱疹神经痛。朱老曾拟"平肝祛风汤"取全蝎、僵蚕等配伍石决明治疗面瘫,恢复面部神经功能,多有效验。石决明还能清热凉肺,治疗肺痨、骨蒸劳热。

石决明的不同炮制方法使其功用各有偏重。生石决明平肝潜阳、清热明目功力较强;煅石决明收涩之效著,多能平肝敛肝;盐石决明咸寒滋阴作用增,长于补肝益肾,滋阴清热。临床应用又当有所区别。一般用量为15~30g,入汤剂宜先煎。唯其性味咸寒,脾胃虚寒者不宜长期服用。

参考文献

［1］彭欣. 中医药动态,1997 (4):9.

［2］焦树德. 方剂心得十讲. 第2版. 北京:人民卫生出版社,2005.

〔陈达灿 刘 炽 刘俊峰 朱海莉 黄楚君 整理〕

牡 蛎 （《神农本草经》）

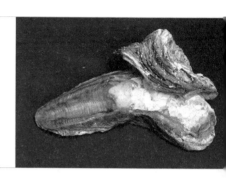

牡蛎，别名蛎蛤（《神农本草经》），左顾牡蛎（《肘后方》），海蛎子壳、海蛎子皮（《山东中药》），左壳（《中药志》），为牡蛎科动物近江牡蛎、长牡蛎及大连湾牡蛎、密鳞牡蛎等的贝壳。我国沿海均有分布，山东，福建，广东沿海已人工养殖。

牡蛎含碳酸钙、磷酸钙、硫酸钙、硅酸盐，和镁、铝、铁等作用于神经系统，具有镇静镇痛、抗惊厥作用；并具有收敛、解毒作用；其酸性提取物在活体中对脊髓灰质炎病毒的抑制作用，能使感染鼠的死亡率降低。

【炮制】牡蛎收获期在每年的5～6月，即牡蛎生殖腺高度发达而又未进行繁殖，软体部最肥时。❶生牡蛎：采收时，将牡蛎捞起，开壳去肉，取壳洗净，晒干，研碎用。❷煅牡蛎：将洗净的牡蛎，置无烟炉火上煅至灰白色，取出放凉，研碎。

【药性】味咸，性微寒，无毒。归肝、肾经。

【功效】❶敛阴潜阳安神：生用治阴虚阳亢之潮热盗汗，头痛失眠，眩晕耳鸣，烦躁惊悸等症。❷软坚散结化痰：牛用治瘰疬痰核，癥瘕痞块。❸收敛固涩止汗：煅用治多汗，遗精，带下，崩漏，泄泻，也可用于胃酸过多，常配乌贼骨。

【用量】❶内服：煎汤，15～30g，先煎，或入丸、散。❷外用：适量，研末干撒或调敷。

【禁忌】本品多服久服易引起便秘和消化不良，虚而有寒者忌用。

【前贤论述】❶《神农本草经》：主伤寒寒热，温疟洒洒，惊恚怒气，除拘缓鼠瘘，女子带下赤白。久服强骨节。❷《名医别录》：除留热在关节荣卫，虚热去来不定，烦满；止汗，心痛气结，止渴，除老血，涩大小肠，止大小便，疗泄精，喉痹，咳嗽，心胁下痞热。❸《汤液本草》：牡蛎，入足少阴，咸为软坚之剂，以柴胡引之，故能去胁下之硬；以茶引之，能消结核；以大黄引之，能除股间肿；地黄为之使，能益精收涩，止小便，本肾经之药也。❸《本草纲目》：补阴则生捣用，煅过则成灰，不能补阴。❹《海药本草》：主男子遗精，虚劳乏损，补肾正气，止盗汗，去烦热，治伤寒热痰，能补养安神，治孩子惊痫。❺《现代实用中药》：为制酸剂，有和胃镇痛作用，治胃酸过多，身体虚弱，盗汗及心悸动惕。对于怀孕妇及小儿钙质缺乏与肺结核等有效。

【应用】

1. 心律失常　凡脉结代，脉促，心动悸，惊，烦躁，脐下悸，心下逆满，气上冲胸等，均与心律失常密切相关。《药征》云："牡蛎主治胸腹之动也，旁治惊狂烦躁"，常用桂枝龙骨牡蛎汤，桂枝去芍药加蜀漆牡蛎龙骨救逆汤主治心阳不振、营卫失和之心腹悸动。[1] 病毒性心肌炎所致心律失常，气阴两虚，余毒未清者多见，予牡蛎配百合、蒲公英、紫花地丁等以平冲降逆，益气养阴，清解余毒，常可奏效。[2]

2. 高血压病　生牡蛎常用于高血压病而呈现肝阳上扰、头晕目眩等证候者，以奏敛阴潜阳之功。虚阳外越者，予金匮肾气汤或四逆汤加龙骨、牡蛎以温肾潜阳，常可取得意想不到之疗效。

3. 癫痫　《杂病广要》云："柴胡加龙骨牡蛎汤，此方能下肝胆之惊痰，以之治癫痫必效。"名老中医赵锡武善用柴胡龙骨牡蛎汤加减为通用方治疗癫痫，兼夹其他见症者，如遇痰饮偏盛，往往先以礞石滚痰丸或小青龙汤每以数剂涤荡痰饮，然后柴胡龙骨牡蛎汤加减调治，常可奏效。[3]

4. 神经衰弱　神经衰弱的主要临床特点是易于兴奋又易于疲劳，临床表现很少属于单独一个证候，往往是几个证候错综出现，但是以肝经证候为主。常用治法为养肝清肝、平肝熄风、疏肝降火、安神补肾、补脾和胃等。牡蛎敛阴潜阳安神，为治疗神经衰弱之常用药物，可随证配伍清解滋养温补药物。

5. 自汗、盗汗　自汗和盗汗是临床常见症状。围绝经期综合征之自汗盖由阴阳失调、营卫失和、冲任失养、腠理不固而迫津外泄所致，总的治疗原则为调和阴阳。常用桂枝甘草龙骨牡蛎汤调和营卫，收敛浮越之气，往往收效颇佳。随证可加黄芪、麻黄根、浮小麦、糯稻根须，以增强止汗功能。[4]流产后往往出现阴阳失和，卫阳不固，自汗盗汗，用牡蛎、浮小麦固涩腠理止汗，配伍桂枝、白芍调和营卫，当归养血，党参、附子益气温肾，振发卫阳，常可奏效。[5]周星莹[6]报道单味牡蛎15g水煎治疗结核盗汗效果良好。

6. 水肿　牡蛎泽泻散为利水软坚散结之良剂，仲景云："从腰以下有水者，牡蛎泽泻散主之"，本方不但可治腰以下水肿，而且对心、肝、脾、肾等多种全身性水肿，或局限性水肿，只要证属水湿郁遏、津结痰阻、气机不畅者均有效。方中以牡蛎、泽泻、商陆根为要药，辨证加减时多不宜去，去则利水之效无几，本方之义全无。

7. 血证　牡蛎能收敛上溢之热，使之下行，而上溢之血，亦随之下行归经。对于虚不受补，服补药无效之血证，投以大剂牡蛎往往有效。补络补管汤[7]为治疗咯血吐血、久不愈者之良方。由生牡蛎、生龙骨、山茱萸、三七、赭石组成；合茯苓、白术、泽泻，又可治便血尿血；合黄芪，艾叶、生地黄炭、茜草炭等又可治崩漏经久不愈。[8]

8. 脱证　牡蛎性专入肾固脱，可治疗大汗、出血、咳喘、滑泻等多种原因所致脱证，张锡纯每用生牡蛎配伍山茱萸、白芍以固脱。汗出不止加黄芪、浮小麦、龙骨以敛汗固脱；大失血加当归补血汤以补血固脱；滑脱不禁者，加党参、白术、芡实、莲子以健脾止泻固脱；喘脱加生脉散以益气救阴固脱；若出现阴竭阳脱者，加附子、肉桂急救回阳。[9]

9. 遗精、早泄、血精、不射精 遗精、早泄、血精常由肝肾不足、相火妄动所致，可选柴胡加龙骨牡蛎汤加减，取牡蛎固肾敛火、安神涩精为要药，辅以炒酸枣仁、沙苑子、金樱子以加强安神固涩作用，可治疗遗精、早泄；加橘核引药入睾丸，焦栀子清心火，女贞子、墨旱莲滋阴补肾，可治血精症；加炮穿山甲、路路通、通草、丹参活血通络，可治疗不射精。[10]

10. 小儿肺炎 此为儿科临床常见、多发病种之一，在中医学中属于肺热咳喘范畴。常法以宣肺定喘、化痰止咳为主。但对某些体弱或病程较长患儿，肺部病灶不易吸收，长期不规则发热，多具有心阳不振、营卫虚弱的证候。其病机不在邪多而在正虚，辨证选用桂枝加龙骨牡蛎汤加减治疗，可取得较为明显的效果。

11. 疣 常因精神紧张而加剧，生于面部为扁平疣，影响美容；生于足底为跖疣，常因压迫疼痛而妨碍行动和工作。牡蛎善治青少年面部疣、跖疣，临床可针对病因加入牡蛎重镇安神，软坚散结。《夏少农医案》以"四重汤"（牡蛎、磁石、赭石、紫贝齿各30g）治疗跖疣，常可获较好疗效。

12. 瘰疬 牡蛎、玄参、浙贝母配伍组成消瘰丸，主治由肝肾阴亏、肝火郁结、灼津为痰而成之瘰疬。方中牡蛎软坚散结；玄参清热滋阴，凉血散结；浙贝母清热化痰，三药合用，可使阴复热除，痰化结散，使瘰疬自消。亦可用于痰核、瘿瘤属痰火结聚者。

13. 特应性皮炎 病人常因瘙痒导致心烦、急躁、睡眠不安，反之又加重瘙痒。《本草纲目》中记载牡蛎"清热除湿"，又可潜阳安神，颇为切合特应性皮炎的病机。于辨证处方中加入牡蛎治疗特应性皮炎，疗效颇佳。

【按语】牡蛎为介壳类药物，其质重，味咸涩，性微寒，无毒。归肝、肾经。重可去怯，咸能软坚，涩以收敛，功擅敛阴潜阳，安神镇惊，止汗涩精，化痰软坚。《伤寒论》中立方以牡蛎名之者有五方，为桂枝甘草龙骨牡蛎汤、桂枝去芍药加蜀漆牡蛎龙骨救逆汤、柴胡加龙骨牡蛎汤、牡蛎泽泻散、柴胡桂枝干姜汤；小柴胡汤加减法中有加牡蛎四两，以化饮散结，去胁下痞硬。此六方基本体现了牡蛎的主要功效，可谓开后世应用之法门。

历代医家多有发明，临证活用牡蛎治疗多种疑难杂症如心悸、惊恐、眩晕、头痛、癫痫、耳鸣、多汗等，其配伍尤其重要。牡蛎配柴胡，能潜阳敛阴，舒肝软坚，有协同双向调节之妙；牡蛎配附子可既济水火，交泰心肾；牡蛎配玄参可软坚散结，消瘿瘤痰核瘰疬；牡蛎配山药可滋肾健脾止泻；牡蛎配麻黄根、黄芪益气固表止汗，治诸虚不足及新病暴虚，津液不固，体常自汗，夜卧盗汗等；牡蛎配石膏功能补肾清热，除惊恚怒气，泻火除烦，治产后多衄；牡蛎配椿根皮可养阴清热止崩带；牡蛎配夏枯草可镇风阳开清窍；牡蛎配浙贝母消痰散结，清热泄降，可消痰结，散瘰疬；牡蛎配苍术，可治小儿缺钙，维生素D缺乏症（佝偻病）；牡蛎配鳖甲去胁下坚满，消癥瘕肿块清虚热，软坚散结，用于肝脾大、肝硬化等；牡蛎配天花粉能清热止渴，生津润燥，可治消渴多饮多尿者；牡蛎配伍桔梗，治疗外感咳嗽时可散咽喉肿痛，咽痒咳嗽。

然牡蛎终究为重镇之药，临证应用又当留意，正如《本草经疏》论牡蛎"凡病虚而多热者宜用，虚而有寒者忌之，肾虚无火、精寒自出者非宜。"对于脾胃虚寒，无热象虚火时又当慎用。

参考文献

[1] 谢志云. 新疆中医药，1986，（4）：6-10.

[2] 汤于嘉，瞿伟. 四川中医，1991，（7）：23.

[3] 张问渠. 浙江中医药大学学报，1979，（5）：27.

[4] 熊莉华. 新中医，2007，（7）：69.

[5] 严宇仙. 职业与健康，2003，（3）：105.

[6] 周星莹. 中国防痨杂志，1960，（1）：46.

[7] 陈耀兴. 江苏中医药，1993，(3)：39.

[8] 陈治国. 四川中医，1985，(1)：34.

[9] 牛忠贤. 安徽中医学院学报，1986，(2)：7.

[10] 王贯中，王意诚. 现代中医药，2003，(5)：53.

〔陈达灿　刘　炽　刘俊峰　朱海莉　黄楚君　整理〕

2
攻坚破积药

壁 虎 (《本草纲目》)

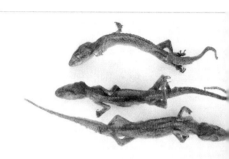

壁虎，又名守宫（《尔雅》）、天龙（《饮片新参》），为蜥蜴亚目壁虎科动物无蹼壁虎、多疣壁虎、蹼趾壁虎等的全体，主要分布于我国西南及长江流域以南地区。

壁虎含与马蜂相似的有毒物质及组织胺类。药理研究表明，对神经系统具有镇静催眠和拮抗中枢兴奋剂的作用。体外试验发现其具有抗肿瘤和抑菌的作用。

【药性】味咸，性寒，小毒。归心、肝经。

【功效】❶祛风定惊，主治历节风痛，四肢不遂，惊痫，破伤风等。❷解毒软坚，主治痈疮、恶疽、肿瘤等。❸通络起废，主治历节风痛，中风瘫痪，风痉惊痛，小儿疮痫等。❹抗痨消癥，主治结核、瘰疬。

【炮制】夏秋两季捕捉后将完整壁虎除去内脏，勿使尾部脱落，擦净，竹片撑开，使其全体扁平顺直，晒干或烘干。❶壁虎：取原药材，除去头、足及鳞片，切成小块。❷炒壁虎：取净壁虎，用滑石粉炒至发泡酥脆及有香气逸出，取出放凉。储干燥容器内，密闭，置干燥处，防蛀，防潮。

【用量】一般入煎剂 4.5～9g，散剂 1～2g。少数病例服后有咽干、便秘现象，以麦冬、决明子各 9g 代茶饮，可以改善。

【禁忌】阴虚血少、津伤便秘者慎服。

【前贤论述】❶《本草纲目》：主治中风瘫痪，手足不举，或历节风痛，及小儿疳痢，血积成痞，疠风瘰疬，疗蝎蜇。❷《医林纂要·药性》：祛风痰，补心血，治惊痫。❸《本草求原》：滋阴降痰。❹《得配本草》：守宫咸寒，有小毒，入手少阴经血分。治中风惊痫、疠风瘰疬。配蚕沙、麦面炒研，柏叶汤下，治风癫。童便、酒、盐随方法制。❺《本草汇言》：病属血虚气弱，非关风痰风毒所感者，宜斟酌用之。

【应用】

1. 结核 江西省中医院用壁虎末 3g（冲服）、猫爪草、薏苡仁各 30g，天葵子、百部、生牡蛎各 15g 组成"抗结核合剂"，配合"羊骨虎挣散"（绵羊骨 1 具，烧灰存性，制马钱子 30g，制附子、炒穿山甲各 60g，共研细末，分为 120 包，早晚各 1 包，温开水送服，甜酒为引，2 个月服完）及"止痉散"（蜈蚣、全蝎各等份，早晚各服 1.5g，对结核病引起的疼痛有效），治疗肺结核、肾结核、骨结核、结核性脑膜炎、淋巴结核、肠系膜淋巴结核等，取得了比较显著的效果。也可用于鼻咽癌、甲状腺肿瘤及不明原因的血尿等。

杨廷彬等[1]用壁虎粉（每服 1g，每日 3 次，长期服用）治疗骨结核 12 例，8 例痊愈，恢复了劳动力，4 例有不同程度好转。又方壁虎、蜈蚣、䗪虫各 60g，制乳没、三七、红花各 30g，炮穿山甲 15g，共研细末，加赋形剂压片，包糖衣。每片重 0.5g，每服 6 片，每日 2 次。能解毒定痛，破瘀活血，主治骨与关节结核。

颈淋巴结核（瘰疬）已溃者，外用"守宫散"：壁虎 5 条，切碎，晒干，于清洁瓦上焙成炭，研细外用，每日换 1 次，2 周左右可以收敛向愈。未溃者，用炙壁虎 50 条，研细末，装入胶囊，每服 2～3 粒，每日 3 次，小儿酌减。一般 2～3 周可以见效。对于颈部癌转移的肿核，用之亦有裨益。或以壁虎50条，菜油500mL半浸之，或放铜锅内，炭火煎熬，至壁虎化尽为度。再将油露三五夜，退去火性，以此油搽瘰疬患处，未溃可消，已溃能敛。

【病例】沈某，女，34岁。有肺结核史，平素情绪沉郁，形体消瘦。近半年来，颈部出现硬核，逐步增多、增大，两侧累累如串珠，达13枚之多。苔薄，舌质微红，脉细弦。肝郁痰凝，结为瘰疬，治宜攻瘀散结，化痰消坚。以壁虎30条，洗净烘干，研细末，胶囊装盛，每服3粒，每日3次。1周即见缩小，2周显消，3周而愈。

2. 胸腔积液　袁宝山等[2]用壁虎一味治疗结核性胸膜炎、渗出性胸膜炎、包裹性胸膜炎共13例。其中结核性胸膜炎5例，渗出性胸膜炎6例，包裹性胸膜炎2例，病程最短2个月，最长3年。均经X线胸片确诊，屡治不愈，胸水反复出现。方法：取壁虎烘干研细面，装胶囊，每粒0.5g，每服3～5粒，每日3次。如见胸水过多、呼吸困唯者，可胸穿抽取胸水，然后服药。治疗期间，停止其他一切治疗。1个月为1个疗程，经1～2个疗程治疗，13例病人胸水全部消除。有结核病灶者，病灶密度增高、边缘清楚；4例因病程较长，服壁虎前已有胸膜粘连，本次治疗后，粘连情况未变。未见毒性和不良反应。

3. 支气管哮喘　贾明来[3]采用单味壁虎散治疗小儿喘息型支气管炎取得较好疗效。方法：取活壁虎1条，用麻油适量炸至焦黄捞出，研为极细末，用余油送服，每日1次，每次1条，连用7条为1个疗程。一般1个疗程即可痊愈。未愈者可隔3～5日后再服1个疗程，直至痊愈。

4. 恶性肿瘤

(1) 肺癌：上海龙华医院用壁虎、干蟾皮、天冬、麦冬各9g，南沙参、北沙参、百部、预知子各12g，夏枯草、葶苈子各15g，鱼腥草、山海螺、金银花、白英、白花蛇舌草、生牡蛎、苦参各30g，水煎服，每日1剂。治疗晚期肺癌27例，显效2例，好转15例，无效10例。

上海杨浦区中医医院用中西医结合扶正抗癌法治疗晚期肺癌14例，取得一定疗效。治疗方法有两方面：一是扶正，用养肺阴、补肺气、健脾益肾等法；二是攻癌，分中草药及化疗两类。❶中药用消肿解毒、化瘀软坚法，在癌块较大或有阻塞性炎症及肺不张时，以壁虎粉、蜈蚣粉、蛰虫粉各 1.5g 混合，分 2 次吞服。蛇六谷（先煎 1 小时）、生半夏、生南星、重楼、羊蹄、铁树叶、白花蛇舌草各 30g，商陆、蟾皮各 15g，煎服。❷抗癌化学药物如环磷酰胺、5 - 氟尿嘧啶、博来霉素、丝裂霉素 C、长春新碱等。在扶正与攻癌的具体应用方面，采取分阶段有机结合，先用中药扶正加化疗攻癌，抑制病势；当癌块趋于缩小，或机体对化疗耐受性差，反应较大时，停用化疗，以中草药和虫类药攻癌及中药扶正以巩固之。待病人机体情况逐渐得到恢复后，再进行化疗。疗效：总有效率为 64.3%，其中显效 1 例，良效 4 例，有效 4 例，无效 5 例。

（2）消化道肿瘤：温州市抗癌小组[4]用天龙粉治疗食管癌 4 例，治后吞咽困难消失，食量及体重增加。钡餐造影复查，1 例食管下段狭窄消失，但边缘仍欠整齐；1 例食管下段狭窄较前为轻；1 例癌灶消失；1 例食管中段仍然狭窄，但脱落细胞检查阴性。用法：将壁虎与米炒至焦黄，研粉，每日 1～2 条，分 2～3 次，以少量黄酒调服。

朱老道友大连市中医院石志超院长采用壁虎研细末，炼蜜为丸，缓缓含化治疗贲门癌。在《虫类药证治拾遗》中论及贲门癌是常见消化道肿瘤之一，多由于饮食不节、情志因素干扰导致脾胃气机失和，痰浊瘀毒结聚局部而成噎膈之顽疾。临床表明壁虎对食管癌及贲门癌等具有较好的疗效，然用于大队汤剂之中，一般剂量则显病重药轻，超常剂量又畏其毒性致害。贲门乃胃之上口，离口腔、食管较近，壁虎研粉，炼蜜为丸，缓缓含化，可使药力直达病灶，就近祛邪，而不伤及无过之地。可谓量少功多，剂微效著。用蜜为丸之意，一者，作为赋形剂，便于含服，利于储存；二者，缓和壁虎峻烈之性；三者，可以使药物黏附于病灶局部，充分发挥药力。

【病例】曲某，男性，65 岁，机关干部。2001 年 7 月 5 日初诊。病人平素嗜食辛辣厚味，已患慢性浅表性萎缩性胃炎10余年，间断服用中西医各种胃药，症状时轻时重，一直未予以重视。近1个月来因为情绪波动，胃脘胀痛明显，而且吞咽食物出现困难，并呈进行性加重，身体逐渐消瘦，方引起重视。经大连市友谊医院胃镜及病理检查确诊为贲门癌并慢性浅表性萎缩性胃炎。症见精神不振，面色萎黄，形体消瘦，胃脘胸膈胀满，吞咽固体食物困难，进流食尚可，大便干结，舌红、苔黄腻少津，脉弦细。诊断：噎膈，胃痞（贲门癌，慢性浅表性萎缩性胃炎）。辨证：痰瘀毒结，气阴两伤。治法：解毒散结，益气滋阴。

〔方药一〕　壁虎研细粉，炼蜜为丸，缓缓含化，每日6丸（每丸约含生药1g）。

〔方药二〕　生白术30g，生百合20g，麦冬、生地黄、玄参、瓜蒌子各15g，半夏、桃仁各10g，僵蚕、炒莱菔子各15g。每日1剂，常规水煎服。

2001年7月20日二诊：大便通畅，吞咽食物也觉顺畅一些，余症如前。壁虎蜜丸改为每日8丸，方药2减炒莱菔子加玉竹、鸡内金各15g。

2001年8月20日三诊：吞咽困难明显缓解，进软食已经无大碍，胃脘胸膈稍有饱胀感，舌红、苔薄黄，脉弦缓。方药2加佛手10g。病人以壁虎蜜丸为主，守方增减半年后，经胃镜证实局部肿物已经消散，仅余慢性浅表性胃炎。（石志超《虫类药证治拾遗》）

（3）其他肿瘤：壁虎粉39g加鸡蛋粉42g，或壁虎粉54g加蜈蚣6g，每次1匙，每日2~3次，餐后空腹服下。治疗17例癌肿（包括子宫颈癌、食管癌、绒毛膜上皮癌转移肺、肠癌、脊椎骨肉瘤等），虽不能使癌肿消失，但可以抑制其发展。[5]

（4）癌症呃逆：沈伟生[6]报道用壁虎9g，石斛10g，芦根10g，党参10g，白术8g，旋覆花10g，沉香曲10g，竹茹10g，制半夏7g，生地榆

9g，洋金花 1g，青茶（以龙井为好）6g，诸药烘干，共研细末。制成 4.5g 丸剂，每日 2 丸，沸水浸泡 20 分钟后少量频服。治疗 58 例癌症呃逆（包括胃癌、肺癌、恶性淋巴瘤、多发性骨髓瘤、结肠癌术后、肾癌术后、膀胱癌术后等），45 例完全控制，无复发；11 例用药时得到控制，停药后数天呃逆复发，但再服上药仍有效；2 例无效，总有效率 96.5%。

5. 风湿性疾病　早在《圣济总录》记载麝香丸治历节风，疼痛不可忍：蛴螬三枚，壁虎三枚，地龙五条，乳香一分，生草乌头三枚（去皮），木香半两，麝香一钱，龙脑半钱。将草乌头、木香捣罗为末，研匀为丸，掺入少量酒煮面糊，如梧桐子大，每服三十丸，临卧乳香酒下。《医学正传》如神救苦散治瘫痪、手足走痛不止：御米壳一钱，陈皮五钱，炙壁虎、乳香、没药、甘草各两钱五分，共研细末，每服三钱。邓明鲁等编著《中国动物药》用壁虎、蜈蚣各 10g，白芷 20g，共研细末，每服 4g，每日 2 次，治疗风湿性关节炎。

6. 雷诺综合征　将壁虎、丹参各等份焙干研细末装胶丸，每服 10 丸，每日 3 次，治疗早期雷诺综合证 14 例，痊愈 11 例，好转 1 例，中途停药 1 例，无效 1 例。最短 28 日，最长 4 个月治愈。[7]

7. 非特异性结肠炎　壁虎研末合白及煎成黏性汤液保留灌肠，3 日 1 次，5 次为 1 个疗程。另用壁虎、白及研末装胶囊备用，在灌肠间歇期间及 5 次灌肠结束后再服用胶囊 2 周，经 1 个疗程治疗未能痊愈者可再行第 2 个疗程。72 例临床治愈，好转 15 例，2 例无效。[8]

8. 小儿惊风与高热惊风　著名成方"盐蛇散"（壁虎、琥珀、朱砂、冰片、麝香、珍珠、牛黄等），治疗小儿惊风与高热惊风疗效确切。[9]

9. 乳腺小叶增生　吕云钊[10]等用壁虎治疗乳腺小叶增生 50 例，所有病人均经 X 线钼靶摄片或病理检查确诊为乳腺小叶增生。方法：将壁虎放瓦上焙干研细，装入 1 号胶囊内（含生药 1g）。每日 3 次，每次 3～4 粒。如服用困难则每次用壁虎 2 只剁碎炒鸡蛋食用，每日 2 次，15 日为 1 个疗程，治疗期间不加服任何药物。结果：临床治愈 42 例，显效 6 例，好转 2

例。服药最少者 15 日，最多 60 日，平均 50 日，服药时间长短与乳腺小叶增生程度有关，服药期间未发现毒性和不良反应。

10. **血栓闭塞性脉管炎** 赵鹏俊[11]报道治愈 1 例左下肢"三期一级血栓闭塞性脉管炎"。在活壁虎近尾部剪下一块稍大于溃疡面的带皮壁虎肌肉，以 75% 乙醇洗去血迹后敷于溃疡处，消毒纱布包扎。当晚疼痛减轻，3 日后溃疡面结痂，半个月后完全不痛，50 日后痊愈。

11. **毒蛇及蝎蜂蜇伤咬伤** ❶"化毒散"治疗毒蛇咬伤中毒有较好的疗效。方药：壁虎 10 条，蜈蚣 20 条，斑蝥 5 只（去翅足），地龙、全蝎各 1.5g。共研细末，每服 1.2g，开水冲服。一般轻中型者每 5 小时 1 包，服 4～5 包即可；重型而体质壮实者需服 6～7 包，孕妇或体弱者，每 3 小时服半包。服药后如小便涩痛者，车前子 9g、六一散（包）15g 煎汤饮服，或绿豆 120g、白茅根 60g 煎汤频服。❷另有以活壁虎一条放入鸡蛋内，封好，一周即化（骨存），涂敷蝎、蜂蜇伤肿痛处，2～3 日可消，其解毒、消肿、止痛之作用甚为可靠。

12. **化疗药物渗漏性损伤** 陈仕琴[12]等以壁虎酒持续湿敷，加药物封闭治疗化疗后药物渗漏引起皮肤损伤 180 例，取得较好的疗效。壁虎酒的制备：取新鲜壁虎一条，浸泡于 75% 乙醇中加盖，半个月后即可用，用完后再添 75% 乙醇 500mL 浸泡一周续用。弱刺激或无刺激性化疗药渗漏，用壁虎酒持续湿敷 2～4 小时；强刺激性化疗药物渗漏除用壁虎酒持续湿敷 4～6 小时外，加用 0.25%～1% 普鲁卡因与 0.9% 氯化钠注射液以 1∶4 浓度皮下封闭。皮肤出现发黑坏死时，则去除坏死组织，根据情况植皮等。结果：180 例中显效 170 例，有效 10 例。

13. **切口瘘** 多见于胃、肠、胆囊、脓肿切排引流、外伤清创、妇产科等术后。王重九[13]等报道外用守宫散，内服三七合剂治疗切口瘘。方法：以 0.9% 氯化钠注射液清拭局部切口，撒上壁虎散一层，外用纱布覆盖，勿使污沾，保持创面干洁，每日换药 1 次；三七合剂（三七、川贝母、白及各 2g，䗪虫 1g，研细末），每服 1～2g，每日 3 次，7 日为 1 个疗程，需要时可续用1个疗程。

14. **臁疮** 即下肢溃疡，民间用2个熟鸡蛋黄熬油，再入壁虎1条熬之，以此油涂患处，每日1～2次，收口迅速。亦可治疗皮肤感染：壁虎焙干研粉撒于疮面，视情况包扎或暴露，3～4日换药1次，疗效较好。

15. **附骨阴疽、流痰走注、顽疮不敛** 虞氏[14]报道祖传治骨痨秘方"龙虎十将丹"，能促进病灶吸收及受损骨质修复。应用范围：①附骨阴疽；②流痰走注；③顽疮不敛。配制服法：处方：壁虎、蕲蛇各120g，海龙（海马或海蛆亦可用）、蜈蚣、全蝎、炮穿山甲、䗪虫、蜂房、鹿角胶各60g，斑蝥15g（用30g糯米炒至焦黄）。制法：先将壁虎、蕲蛇、蜂房三味分别放置于密闭瓦罐内，盐泥封固，文火焙烧至药物焦黄为度（置于糠火中烧约半小时许），不可成炭，然后与他药共研细末，充分和匀后以鹿角胶黄酒烊化冲药，最后炼蜜为丸如梧子大。服法：每日早晚各服1次，每次9～12g。上药配制药量：一般宜在30～50日服完（依病人体质、年龄以及对药物的耐受性而定）。服完一料，休息10日，续服第二料。一般连服2～3料即可见功。注意事项：❶服药期间忌辛辣、雄鸡、鲤鱼、牛肉等食物。❷服药期间及好转后，须静心休息，加强营养。❸有泌尿系统疾病病人慎服，或减少用量。服药期间出现腰痛、尿急、尿血者，需立即停药数日，并以六一散、绿豆煎汤频服。倘能依法配制，剂量掌握得当，此种反应少见。❹骨痨溃后，日久不合者，除内服本方外，还须并用外敷拔毒去腐膏（红升丹30g，冰片1.5g，海螵蛸15g，共为细末，以麻油或凡士林调和，或直接用散剂）。❺如有较大的死骨存在，瘘管日久不合者，可用推车散（蜣螂研末）或施行手术，将死骨除尽，方能彻底根治。

【病例】陈某，男，50岁，工人。右侧髋关节肿痛畸形已八九年，历经各种中西药物、针灸、电疗、穴注、理疗等均无明显效果。1962年3月酸痛更甚，右髋关节延及右膝活动障碍及强直，食欲顿减，体重下降，全身瘦削。继而髋关节隆起突出，局部剧痛，漫肿无头，潮热虚烦。经X线摄片检查，显示髋关节间隙狭小，边缘模糊，股骨头内缘骨质损坏，诊断为右髋关节结核。经住院综合治疗 3 个月余，因无效拟做手术，病人拒绝，乃转至我院治疗，诊为"骨痨症"，用本方法治疗，经服药 45 日，局部疼痛大减，步履渐方便；至 11 月服完三料时，局部疼痛完全消失，全身健康状况显著好转。次年 2 月由我院 X 线检查证明：右侧髂骨边缘清晰，坏死骨质已渐增生。病人在家调养月余后，遂恢复工作。最近随访，并未复发，仅过度劳动后或天气骤变时稍有酸痛不适。

〔按〕此方全为动物类药，其温经通络、推陈致新、解毒攻坚、生肌敛疮之功特著。故于骨结核等阴疽顽疮、死骨瘘管、瘰疬坚核多能奏效。由于内含斑蝥，宜先用小量，逐步增加，并煮绿豆汤频饮为宜。

16. 慢性骨髓炎　陈学连等[15]报道以壁虎为主内服、外用治疗慢性骨髓炎 49 例，治愈 11 例，显效 5 例，好转 2 例，无效 1 例。❶外用方：壁虎 30 份，冰片 1 份，研末，用 0.9% 氯化钠溶液纱条蘸药置入窦道，每日更换 1 次。❷内服方：壁虎 40 份，牡丹皮、丹参、蒲公英、紫花地丁各 20 份、牛黄 1 份，共研细末，装入胶囊，每服 4～6g，每日 2～3 次，根据辨证选用汤药送服。

【按语】壁虎，咸，寒，归心、肝经。功能祛风定惊、解毒散结、通络起废、抗痨消癥。对于历节风痛、中风瘫痪、风痰惊痫、小儿疳痫、结核瘰疬均有著效。因其以蜘蛛为食饵，故解毒治风之力殊强；且入血分，善散气血之凝结，治恶疽肿瘤更为应手；并有排脓生肌、促进组织生长的作用，对于疮疡久不收口或形成瘘管者具有良好疗效。壁虎被古代列为"五毒"之一，实际应用性较平和，未发生毒性及不良反应，寒证、热证均可使用。

朱老自 20 世纪 60 年代起从事虫类药治疗风湿痹证的研究，如类风湿关节炎、强直性脊柱炎等，常以壁虎入药，取其解毒散结、化痰消癥之功，对关节疼痛、僵硬、活动不利，甚或关节变形等有一定疗效。近年用于治疗各种恶性肿瘤，常于扶正消癥辨治方中参入壁虎。实践证明，壁虎抗癌疗效卓著，能缓解癌痛，缩小瘤体。临证尝以炙壁虎10～12g入煎剂，或用金龙胶囊，后者主要成分即为鲜活壁虎提取物，鲜品生物活性较干品更胜一筹，值得大力推广应用。

白花蛇与壁虎均有搜风通络、攻毒定惊之功，皆为治风解毒要药。前者以透骨搜风见长，血虚津伤者应慎用；后者以破结消坚为胜，无瘀凝坚核者勿轻施。阴虚血少，津伤便秘者慎服。

参考文献

［1］杨廷彬，等. 赤脚医生杂志，1977，2：25.

［2］袁宝山，洪明山. 四川中医，1999，17（6）：26.

［3］贾明来. 新中医，1992，11：19.

［4］温州市抗癌小组. 湛江科技，1973，3.

［5］上海第二医学院守宫粉对癌症疗效随访小组. 上海中医药杂志，1959，1：20.

［6］沈伟生. 上海中医药杂志，1997，9：33.

［7］张学连，刘铭白. 黑龙江中医药，1987，1：35.

［8］张秀英，武正华，王建萍，等. 中医研究，1994，2（7）：29.

［9］严明. 浙江中医学院学报，1989，3（13）：40.

［10］吕云钊，吕长青. 中医杂志，1995，11：652.

［11］赵鹏俊. 四川中医，1986，4（2）：47.

［12］陈仕琴，龚淑琴. 黑龙江护理杂志，1999，6（5）：29.

［13］王重九，等. 江西医药杂志，1964，4：187.

［14］虞成英. 浙江中医杂志，1965，12：414.

［15］陈学连，王忠民. 中医杂志，1986，（9）：40.

〔陈达灿　刘俊峰　刘　炽　朱海莉　黄楚君 整理〕

蜣 螂 (《神农本草经》)

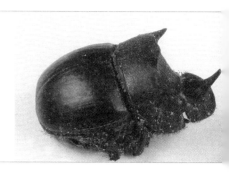

蜣螂，又名夜游将军（《本草纲目》），推丸（陶弘景），屎蜣螂（《本草原始》），推车客（《本事方》），推屎虫（《孙天仁集效方》），粪球虫（《中药志》），为鞘翅目金龟子科昆虫屎壳螂、粪金龟科动物粪金龟或独角仙科动物独角仙。主产于江苏、浙江、湖北、河北等地区。

蜣螂含有毒成分蜣螂毒素，药理作用表现为对神经肌肉系统的麻痹作用、对心脏和平滑肌的抑制作用以及抗肿瘤作用。

【药性】味咸，性寒，无毒。入肝、胃、大肠经。

【功效】❶攻破癥结，拔毒散肿，用于癥瘕积聚，多种恶性肿瘤，尤以并发二便不畅者最为适宜。❷通腑去积，用于噎膈反胃、腹胀、便秘及吐粪症，以及赤白痢、噤口痢及泄泻实证，形体壮实者。❸消疳积、定惊痫，用于小儿疳积、惊风、重舌、惊痫癥疾属实证者。❹散结通阳，用于风湿痹痛、关节僵肿变形、屈伸不利者。❺拔毒生肌、散肿止血，用于疔、疖、疮、痈等外科诸症及痔漏。❻排石，用于尿路结石，能促进排石。

【炮制】于夏季夜间用灯光诱捕，取雄虫，沸水烫死，烘干或晒干，宜炙用。有的地区习惯去头、足，仅用干燥虫体。药材体黑，质坚硬有强烈臭气。

【用量】内服或保留灌肠：煎汤常规 6～12g，身体壮实者可适当加量；入散剂 1～3g，散剂较煎剂效强；外用适量。如服用后出现呕吐、头晕、乏力等症状宜减量或停服。中毒解救法：甘草 15g、茶叶 9g、葱 3 根水煎服，或对症处理。本品内服外敷，用途甚广，但自宋、元以来，视其为峻烈之品，每多局限于疡科外治，而不敢轻用于内科疾患。

【禁忌】对本品过敏及孕妇忌服。

【前贤论述】❶《本草经疏》：蜣螂，治小儿惊痫瘛疭，腹胀寒热，大人癫疾狂易。皆肝、胃、大肠三经风热壅盛所致，咸寒除三经之邪热，则诸症自瘳。❷《名医别录》：蜣螂，有毒，主手足端寒、肢满、奔豚。❸《药性论》：治小儿疳虫蚀。❹《本草拾遗》：治蜂瘘，烧死蜣螂末和醋敷之。❺《日华子本草》：能堕胎，治痓忤；和干姜敷恶疮，出箭头。❻《本草权度》：去大肠风热。❼《本草求原》：治小儿积滞，土包烧食。❽《本草纲目》：蜣螂治大小便不通，下痢赤白，脱肛，一切痔瘘，疔肿，跗骨疽，蛇瘕，疬风，灸疮，出血不止，重舌，鼻生息肉。古方治小儿惊痫蜣螂为第一。❾《长沙药解》：蜣螂，善破癥瘕，能开燥结，《金匮要略》鳖甲煎丸用之，治病疟日久结为癥瘕，以其破癥而开结也。❿《医林纂要》：泻大肠血分湿热，软坚拔毒。治肠痈腹痛，便秘，下痢；外敷脱肛，去疮疽虫痔。⓫《得配本草》：其性猛急，最易伤脾，勿轻用。

【应用】

1. 吐粪症、顽固性便秘　吐粪症多由肠梗阻而引起，用蜣螂为主药，借其攻窜性能，促使梗阻松解，屡获捷效。但以急性发作之不完全性肠梗阻最为适合，并宜辨证施治中佐以他药。倘肠梗阻或肠套叠时间已长，形成肠道局部坏死者，必须立即施行手术，不宜因循拖延。

【病例】张某，男，41 岁，农民。前日因饱食后负重急行，腹部突然剧痛，自服止痛片及十滴水无效，入暮益甚，腹部按之有条索状隆起，呕吐酸苦水。今则吐粪，大便不通，矢气全无。脉沉弦，苔浊腻。良以食滞蕴结，宿垢不下，气机闭阻，升降失司，而致有形之垢不去，无形之气难通，此吐粪、腹痛之所由来也。症势已急，久延非宜，急予苦辛通降，导滞泻浊，冀能应手则吉。处方：

> 炙蜣螂 9g　　旋覆花 9g　　枳实 9g　　橘核 9g　　荔核 9g
>
> 生赭石 30g　　川黄连 1.5g　　干姜 1.5g　　青皮 6g

水煎。连服 2 剂，吐粪已止，腹痛亦缓，但大便仍未通，乃于上方中加广木香 4.5g，槟榔 9g（磨汁冲服）。服后大便畅行，腹痛悉释，遂告痊愈。

据报道，用蜣螂 7 只，牵牛子、石菖蒲各 9g，水煎，每日 1 次，服至大便通畅为止，治疗麻痹性肠梗阻有效。考《普济本事方》"推车散"用蜣螂与蝼蛄各 7 只焙干末服，治二便经月不通神效。此亦蜣螂通大便、蝼蛄通小便之意也。《古今医统》用治风痰壅塞，大便秘滞（蜣螂大者一枚，小者一对，焙干为末，酒或白水调下）。风痰兼便秘者，近多见于中风病证。由此可见，蜣螂除通腑之功外，兼有除经络之风痰之效，肠腑得清则风痰自去。故《本草纲目》以其捣烂煎汤治小儿惊风，亦取其祛风痰之功也。

本品治疗大便不通，方书早有记载。如《圣惠方》治大便闭塞，用本品一味，研末热酒冲服。龚廷贤《万病回春》中治大便不通，列有"蜣螂散"。《本草纲目》也指出："治大小便不通，下利亦白。"清代王孟英最善使用本品，他尝用治便秘吐粪、热毒便秘不通及气结津枯之便秘不通等症，均获佳效。

2. 术后肠粘连　腹腔手术后引起的肠粘连，常见呕吐、腹部掣痛、大便秘结不通。经于辨证论治方中加用蜣螂治疗后，收效较为满意。试用"肠粘连丸"收效亦佳，其方：赤芍、白芍、当归尾、炒麦芽、红藤各 90g，陈皮、蜣螂、炙甘草各 60g，台乌药、红花各 45g。共研细末，水泛丸如梧桐子大小，每服 9g，每日 2 次。

【病例】李某，女，24 岁，化验员。因急性阑尾炎施行手术，术中发现合并有肠结核。术后经过长期治疗，创口虽然愈合，但继发肠粘连、肠梗阻，腹痛呕吐，经常举发，发则大便不通，亦不矢气，啼哭呼叫，寝食不安。因之形体羸弱，精神萎靡，迁延三载，迭治无效。脉沉弦而涩，苔薄腻少津。当予旋覆代赭汤、四磨饮加蛴螬9g，服后即转矢气。3剂后，痛吐渐缓，大便逐趋通畅，知饥思食，精神渐振。乃改用补气养血、润肠和胃之剂以善其后。此后间有发作，仍服上药而平。

3. 肝硬化腹水　多由于血瘀癥积，水湿停潴而致。故在治疗上应予疏肝解郁，化瘀软坚，利水渗湿。久病体虚者，还要兼顾培补脾肾。

"消胀除湿汤"（蛴螬、木瓜、通草、延胡索、郁金各6g，红花、茜草、远志各3g，丝瓜络1个，路路通10个，生薏苡仁24g，佛手9g，香橼皮半个，水煎服）原出自于陈士铎《石室秘录》，经北京中医学院刘渡舟教授治疗肝硬化腹水证实有效，有活血调血、疏肝理气、消胀除湿之功。如服上方无效，可改用"菴䕡子汤"（菴䕡子12g，炒水蛭6g，生牡蛎24g，海藻12g，桃仁、苍术、鸡内金、商陆各9g，茯苓15g，白茅根、车前子各30g，肉桂1.5g。体虚者可加党参21g），有较强的利水、消胀、化瘀之力。也可用蛴螬10g，䗪虫12g，炮穿山甲、五灵脂、桃仁、当归、制延胡索各10g，共研细末，每日9g，分2～3次空腹服下。

《仁术便览》治气鼓水肿，大便不通：蛴螬1个，入巴豆仁1粒，烧存性，研细末，酒调四分，空心服，利去水妙。

4. 顽痹　用蠲痹六虫汤（炙蛴螬、炙蕲蛇各4.5g，炙全蝎、炙蜈蚣各1.5g，炙䗪虫6g，鹿衔草9g）加减，水煎服，治疗顽痹，疗效显著。类风湿关节炎可于辨证汤剂中加重蛴螬10～15g，以纠正关节变形。

【病例】景某，女，46岁，辽宁沈阳人。因四肢关节肿痛变形8年余，加重1个月由门诊以"类风湿关节炎"收住入院。病人自8年前即开始出现双上肢关节疼痛伴手指关节肿胀，渐发展至全身各关节疼痛，伴手指、足趾等小关节肿胀伴晨僵，间断治疗，效不显。1个月前因食猫肉诱发症状加重，双手指、足趾迅速变形加剧。刻下：全身腕、髋、膝、踝等多关节疼痛，指、趾关节畸形，晨僵2小时，持物、行走困难，颈肩酸痛，双上肢伸展、抬举困难，下蹲受限。臀地距40cm，$C_5 \sim C_7$、$L_6 \sim L_9$椎体压痛，双手指、足趾关节变形Ⅲ°，压痛（++）。舌质紫、边有齿痕、苔薄黄，脉细弦。2008年9月2日查：RF 8 8.1 IU/mL，IgG 26.17g/L，IgA 5.29g/L，CIC 16.5mg/L，RBC 3.74×10^{12}/L，HB 100g/L，WBC 6.7×10^9/L，ESR 90mm/1h末。即予痹通汤加穿山龙50g，青风藤、拳参、忍冬藤、泽兰、泽泻、生黄芪、骨碎补、补骨脂各30g，制川乌、川桂枝各10g，凤凰衣、莪术各8g，煎汤，每日1剂；浓缩益肾蠲痹丸每次4g，蝎蚣胶囊1.5g，每日3次（院内制剂）。连服2周，疼痛减轻，但手足变形无改善。予汤剂中加用炙蛴螬15g，连服3个月为1个疗程，手足变形明显改善。复查：RF 51.3IU/mL，IgG 20.96g/L，IgA 4.19g/L，CIC 15.1mg/L，CRP 19.1mg/L。继续服药，以期缓解稳定。

5. 恶性肿瘤

（1）肝癌：蛴螬、蜈蚣、䗪虫、地龙、鼠妇虫各300g，共研细末，加蜂蜜、辅料制成蜜丸，每日5g，分次温开水送下。连用3个月为1个疗程，可使较小肝癌病灶缩小甚至消失。需注意较大的肝癌或有明显出血倾向的病人，应伍用止血类中药，并定期复查大便隐血及凝血酶时间等，以防消化道出血。突发剧烈腹痛者，尤应警惕肝癌破裂出血。肝硬化引起的腹泻病人不宜使用。

（2）食管癌：

〔方药一〕蛴螬、姜半夏、竹茹、旋覆花、天冬、麦冬、石斛、当归各12g，赭石、仙鹤草各30g，广木香、沉香曲、肉豆蔻、川楝子、川厚朴、南沙参、北沙参各9g，丁香6g，急性子15g。

煎汤服用，每口1剂，分2～3次服用。[1]

〔方药二〕生半夏、生南星、蛇六谷、枸橘叶各30g，蛴螬、黄药子各12g，附子、党参各15g。水煎服。[2]

〔按〕生半夏、生南星有毒，宜加生姜5片，先煎1小时以减其毒。黄药子连续使用有蓄积作用，可致肝损害，应予注意。

〔方药三〕蜣螂3只，蝼蛄3只，广木香9g，当归15g。共为细末，用黑牛涎半碗和药，黄酒送下。[3]

另可与硇砂、急性子、炙刀豆等配伍，共同研为细末，每用0.5～1g，频频缓缓咽下，同时加用益气养阴之汤剂，效果胜过单独用汤剂治疗。

（3）胃癌：胃癌的发病，多与气滞、血瘀、痰凝、毒壅相互胶结攸关，因此在治疗上要针对病因而立法用药。

"胃癌散"用蜣螂、硇砂、硼砂、硝石、䗪虫各30g，蜈蚣、壁虎各30条，冰片、绿萼梅各15g，共研细末。每服1.5g，每日3次。此为胃癌的基本治疗方，功能理气止痛，攻毒制癌，破血祛瘀。临床可因症制宜地佐以清热凉血、扶正降逆的汤剂。

【病例】张某，男，42岁。上腹部阵发性疼痛3年，近月来加剧，伴恶心、呕吐，吐出物为食物残渣及清水，并有便秘、消瘦等，于1965年11月16日入院。体检：营养差，贫血貌，腹软，未触及包块。化验检查：RBC 1.68×10^{12}/L，WBC 4.6×10^9/L，N 0.63，L 0.3。X线诊断：胃窦部癌肿并发癌性溃疡或慢性穿透性溃疡，溃疡恶性变。手术所见：胃小弯有一肿块4cm×6cm，并侵及到幽门窦、胰头及胰体部，肿瘤质硬，并转移至网膜及肠系膜淋巴结。因转移范围大，切除困难，仅做胃空肠吻合。淋巴结病理诊断：大网膜淋巴结转移性未分化癌。术后病人坚持服用攻补兼施的中药（隔日服用）：❶补方以十全大补汤加减，川芎、白芍、熟地黄、白术、茯苓、陈皮各9g，当归、党参、鸡血藤各15g，甘草6g。❷攻药用①草药：石见穿、白花蛇舌草各30g，铁树叶9g，木鳖子1.5g。②虫类药：蜣螂、蜂房各9g，壁虎、全蝎各6g，水蛭、蜈蚣各1.5g。术后生存7年半，能做一般家务劳动，于1973年5月死于局部复发及黄疸。

（4）膀胱癌：上海市徐汇区天平路地段医院介绍用蜣螂9g，白花蛇舌草、半枝莲、野葡萄各 60g，河白草、金茶匙各 30g，水煎服。血尿加无名异 15g，小便不利加生石蟹 30g、小茴香 9g，治疗膀胱癌有一定疗效。

（5）鼻咽癌：蜣螂 9g，苍耳草各 15g，天冬、玄参、白花蛇舌草、重楼各 30g，水煎加鱼脑石 3g 研末分次冲服，每日 1 剂。

（6）舌癌：《子母密录》以蜣螂适量，烧灰，以唾液和末敷舌上。

（7）脊髓胶质瘤：山东菏泽地区医院王刚医师报道用蜣螂配合辨证中药治疗脊髓胶质瘤取得较好疗效。

6. 肛肠疾病

（1）痔漏：《本草纲目》用蜣螂 1 只，入冰片 1g，共为细末，纸捻蘸末入孔内，渐渐生肉，药自退出。《种福堂公选良方》以雄大蜣螂不拘多少，阴干生研，加冰片少许，将棉纸捻作条，用白及水蘸湿，晒干待硬，再蘸湿，染药于纸条上。量漏孔浅深插入，渐渐生肉，其条自然退出，用剪刀剪去外一段，即满臁矣。

（2）脱肛：将蜣螂焙干研细末，麻油调搽患处，或蜣螂烧灰存性，为末入冰片研匀，撒肛上，托之即入（《医学集成》）。或蜣螂 5 个、乌龟头 3 个共焙干，加枯矾 3g 共研细末，将药粉少许撒在患处。

（3）痢疾：蜣螂 10 只，放火中烧炭存性，研细末，成人每次服 1.5～3g，烧酒送服。李延寿"黑牛散"用本品一味烧研，每服 1.5g，烧酒调服，主治赤白痢、噤口痢及泄泻实证。

7. 消化不良

（1）小儿疳积：用蜣螂 1 只，洗净晒干，以土包裹，煨熟，去翅足，研细拌糖食之。每日 1 只，连服数日，即见效机。乃是推陈致新，促进胃肠功能恢复，从而转羸弱为健硕之结果。《谵寮经验方》以蜣螂炙熟，去头、足，以霜梅肉裹令吞服，空腹时服六七只。小儿疳积及食头发、衣线之异食癖，多因寄生虫所致，推论蜣螂有驱虫功效。

（2）腹胀、便秘、纳呆：山西运城地区中医院柴瑞震用蜣螂焙干为末，每服 2g，每日 3 次。

8. 泌尿生殖系疾病

（1）尿路结石：取蝼蛄去头，置于新瓦上焙干，研末。每次口服1.5～3g，每日2次，部分病例可见结石排出。

（2）血尿：蝼蛄3g，去翅足，焙黄研细末，开水冲服（《常用验方集锦》）。

（3）前列腺增生：蝼蛄100g，冬葵子300g，翻白草、刘寄奴、琥珀各50g，炼蜜为丸，每丸重9g，每服1～2丸，每日3次。

（4）尿潴留：胞转小便不得，即因强忍小便，或寒热所迫，或惊扰暴怒，气迫膀胱，小便不通之证。《千金要方》以烧死蝼蛄2枚，末，水服之。

（5）闭经：气血瘀滞闭经，兼见胸胁胀滞，小腹胀痛。取蝼蛄1只、威灵仙9g，焙干研末，入米酒和匀，外敷于神阙。每晚睡前贴敷，翌晨除去，连续5～7日为1个疗程。

9. 阴疽 外用新订八将丹，疗效较好。处方：蝼蛄、蜂房、蝉蜕、制僵蚕、炙穿山甲、全蝎、蜈蚣、五倍子各等份，共研细末，每30g药粉加麝香1g，瓷瓶密储备用。

【病例1】马某，男，5岁。患肺结核，头部且有脓疮多枚，疮色淡白，出脓如脂而少，触之极痛。遂用本丹挑入太乙膏上贴之，一日两换。连诊3次，用药6日竟愈。

【病例2】汤某，男，17岁。右腿伏兔穴之上方患一阴疽。经用十全大补汤内托，外用本丹以药捻塞入（计深2寸），诊治半月，疮口逐渐减小而获治愈。

八将丹原出《疡医大全》，近人李仁众氏参其意重新拟订。功能消痈散肿、活血化瘀，提脓拔毒，推陈致新。适用于阴证，而阳证则非所宜。

10. 瘘管 此症为寒性脓疡穿透而成，经常脓水淋漓不绝，殊难速愈。下方有散血消肿、攻坚排脓、拔毒祛腐、生肌敛疮之功，对此症疗效较好。予蝼蛄8只，地龙、象皮、炮穿山甲各30g，用麻油炙，共研细末，蜜丸如绿豆大。每服 2g，每日 2 次，食后开水送下。或用蜣螂 1 只，蜒蚰 3 条，置瓦上炙酥，共研细末。加冰片 1g，蟾酥 0.3g，以菜油调。滴渗瘘管内，外以膏药贴盖，每日一换，效果甚佳。

11. 多骨疽、死骨

（1）凡顽疮恶疽，溃之不敛，内有疽骨、死骨者，可用林屋山人"推车散"撒患处（蜣螂炙研细末，每 30g 加干姜 1.5g，再共研细末），数日可促使疽骨、死骨排出，然后再上生肌散以收口。

（2）治附骨疽，《常用验方集锦》以蜣螂 7 只，与大麦同捣，外敷患处。《圣惠方》则以蜣螂烧灰一两，巴豆半两（去皮、心，纸裹压去油）同研为细末，用敷疮上，每日换 1 次。

（3）治多骨疽，用炙蜣螂末 3g 与干姜末 0.5g 和匀，入疮孔内，次日自有骨出，骨尽自愈。

12. 其他外科疾患

（1）牙痛、骨槽风多骨者：炙蜣螂研极细末，每一钱加入干姜末五分，同研细密储收用。每用少许，吹入患处孔内。若孔内有骨，次日不痛。（《重楼玉钥》推车散）

（2）鼻息肉：蜣螂 10 只，置青竹筒内，刀刮去竹青，用油纸密封放粪厕中 49 日取出晒干。晒干加麝香少许，研末吹鼻中。（《圣惠方》）

（3）枪弹伤：蜣螂、蓖麻子等份，共研细末，用茶水调匀敷伤口。

（4）发背痈疽溃后开烂作痛：蜣螂不拘多少，装竹筒阴干，取出为末，瓷罐收储。用时将末撒疮上。（《外科启玄》）

（5）一切恶疮及沙虱水弩甲疽：蜣螂一只（端午日收者佳），上捣罗为末，以油调敷之。（《圣惠方》）

（6）一切疔疮：蜣螂 1 只（去翅足），硇砂五分，白砒三分，上为末，以葱汁为丸，如绿豆大。先以三棱钅刂刺破疮，将此丸纳入，须臾大痛，变作黄水而出。（《丹台玉案》拔毒丹）

（7）蛇头疔：活蜣螂捣烂敷之，几天后结痂自落。[3]

（8）蛇咬伤：取蜣螂 2 只，捣烂如泥样敷患处。[4]

【按语】蜣螂咸寒，质坚而重，性善走窜下行。可破癥积、通二便、定惊痫、拔毒生肌、散肿止血，长于破瘀攻毒、开通壅结。

朱老常用以治疗不完全性肠梗阻及术后肠粘连之腹痛便秘，确有殊功。乃取其攻窜之特性，使粘连松解。叶天士喜用本品配合其他虫类药治疗数十年不愈之"周痹"。朱老认为，本品能走窜脉络，散结通阳，凡关节僵肿变形，屈伸不利者，均可应用，与蜂房合用疗效更佳。以其善于攻破癥结，拔毒散肿，药理研究具有抑制肿瘤细胞作用，朱老用治多种恶性肿瘤，尤以并发二便不畅者最为适宜。如食管癌之食管阻塞、呕吐痰涎，胃痞、胃癌之纳差腹胀，肝硬化之鼓胀等。与辨证汤剂并用，可令寒凝得解、脉通痛止，虽未必得根治，但可提高生存质量，延长生存期。

朱老指出，九香虫与蜣螂虽均有止痛之功，但九香虫功在疏利气机，蜣螂则作用于脏器实质。九香虫以病在上部（脘胁部）为宜，蜣螂则以病在腹部为合。九香虫以行滞气、温肾阳见长，蜣螂则以破癥结、通二便为主，选用时应加注意。

〔马璇卿 整理〕

参考文献

[1] 王冰，等. 抗癌中药方选. 北京：人民军医出版社，1992. 2.

[2] 胡熙明，等. 中国中医秘方大全. 上海：文汇出版社，1999. 7.

[3] 孙溥泉，等. 常用验方集锦. 西安：天则出版社，1989. 3.

[4] 林乾良，刘德茂. 动物药验方集成. 北京：科学普及出版社（广州分社），1986. 4.

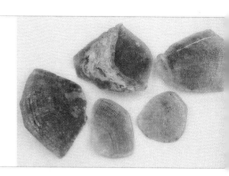

穿山甲 《《本草图经》》

穿山甲，别名鲮鲤甲（《名医别录》），山甲（《本草求真》），甲片（《疡科遗编》），为鲮鲤科动物鲮鲤的鳞片。鲮鲤的鳞片俗称穿山甲。分布于亚洲和非洲热带及亚热带地区，向南延伸至越南、缅甸、印度半岛等地。我国药用的穿山甲分布于云南、广西、海南岛、台湾、贵州、湖南、福建、安徽、浙江等山麓潮湿地，以福建、广东、广西和云南等地数量较多。

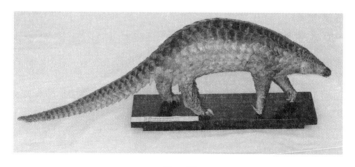

鲮 鲤

药理作用主要具有扩张血管、抗凝和降低血液黏度、抗炎、镇痛作用，并能提高缺氧耐受能力等。

【炮制】全年均可捕捉，捕后杀死，剥取甲皮，放入沸水中烫至鳞片自行脱落，捞出，洗净，晒干。❶炮穿山甲：取拣净的穿山甲片，分开大小，另将砂子置锅内炒至轻松，加入穿山甲片，炒至鼓起呈金黄色时取出，筛去砂子，放凉。❷醋穿山甲：用上法炒至鼓起呈金黄色时，筛去砂子，立即将炮穿山甲片倒入醋盆内（穿山甲片每 50kg 用醋 25kg），搅拌略浸，捞出，用水漂洗，晒干。

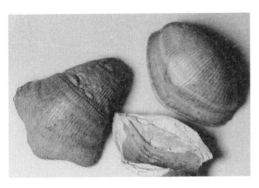

炮穿山甲

【药性】味咸，性微寒。归肝、胃经。

【功效】❶活血散结，主治血瘀经闭，癥瘕，风湿痹痛。❷通络下乳，主治乳汁不下。❸消痈软坚，主治痈肿、瘰疬。

【用量】❶内服：煎汤，3～9g，或入散剂。❷外用：适量，研末撒或调敷。

【禁忌】气血虚弱、痈疽已溃者及孕妇禁服。

【前贤论述】❶《本草纲目》：除痰疟寒热，风痹强直疼痛，通经乳，下乳汁，消痈肿，排脓血，通窍杀虫。❷《医学衷中参西录》：穿山甲，味淡性平，气腥而窜，其走窜之性，无微不至，故能宣通脏腑，贯彻经络，透达关窍，凡血凝血聚为病，皆能开之。❸《药鉴》：同木通、夏枯草，捣末酒调，治乳奶肿痛；佐猬皮、条黄芩研细，汤送，止痔漏来血；以柴胡为君，又能却暑结之疟邪；以大力子为君，又能透痈疽之头点。❹《名医别录》：主五邪惊啼，悲伤，烧之作灰，以酒或水和方寸匕，疗蚁瘘。❺《药性论》：治山瘴疟。恶疮，烧敷之。❻《日华子本草》：治小儿惊邪，妇人鬼魅悲泣，及痔漏、恶疮、疥癣。❼《滇南本草》：治疗癫痫毒，破气行血，（治）胸膈膨胀逆气，又治膀胱疝气疼痛。❽《本草再新》：搜风去湿，解热败毒。❾《本草备要》：和伤发痘。❿《本草经集注》：疗疗癫及诸疰疾。⓫《得配本草》：得肉豆蔻，治气痔脓血；配猪苓，醋炒酒调下，治便毒；入五积散，治浑身强直。

【应用】

1. 子宫肌瘤 赵晓琴[1]以穿山甲为主治疗子宫肌瘤，疗效较好。方药：穿山甲、三七粉、三棱、莪术、当归、桂枝各 100g。共研细末炼蜜为丸，每日 3 次，每次 9g，15 日为 1 个疗程。

【病例】龙某，29 岁。1998 年 8 月 18 日初诊：两年来月经量较以往增多，色暗红夹瘀块，月经周期 25 天，经期 15 天。伴头晕头痛，小腹疼痛，月经期加剧，白带增多、色黄，舌质紫暗边尖瘀斑，苔黄腻，脉细弦。妇检：外阴已婚未产，阴道畅通，宫颈光滑，子宫后位增大如孕 45 天，质硬，双侧附件（－）。B 超提示子宫肌瘤 7.2cm×6.3cm×5.5cm，宫内回声不均，子宫后壁探见约 3.2cm×2.5cm 低回声区，有光团，双侧附件（－），属肌壁间肌瘤。服上方治疗 3 个疗程，症状大减。嘱再服 1 个疗程，症状全部消失，复查 B 型彩超宫内未见占位性病变。1 年后随访，已怀胎 8 个月。

2. 不孕症 毕嘉[2]治疗 17 例不孕症，辨证属肝郁血瘀或湿热蕴积，胞脉瘀阻者，每于遣方用药中配用或重用穿山甲一味，全部治愈。据其临床表现：❶证属肝郁者，治宜解郁调经，养血通络。方选山甲种玉汤：炮穿山甲 12g，瓜蒌、柴胡、香附各 10g，白芍 15g，当归 12g，路路通 10g，甘草 3g。❷证属血瘀者，治宜行气化瘀，通络调经，方选山甲化癥汤：炮穿山甲 30g，桃仁、红花各 10g，当归 12g，生地黄、枳壳各 10g，白芍 12g，川芎、川牛膝各 10g，甘草 3g。❸证属湿热蕴阻胞脉者，治宜清热除湿，化瘀通络，方选山甲除湿方：炮穿山甲 30g，金银花、连翘各 12g，红藤 10g，薏苡仁 15g，桔梗、路路通、瓜蒌各 10g，甘草 3g。以上方中，炮穿山甲均要求另包，服时研细为末，随汤药送下，每次 3g。

3. 慢性盆腔炎 任小琴[3]采用龙胆泻肝汤加减配合中药保留灌肠治疗慢性盆腔炎 86 例，疗效满意。中药内服：龙肝泻肝汤加减，7 日为 1 个疗程。中药保留灌肠：红藤、败酱草、蒲公英各 30g，三棱、莪术、牡丹皮、赤芍、虎杖、穿山甲各 15g，夏枯草 20g。清水浓煎至 100mL，待药液温度合适时灌肠。肛管插入深度 12～14cm，保留 1～2 小时，月经期停止使用，每日 1 剂，7 日为 1 个疗程。治疗 1～2 个疗程，86 例病人痊愈 28 例（33%），好转 56 例（65%），无效 2 例（2%），总有效率 98%。

4. 产后病（缺乳、急性乳腺炎、发热等）　产后缺乳常用穿山甲配伍王不留行、当归、通草等药物，每每取得良好效果。席天五[4]用催乳散（由穿山甲研末 5g 和维生素 E 200mg 组成）治疗产后缺乳 80 例，每日 3 次，10 日为 1 个疗程。结果治愈 56 例，有效 20 例，无效 4 例。

陈晓明[5]对 200 例产后乳汁郁结住院病人进行产后乳房按摩，加以中药通乳方：蒲公英、金银花、连翘、柴胡、栀子、牛蒡子、瓜蒌、橘皮叶。产后恶露不尽加益母草、川芎、当归、泽兰；乳汁不畅加穿山甲、王不留行；高热加石膏、知母、黄芩，疗效满意。

董西林[6]报道用乳痈解毒散（瓜蒌、蜈蚣、穿山甲、王不留行、皂角刺等），加大剂量青霉素治疗急性化脓性乳腺炎 56 例，7 日内治愈 40 例，10 日内治愈 10 例，15 日内治愈 6 例。

李如祥[7]运用生化汤加穿山甲治疗胎盘残留、产后发热等产后病，加强化瘀、止血、补虚之功。主治产后瘀阻胞宫所致瘀兼虚诸证，收效甚佳。

孙浩[8]常用本品治疗妇女急性乳腺炎、附件囊肿，其效甚著。

5. 带下病　张建明[9]采用仙方活命饮为基本方，倍用穿山甲，治疗顽固性带下多例，均收到满意疗效。

6. 前列腺炎　卢伟[10]使用复元活血汤加味治疗慢性前列腺炎 178 例。方药：柴胡、红花各 6g，当归、穿山甲、桃仁、天花粉、黄柏、制大黄各 9g，败酱草、山药、淫羊藿、肉苁蓉各 15g，甘草 3g。湿热重者加蒲公英、马鞭草；瘀血明显者加三棱、莪术；气虚加党参、黄芪；腰膝酸软明显者加菟丝子、怀牛膝。每日 1 剂，水煎分 2 次服，20 日为 1 个疗程。连服 2 个疗程临床治愈 67 例（37.6%），显效 72 例（40.5%），有效 24 例（13.5%），无效 15 例（8.4%），总有效率 91.6%。

7. 血尿、尿路结石　田霄燕[11]喜用穿山甲治疗尿血病人，每获良效。用法是将炮穿山甲研极细末，每次 1.5～1.8g，白开水送服，每日 1～2 次。

王晓君[12]采用穿山甲复方加味磁化治疗 36 例尿路结石病人。方药：穿山甲 12g，人参 10g，石斛 12g，生牡蛎 30g。上药 4 味用水 1000mL，煎至 250mL。另取茯苓 30g，瞿麦 12g，冬葵子 15g，泽泻、石韦各 30g，川楝子 6g，血余炭（冲）、甘草各 3g，补骨脂、菟丝子各 9g 共 10 味用水 1500mL 煎至 250mL，合前药，同煮 500mL。煎好后将药汁倒入磁化杯内，磁化 30 分钟后服用。同时对照组用石韦散：石韦、冬葵子各 12g、瞿麦、滑石各 18g，车前子（包）9g，水煎日服 1 剂，分 2 次服。结果表明治疗组疗效明显优于对照组。

8. 肠梗阻　赵丽华[13]临床重用穿山甲组方治疗外科术后粘连性肠梗阻 40 余例，作用快，疗效显著。方药：穿山甲 20g，大黄 10g，皂角刺 15g，桃仁 10g，蒲公英 15g，莱菔子、厚朴各 20g，枳实 15g，三棱、莪术各 10g。加减：呕吐加半夏、砂仁各 10g，瘀血明显加赤芍 10g、夏枯草 20g。

9. 关节炎　陈双全[14]采用自拟通痹汤（黄芪、穿山甲、地龙、制马钱子、蕲蛇、当归等）治疗类风湿关节炎 64 例。结果：治愈 38 例，显效 21 例，有效 3 例，无效 2 例，总有效率 96.7%。

荆夏敏[15]以宣肺扶阳汤［麻黄 10g，桂枝 15g，陈皮、制川乌各 10g，附子 15g（先煎），川芎 10g，防风 20g，肉苁蓉 30g，炙甘草、炮穿山甲各 10g，生姜 30g］为基本方治疗 35 例关节病型银屑病，疗效显著。伴消化不良者加山楂（炒）、神曲各 10g；伴关节变形者加三七粉 3g（冲服）、蜈蚣 1 条；遇寒加重者加重附子用量，且加鹿茸粉 3g（冲服）；遇热加重者去附子，加生石膏 40g、知母、黄柏各 10g；有血瘀明显者，加当归、桃仁、红花各 10g；皮肤瘙痒严重者加浮萍、蝉蜕各 15g；皮损坚厚者加黄药子、刺蒺藜各 15g（如长期使用黄药子，因其有毒成分有蓄积作用，需注意肝脏毒性）。每日 1 剂，水煎分 3 次服，8 周为 1 个疗程。痊愈 22 例（62.8%），显效 8 例（22.9%），无效 5 例（14.3%），总有效率 85.7%。治疗最短 1 个月，最长 1 年。

10. 强直性脊柱炎 马骁[16]运用阎小萍教授之经验方补肾强督方治疗强直性脊柱炎，取得良好的疗效。方药：熟地黄、淫羊藿各 10g，狗脊 30g，附子、鹿角胶各 10g，杜仲 25g，骨碎补 15g，补骨脂、羌活、独活、桂枝各 10g，续断 20g，赤芍、白芍、知母、防风各 10g，牛膝 6g，穿山甲 10g。每日 1 剂，共治疗 6 个月。治疗期间不服用其他同类药物。

11. 肿瘤 周雪林[17]应用仙朴消噎饮联合化疗治疗中晚期食管癌病人 159 例。方药：威灵仙、川厚朴各 15g，半夏 12g，半枝莲 15g，白花蛇舌草、石见穿各 30g，壁虎（冲服）3g，三七粉（冲服）、穿山甲（先煎）各 10g，西洋参、麦冬各 12g，临证加减。对照组 100 例常规化疗。对照组稳定率为 79%，治疗组为 91.2%，两组比较差异有统计学意义（$P<0.05$）。两组病人治疗后症状改善，生存时间、体重、血清肿瘤标志物水平情况，治疗组优于对照组，两组比较差异有统计学意义（$P<0.05$）。

李春有[18]以穿山甲外用治疗单纯性甲状腺肿大、结节，疗效显著。方法：穿山甲研末，每次 10g，米酒为糊，采用药物离子导入治疗机局部导入，每日 1 次，每次 50 分钟，20 日为 1 个疗程。疗程间休息 20～30 日，平均 2～3 个疗程即可治愈。

宋彩霞[19]以中药补阳还五汤加味内服，配合活血止痛药物（穿山甲、生马钱子、生南星、生川乌、生附子、蜈蚣、蟾酥等）外敷治疗癌痛，总有效率为 100%。

12. 肝纤维化 袁成民[20]采用三甲复肝合剂治疗肝纤维化 33 例，疗效可靠。药用炮穿山甲、制龟甲、煅牡蛎、黄芪、麦冬、三七粉。每次口服 30mL（每毫升相当于生药材 2g），每日 3 次，150 日为 1 个疗程。对照组 13 例，应用大黄䗪虫丸口服，一次 40 丸，每日 3 次，150 日为 1 个疗程。在改善肝脏组织学、减轻肝细胞炎症、阻滞肝纤维化进展、降解血清肝纤维化指标等方面，治疗组明显优于对照组，两组比较差异具有统计学意义（$P<0.05$）。

13. 肝硬化腹水　张学彬[21]自拟鼓胀汤合西药治疗肝硬化腹水38例，可明显提高疗效。方药：水蛭、三七各10g，白术、黄芪各40g，紫草、炮穿山甲（先下）各15g。随症加减，水煎每日分2次口服，2个月为1个疗程。可明显提高疗效。对照组用西药治疗。结果：治疗组总有效率为91.67%，对照组总有效率为69.23%。

14. 血栓性静脉炎　高维军[22]用穿山甲、地龙、当归、川芎、玄参等治疗下肢血栓性静脉炎34例疗效显著，其中深静脉炎15例，治愈9例，显效3例，有效2例，无效1例；浅静脉炎19例，治愈12例，显效3例，有效2例，无效2例。

15. 冠心病心绞痛　陈澍[23]自拟消栓通脉汤合西药治疗冠心病心绞痛，有较好的临床疗效。治疗组在常规应用上述药物的基础上加服自拟消栓通脉汤：红花、当归、桃仁、赤芍、地龙各10g，益母草8g，鸡血藤、穿山甲各15g，川芎20g，丹参、黄芪各30g，血竭5g。结果：❶疗效：治疗组总有效率达94.3%，对照组为73.3%，差异有统计学意义（$P<0.01$）；❷心电图改善情况：治疗组总有效率为85.7%，对照组为66.7%，差异有统计学意义（$P<0.01$）；❸两组血液流变学改变差异也有统计学意义（$P<0.01$）。

16. 白细胞减少　郑敏[24]师从福建省名老中医孙宜尧老先生，以黄芪浓煎送服穿山甲粉治疗白细胞减少症，疗效甚佳。

【病例】刘某，男，26岁。于1992年8月2日就诊。自诉近3年来常感头晕、疲乏，稍作轻微活动即心悸、汗出、眼花目眩，且日常极易感冒。检查：白细胞2.2×10^9/L，虽经中西医治疗，疗效欠佳。望其面色㿠白少神，印堂晦暗。纳果便溏，脉细弱无力，舌淡、苔薄白。显系气虚血少，气血瘀滞，脾胃虚弱。药用：炮穿山甲研粉4.5g，另以黄芪20g，当归6g，熟地黄、茯苓、怀山药各10g，砂仁6g，炙甘草 3g，浓煎，送服穿山甲粉。

1 周后，白细胞升至 $4.1×10^9/L$。效不更方，加减继服 1 个月，白细胞升至 $4.9×10^9/L$。自感神清气朗，诸症均减。嘱其每日以黄芪 30g 浓煎，送服炮穿山甲粉 4.5g，常服不辍。1 年后复诊，自云服药后白细胞一直保持在正常范围，且年内虽有流感流行，亦未见感冒。

17. 痤疮 王冬梅[25]采用钱文燕老中医辨证方配合穿山甲治疗重度寻常性痤疮 40 例，取得了良好效果。观察组基本方：金银花 30g，连翘、蒲公英、黄芩各 15g，炒栀子 6g，夏枯草、茵陈、川草薢各 15g，桃仁、红花各 10g，茯苓 15g，白术 30g，白茅根 20g，瓜蒌 30g。加减：纳呆、腹胀者加陈皮、厚朴各 10g；月经不调者加益母草 15g。治疗组在钱老辨证基本方中加入穿山甲 10g，伴随症状加减同上。以上汤剂均每日 1 剂，水煎 300mL，分 2 次口服，两组疗程均为 4 周。治疗期间，均未口服其他药物，亦无局部用药。嘱病人少食辛辣、油腻之品，勿挤压，避免熬夜。有效率观察组为 95%，对照组为 67.5%，两组有效率比较差异有统计学意义（$P<0.05$）。

【按语】穿山甲味咸性微寒，归肝、胃经，其作用在于"通"和"散"。通则活血、通经、下乳；散则散结、消痈、溃坚，主要用于以下两个方面：一是妇科疾病，包括月经失调，血瘀经闭，不孕带下，产后诸病，妇科肿瘤，以及产后乳汁不下、乳痈肿痛等；一是瘰疬流注、癥瘕积聚、风湿痹痛等，诚为攻坚破积良药。朱老常用于治疗风湿类疾病久病入络，关节疼痛、变形、僵硬、活动受限者，在益肾蠲痹方中参入本品，意在行血通络，散结止痛，均可获效。对于肿瘤，于辨证方中参用本品，可提高消肿止痛之功。然因其为国家二级保护动物，药源已不易得，临床使用受到限制。为减轻病人负担，可改用散剂，研极细末，每次 2g，每日 2 次冲服，效亦佳。

参考文献

[1] 赵晓琴. 中医杂志，2002，3：172.

〔2〕毕嘉. 中医杂志, 2002, 3: 171.

〔3〕任小琴. 现代中西医结合杂志, 2009, 10: 3594.

〔4〕席天五. 中国中西医结合杂志, 1992, 8: 466.

〔5〕陈晓明. 陕西中医, 2006, 10: 1265.

〔6〕董西林. 陕西中医, 1997, 2: 58.

〔7〕李如祥. 中医杂志, 2002, 2: 93.

〔8〕孙浩. 中医杂志, 2002, 4: 253.

〔9〕张建明. 中医杂志, 2002, 2: 93.

〔10〕卢伟. 实用中医药杂志, 2006, 3: 137.

〔11〕田霄燕. 中医杂志, 2002, 4: 254.

〔12〕王晓君, 等. 山东中医学院学报, 1996, 2: 100.

〔13〕赵丽华. 山东中医杂志, 2004, 12: 758.

〔14〕陈双全. 陕西中医, 1996, 10: 452.

〔15〕荆夏敏, 等. 实用中医药杂志, 2008, 2: 93.

〔16〕马骁, 等. 中国中医急症, 2009, 5: 721.

〔17〕周雪林. 世界中西医结合杂志, 2009, 6: 432.

〔18〕李春有. 中医杂志, 2002, 4: 253.

〔19〕宋彩霞, 等. 医药产业资讯, 2005, 2: 11.

〔20〕袁成民. 山东中医药大学学报, 2009, 1: 37.

〔21〕张学彬, 等. 陕西中医, 2009, 10: 1326.

〔22〕高继军. 陕西中医, 1994, 3: 111.

〔23〕陈澍, 等. 实用中西医结合临床, 2007, 2: 8.

〔24〕郑敏. 中医杂志, 2002, 4: 252.

〔25〕王冬梅. 北京中医药, 2008, 27 (8): 635.

〔张锋莉　周晓明 整理〕

3
活血祛瘀药

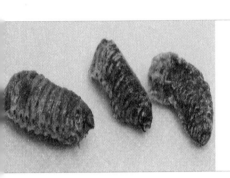

蛴 螬 (《神农本草经》)

蛴螬，别名蟦（《尔雅》），蟦蛴（《神农本草经》），地蚕（《郭璞》），蟹齐（《名医别录》），乳齐（《本草经集注》）等。历来不少本草书籍将其与蛴蛴混为一物，实为大误。蛴蛴乃天牛之幼虫，而蛴螬系昆虫纲鞘翅目金龟子的幼虫，不可混淆不辨。

蛴螬中含有谷氨酸、甘氨酸等18种氨基酸，多肽、糖类、生物碱、有机酸盐、甾体化合物等多种化学成分，脂肪，外细胞糖酶、蔗糖酶等多种酶，以及多种对人体健康有益的矿物质和维生素。药理研究表明其具有收缩血管、兴奋心脏、利尿和抗肿瘤、保肝、抗菌作用。

【炮制】❶活体应用：孵化周期1年，于8月将幼虫储于小瓷缸内，缸内放沤黑麦秸供养，可养至次年5月。9个月内可随时使用。❷干用：夏秋间翻土捕捉，捕捉后用开水烫死，捞出晒干。干燥处储藏。

【药性】辛，微温。入肝经。《名医别录》《本草纲目》谓"有毒"。

【功效】❶破血逐瘀、软坚散结，凡死血、干血导致的肢体疼痛、肝脾大、两目下黯黑、闭经等均可使用。❷消肿定痛，生用取汁滴喉可治疗喉痹，外敷治皮肤黏膜疮疡疼痛，并可用于历节风之关节疼痛。❸疗跌损、定疮痉，用于治疗跌打损伤所致关节肢体疼痛，并能治疗破伤风。
❹明目退翳，用于角膜溃疡及白内障。

【用量】 ❶内服：研末或入丸散，或装入胶囊。❷外用：鲜活幼虫汁液 0.5～1mL/次滴眼或滴喉，或外敷创面。❸不入煎剂。

【禁忌】 以其破血逐瘀之力较峻，孕妇体弱或无瘀滞者忌用。

【前贤论述】 ❶《神农本草经》：主恶血血瘀，血在胁下坚满痛，月闭，目中淫肤青翳白膜。❷《名医别录》：主治吐血在胸腹不去，及破骨跛折，血结，金疮内塞，产后中寒，下乳汁。❸《本草纲目》：主唇紧口疮，丹疹，破伤风疮，竹木入肉，芒物眯目……许学士《本事方》治筋急养血，地黄丸中用之，取其治血瘀痹也；又按鲁伯嗣《婴童百问》云，张太尹传治破伤风神效方：用蛴螬，将驼脊背捏住，待口中吐水，就取抹疮上，觉身麻汗出，尤有不活者。❹《本草图经》：取汁点喉痹，得下即开。

【应用】

1. **喉痹** 泛指咽喉肿痛的疾病，有外感、内伤之异，外感多责风热，起病急骤；内伤由阴虚而致，病情缠绵，不易速愈。《集验方》用活蛴螬取汁点喉痹，得下即开。此当指外感引起急性喉痹，即《杂病源流犀烛》所述："喉痹，痹者闭也，必肿甚，咽喉闭塞。乃风痰郁火，热毒相攻之症"是也。朱老在早年农村巡回医疗时亦尝试用，消肿定痛甚速。

【病例】 徐某，男，39 岁，农民。两日前寒热，喉痛面肿，继则肿势加剧。今日有窒塞之感，乃嘱其速觅活蛴螬数条，捣取汁滴入喉中，须臾流涎甚多，频吐之，喉肿渐消退而愈。

2. **破伤风** 蛴螬内服外敷治疗破伤风，有活血散瘀、解毒定痉等作用。但其痉搐如一时不能迅速控制时，即应加蝎尾 4 枚、蜈蚣 1 条、防风 9g、天麻 12g，共研细末，每服 6g，陈酒送下，每日 3 次，奏效较速。凡重症均应及早配合使用，以提高疗效。

有报道由《婴童百问》启示而用蛴螬治疗破伤风，获得较好的疗效，经治 14 例。结果治愈 11 例，死亡 3 例。有效病例均在 15～30 分钟张口自如，喉痉挛消失或减轻，口腔分泌物显著减少，能吞咽食物和药物。服药后抽搐虽能减轻，但尚不能制止，仍需配合其他方法治疗。3 例死亡者均因年老体弱，并有心肺功能不良。方法：将蜥蟷头向下，让其自然吐出黄水（如急用，可剪去其尾部，黄水随即流出）。取黄水搽在伤口上，可使伤口麻木，身上出汗。牙关紧闭者，可用蜥蟷水涂牙龈，亦可将蜥蟷捣烂如泥，外敷伤口，干后即换。或以蜥蟷 10 个，焙干为末，分 2 次用黄酒送服（小儿酌减）。上述方法每多合并使用。

3. 历节风　为痹证之一，又名白虎风、白虎历节。因其关节肿痛较甚，昼轻夜剧，游走不定，故前人又将其属之痛痹、行痹范畴。《圣济总录》之"蜥蟷散"，对此有较好之疗效：蜥蟷 7 枚（研烂），甘草（炙，研末）15g，制没药（研）、乳香（研）各 3g，同研烂，分 2 次服。煎黄酒一盏，调下，每日 2 次，能消肿止痛。

【病例】汪某，男，47 岁，工人。患历节风已四五载，关节肿痛，游走不定，时轻时剧，入暮为甚。舌苔薄腻、质衬紫，脉弦细。风寒湿邪袭踞经隧，夹有瘀滞，治宜祛风寒，化瘀滞，以《圣济总录》蜥蟷散消息之。药后疼痛显著减轻，肿势亦消，舌质紫色略化，此佳象也，前方续进，基本趋于稳定，以汤剂随症调理而愈。

4. 肝炎、肝硬化、肝癌　肝炎在临床上的证型较多，一般可分湿热内蕴、肝郁脾虚、肝血瘀阻、肝肾两虚等型，当随证施治。如呈现肝血瘀阻型者，当活血化瘀、软坚散结。蜥蟷长于化瘀消癥，对此最为合拍。1960—1962 年肝炎流行期间，朱老曾用此观察数十例，具有化瘀消癥、缩小肝脾、制止胁痛之功，获效较佳。

【病例】俞某，男，36 岁，干部。患无黄疸型肝炎已 5 个月余，面色晦滞，神疲纳呆，肝脾大，两胁刺痛，有时撑胀。舌质衬紫、边有瘀斑，苔薄腻，脉沉涩。肝脾郁滞，血瘀癖积，治宜疏肝化瘀而消癥散积：蜥蟷 60g（洗净、晒干）研细末，装胶囊，每服 1 粒，每日 2 次。1 周后胁痛定，纳谷增，精神振，第 2 周肿大之肝脾逐步缩小，舌质紫瘀渐化，脉涩渐利，调理善后之。

5. **闭经** 实证闭经，少腹胀痛，舌质紫暗或边有瘀斑者，均可选用蛴螬治之。单用或配伍以调经活血之品，均有佳效。

【病例】冯某，女，28岁，工人。闭经4个月，少腹胀痛，腰酸带多，舌苔薄、质衬紫，脉涩。此实证闭经，治宜和瘀通经：蛴螬20g，川芎60g，共研细末，装胶囊，每服4粒，每日2次，黄酒送下。连服8日，腹部胀痛加剧，继服之。2日后经事即行，色紫成块，腹之痛胀消失，再以逍遥丸早晚各服8g，调理而安。

6. **跌仆损伤疼痛** 跌仆损伤疼痛往往由于络损而血溢脉外，瘀血内阻，不通则痛。蛴螬擅长活血祛瘀，疗伤定痛，对此颇为合适。

【病例】金某，男，47岁，工人。因工作中不慎由高处跌下，两侧肩臂及大腿外侧青紫肿痛，经检查未见骨折。舌苔薄腻，脉弦。跌仆损伤络脉，致使瘀血内滞，可予活血祛瘀、疗伤定痛之品：蛴螬、三七各30g，共研细末，装胶囊。每服3粒，每日2次，温陈酒送下。药服3日，疼痛渐定，青紫趋消。

7. **角膜溃疡、白内障** 《神农本草经》用蛴螬治目中青翳白膜，《药性论》也有"汁滴目中去翳障"记载。角膜溃疡常并发虹膜睫状体炎，适时适度使用1%阿托品散瞳，防止粘连，眼局部点用抗生素眼药水和眼药膏并热敷。此外合用蛴螬新鲜体液点眼，每日0.5～1mL。点后包眼，每次4小时，每日1～2次。严重溃疡每日可点2～4次。蛴螬体液使用方法：蛴螬分数十种，只选用铜绿金龟子幼虫。寄生于沤黑麦秸中，特点是用脊背走路。取虫洗净，用75%乙醇棉球擦拭虫体，剪去头部，体液即可流出。用消毒镊子夹取黏稠黄白色体液（色黑者不用），点入眼内。[1]

【按语】蛴螬一药，早在《神农本草经》《名医别录》就有记载，其主要功效在于破血逐瘀、消肿解毒止痛、明目退翳，并有治疗破伤风、喉痹以及下乳汁、解毒疗疮等作用。《伤寒论》中"大黄䗪虫丸"就开始使用其治疗肝硬化、肝炎，并广泛应用于治疗腹腔实体肿瘤等。现代药理证实其有保肝及抗肿瘤的作用。蛴螬使用的指征，《本经疏证》曰："仲景所用通瘀药不下一二十种，独于两目黯黑之干血证用蛴螬，后人循此而识之，蛴螬可无误用矣。"其治疗角膜溃疡、白内障的作用已经确定，华西医科大学[2]已将蛴螬滴眼液研制成功，临床广泛用于治疗白内障。其主要含有甘氨酸、谷氨酸在内的 18 种氨基酸，说明古人记载蛴螬治疗目疾的正确性。对于治疗皮肤黏膜疮疡、喉痹等功效，可能与其含有抗菌肽有关，具有抗感染的作用。需特别注意的是，治疗喉痹、破伤风、目疾、皮肤黏膜溃疡时，应使用鲜活的蛴螬，疗效更佳。

参考文献

[1] 李宏，李光远. 中国医药学报，1994，9（6）：32-33.

[2] 阳长明，罗杰英. 中药材，2000，23（12）：769-771.

〔郭建文　潘　峰 整理〕

五灵脂 （《开宝本草》）

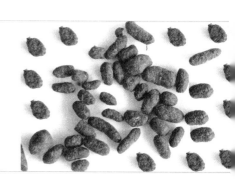

五灵脂，别名药本（《药谱》），寒号虫粪（《开宝本草》），寒雀粪（《中药志》），为鼯鼠科动物复齿鼯鼠或飞鼠科动物小飞鼠的干燥粪便。分布于东北、内蒙古、河北、山西、青海、甘肃、云南、新疆等地。

动物实验表明，五灵脂能增加动脉血流量，降低血管阻力，降低心肌细胞耗氧量，缓解平滑肌痉挛，并具有抗凝、增强体外纤维蛋白溶解作用。对兔离体子宫能短时间提高张力，部分出现后抑制现象，而对频率、幅度影响小。此外，具有抗结核和抗真菌作用。

【炮制】灵脂米需拣净杂质，筛去灰屑，灵脂块需打碎。取净五灵脂置锅内，文火微炒，随即喷淋米醋，再炒至微干、有光泽为度，取出晾干为醋制五灵脂。亦可酒制，制法同上，唯用黄酒喷淋。

【药性】味苦甘，性温。归肝、脾经。

【功效】❶活血止痛，用于心腹血气诸痛、久痛，痛处固定者。妇女闭经、产后瘀滞腹痛。男科阳痿、早泄、癃闭诸症。❷化瘀止血，用于妇女血崩，经水过多，赤带不绝，诸失血证。❸消积导滞，用于小儿疳积、血痢、泄泻初起、反胃等症。❹解毒，外治蛇、蝎、蜈蚣咬伤及疮疥。生用行血止痛力强，炒炭偏于化瘀止血。

【用量】❶内服：煎汤，5～10g，或入丸、散。❷外用：适量，研末撒或调敷。

【禁忌】孕妇慎服。

【前贤论述】❶《开宝本草》：主疗心腹冷气，小儿五痔，辟疫、治肠风，通利气脉，女子月闭。❷《本草纲目》：止妇人经水过多，赤带不绝，胎前产后，血气诸痛；男女一切心腹、胁肋、少腹诸痛，疝痛、血痢、肠风腹痛；身体血痹刺痛，肝疟发寒热，反胃，消渴及痰涎挟血成窠，血贯瞳子，血凝齿痛，重舌，小儿惊风，五痫，癫疾；杀虫，解药毒及蛇蝎蜈蚣伤。❸《本草蒙筌》：行血宜生，止血须炒，通经闭及治经行不止；定产妇血晕，除小儿疳蛔。

【应用】

1. 消化性溃疡、慢性胃炎 久病入络，胃脘痛处固定者，以五灵脂活血化瘀止痛，配合舒肝健脾、散结消肿、和胃止痛药物柴胡、法半夏、白术、鸡内金、蒲公英、延胡索等有佳效。对此，章次公先生多参入五灵脂、九香虫、炒蚕沙、刺猬皮、仙鹤草、伏龙肝、蔷薇花等，能化瘀而不伤新血，止血而不致留瘀。

朱老治疗十二指肠球部溃疡、慢性萎缩性胃炎常用胃安散：莪术 50g，红参 45g（或用党参 90g）、生黄芪、怀山药、蒲公英、枸杞子各 90g，鸡内金、炮刺猬皮、生蒲黄、五灵脂、徐长卿各 60g，炮穿山甲、玉蝴蝶、凤凰衣各 45g，甘草 30g（共研极细末，每服 4g，每日 3 次，餐前服），有止痛、消胀、愈疡、开胃进食之功。对萎缩性胃炎病理切片报告有肠上皮化生或不典型增生者亦有显著作用，坚持服用，并视具体病情适当调整药物（如阴虚加生地黄、麦冬、白芍，阳虚加炒白术、荜茇、高良姜之类），可获根治。

【病例】胡某，男，26 岁。患十二指肠球部溃疡，曾经多次便血（柏油样便）。最近因情绪紧张，工作劳累，胃痛，痛处固定拒按，痛时如针刺状。又见黑便。乏力、头晕、面色苍白，舌淡，脉细弱，证属气虚血瘀。处方：

红参 9g	当归 10g	炒白术 10g	赤芍 10g
白芍 10g	茯苓 15g	炮姜炭 6g	炙甘草 6g
生地榆 12g	五灵脂 12g	伏龙肝 50g（先用水 4 碗，搅和，澄清后去渣及浮沫，代水煎药）	

4 剂后痛止，已无明显黑便，精神转佳。易方以胃安散，加海螵蛸 90g、浙贝母 60g、甘松 30g，每日 3 次，每次 5g，调理 2 个月余，诸症悉除，复查壁龛已愈合。

2. 痢疾、泄泻　章次公先生曾创制"灵丑散"（五灵脂、牵牛子等份为末，每服 3～6g），对痢疾、泄泻初起，胃肠积滞未消者，屡奏佳效。朱老经验，凡痰瘀交阻、宿食不消、浊气壅塞而致腹痛撑胀，此药悉可选用，往往可奏浊气下趋、阴阳调和、胀消痛定之效。

【病例】王某，男，44 岁，工人。痢下白多赤少，日八九行，腹中切痛，里急后重，已 3 日。胸脘痞闷，不思饮食，舌苔白腻罩黄，脉滑数。湿热食滞，交阻阳明，倾刮脂液，化为脓血。病在初期，祛邪为急，拟予宣清导浊、化滞和中。处方：

桔梗 10g	五灵脂 10g	炒枳壳 6g	生白芍 15g
牵牛子 4g	青皮 5g	陈皮 5g	生甘草 5g
地枯萝 10g（埋在地里未挖出来的干瘪萝卜）			

连进 3 剂，腹痛大减，后重已除，下痢减为日两行，无赤白黏冻。原方去五灵脂、牵牛子，加山药 20g，续服 3 剂，调理而瘥。

3. 慢性活动性肝炎　姜春华教授在探索慢性活动性肝炎肝区疼痛治法的过程中，屡用疏肝利气、养血柔肝，竟无良效。后经反复思考，悟到肝炎乃肝细胞肿胀坏死，属肝血郁滞。气为血阻而致气行不畅，郁结为痛，利气柔肝只治其标，不治其本，活血化瘀才是治本之道。故对于慢性肝炎，直至肝硬化腹水都以活血化瘀为主，活血化瘀治则贯穿始终，除非出现禁忌证时暂停。如虚证十分明显，则先补虚，待病情好转后再用。若情

101

况允许则化瘀法一用到底。具体运用时分作三步走，即一步用活血化瘀，二步加九香虫，三步再加五灵脂、制乳香。他还遵李中梓之说，将人参与五灵脂配伍治疗肝脾大而取显效。

4. **冠心病心绞痛**　五灵脂活血散瘀止痛的功效与乳香、没药相似，是一味治疗血滞诸痛的要药。近年来临床上常用本品配合活血理气药治疗冠心病引起的心绞痛，有一定疗效。朱老认为，本病恙情缠绵，反复发作，常呈气虚血瘀或本虚标实之证，故临床上常加入益气之黄芪、太子参等药。

5. **肺气肿**　肺气肿（肺胀）多继发于慢性支气管炎、哮喘等疾，由于肺脏膨胀，先贤根据症状推理而定名为"肺胀"是十分确切的。同时在治疗上有"皱肺法"，创制"皱肺丸"治疗本病，具有良效。《百一选方》《圣济总录》《世医得效方》《普济方》均载有该丸，由五灵脂60g，柏子仁15g，核桃仁8枚组成，共研成膏，滴水为丸，如小豆大，甘草汤过口，每服15粒，每日2次。有祛瘀化痰、敛肺纳肾之功，对肺气肿之轻症有较好的疗效。

【病例】方某，女，61岁，农民。宿有慢性支气管炎，冬春为甚。近年来发作较频，咳逆气短，活动后更甚，胸闷欠畅。胸透：两肺透亮度增强。苔薄腻、质衬紫，脉细。此肺肾两虚、痰瘀阻滞之肺胀也，予敛肺纳肾法。皱肺丸两料，每次15粒，每日2次。服药2周后，咳呛显减，胸闷、短气改善，每晨继服该丸，晚服河车大造丸6g，逐步痊复。

6. **痛经**　为妇女常见的一种病症，以行经期或行经前后出现小腹疼痛为特征，有寒热虚实之分。寒者宜温经散寒；气血虚弱者宜调补气血；唯气滞血瘀者，必须活血行气、祛瘀止痛。失笑散为应手得效之方。湖北中医学院拟定之"痛经汤"由失笑散（五灵脂、蒲黄）加当归、川芎、丹参、香附、白芍、桃仁、九香虫组成，具有活血化瘀、行气止痛之功，奏效更佳。

7. 崩漏（功能性子宫出血）　产后恶露未净或妇科手术后，瘀血阻滞冲任、血不归经为崩漏的常见原因。所谓"血实者宜决之"，五灵脂擅长化瘀止血，可理诸失血证，令血自归经而不妄行，达止血而不留瘀之目的。

【病例】李某，女，35岁。1992年4月8日初诊：病人2个月前因"卵巢囊肿"行手术治疗，术后经血紫黑夹有片状瘀块，且数日不净，淋漓不断。近1周来经量增多，流血不止，少腹冷痛喜按，血色紫暗成块，块去痛减。妇科检查无特殊发现。诊断为功能性子宫出血。症见面色发白，精神疲倦，心悸，气短，舌淡红、苔薄白，脉沉涩。证属瘀阻胞脉，冲任失调。治宜活血化瘀，温经止痛。处方：

生蒲黄 10g（包煎）	五灵脂 10g	制香附 12g	当归 12g
延胡索 12g	小茴香 10g	炮姜 5g	赤芍 12g
茜草 15g	肉桂 5g	甘草 5g	

二诊：上方服4剂后，阴道排出大小片状瘀块，腹痛大减，守原方加墨旱莲、女贞子各15g。再服4剂后，血块基本消失，但血量稍增多，瘀血已除，改投益气养血、摄血固经之剂，以资巩固。

8. 输卵管阻塞性不孕　前贤有"种子必先调经，经调自易成孕"之说，胞络寒凝瘀阻而致不孕，宜温通胞络，化瘀调经。经信通调，继以补益肝肾以助孕，为治疗输卵管阻塞性不孕之有效方案。五灵脂生用行血而不推荡，非若大黄之力迅而不守，以此疏通胞络，颇为适宜。[1]

9. 儿枕痛　又名产后腹痛。用五灵脂一味置于锅内加米醋炒，待闻到药味后取出研细。每服6g，用绍兴酒或黄酒送下，对产后腹痛效佳。[2]

10. 男科病　五灵脂为足厥阴肝经引经药，对男女少腹诸痛均可奏效。少腹逐瘀汤中五灵脂不可或缺，治疗不射精症、阳痿、慢性前列腺炎等多种男性疾病但见少腹、阴部疼痛固定者，取效良好。[3]

11. 尿路结石、肾绞痛　尿路结石除湿热煎熬成石之说外，血行瘀滞、瘀血成石亦不可忽视。对于长期腰腹部隐痛固定的尿路结石，用少腹逐瘀汤治疗。以五灵脂配伍生蒲黄、当归、川芎活血化瘀、通滞止痛，适当配合利尿溶石药，往往有效。[4]

12. **脑震荡后遗症**　汪达成报道五灵脂、血竭、青木香配伍随症加减可治疗脑震荡后遗症。如气虚血瘀可配伍黄芪、当归、丹参以加强益气活血、化瘀通络之力。一般3～7日症状可以减轻，再以上方加减制成丸剂服用1～2个月，常可痊愈。[5]

13. **肿瘤**　平消片由郁金、仙鹤草、五灵脂、白矾、硝石、干漆（制）、枳壳（麸制）、马钱子粉组成，五灵脂是其中重要成分。该方具有活血化瘀、止痛散结、清热解毒、扶正祛邪之功效，在临床应用多年，具有缓解症状，缩小瘤体，抑制肿瘤生长，提高人体免疫力，延长病人生命等作用。实验研究表明平消片可明显抑制实体瘤生长，对腹水瘤荷瘤小鼠的寿命有延长的趋势。对热板法和醋酸扭体法两种实验模型均表现出明显的镇痛作用，对于减轻肿瘤病人的疼痛症状有很大的帮助。此外，还具有促进巨噬细胞对肌红细胞吞噬作用，提高机体的非特异性免疫功能，能够对抗化疗药物引起的机体免疫功能减弱，减少肿瘤病人并发症，提高病人生活质量。[6,7]

14. **丹毒**　丹毒主症为皮肤红肿热痛，可伴高热，由风湿热诸邪化火而致。淋巴管瘀滞亦是重要的病理机制。五灵脂化瘀定痛，兼有杀虫解毒之功效，用于丹毒颇为贴切。

南京铁道医学院附属医院[8]自拟五灵汤，组成为五灵脂、商陆各9g，蒲公英、紫花地丁、马齿苋、车前草各30g。每日1剂，水煎分为2次服。治疗50例典型丹毒，其中男性18例，女性32例，服本药前及服药期间均未合并用其他抗菌类药物。服药后皮肤炎症消退，体温正常，服完3剂达到治愈的共43人，治愈率86%；服完4剂达到治愈的共48人，治愈率96%。

15. **冻疮**　刘世金[9]报道用五灵脂散治冻疮收效颇佳。处方：五灵脂60g，肉桂10g，樟脑粉2g。前两味药用文火焙，研为细末再入樟脑粉研匀，凡士林调匀装瓶备用。每用适量，涂擦患处，每日 1 次，轻者 3～5 次愈，重者 10 次愈。

16. 瘢痕疙瘩　五灵脂可抑制皮肤结缔组织增生，并促使其纤维束融合皱缩。有作者[10]用五灵脂丸治疗瘢痕疙瘩效果良好。五灵脂丸（五灵脂研细面炼蜜为丸），每丸 9g，每次 2 丸，每日 3 次，口服。疗效与醋酸曲安奈德注射液封闭治疗相当。五灵脂丸对瘢痕疙瘩的治疗，特别是对有激素使用禁忌证如高血压、糖尿病、骨质疏松等病人是一种很好的药物。

17. 毒蛇咬伤　五灵脂有化瘀、止痛、解毒之功，伍以善解毒蛇、虫蜇伤之雄黄，对毒蛇咬伤中毒，具有较好之疗效。汪渭忠[11]运用五灵脂加入辨证处方内服，配合中药外洗、敷药等内外结合方法治疗毒蛇咬伤 20 例，效果良好。

【按语】五灵脂味甘性温，气味俱厚，入足厥阴肝经、足太阴脾经，为活血散血之要药，又能降浊气而和阴阳，应用范围相当广泛。机体多个系统的病症如冠心病、肝脾大、输卵管阻塞、泌尿生殖系统炎症包块、各种肿瘤凡见瘀阻积滞、痛处固定、浊气不降、阴阳失和者，均可参用。朱老云："五灵脂能入血分以行营气，能降浊气而和阴阳，它的多种作用即可据此引申和参悟"，言简意深，发人深思。其降浊气的作用从《内经》治鼓胀用"鸡矢醴"推衍而来。凡痰瘀交阻、宿食不消、浊气壅塞而致腹痛撑胀，此药悉可选用，往往可奏浊气下趋、阴阳调和、胀消痛定之效。此外，朱老还以之治疗肺气肿，取得佳效。

人参、五灵脂为中药"十九畏"中的一对药，向来在配伍禁忌之列。两者为何相畏？同用后会出现哪些不良反应？均无一个明确的说法。章次公先生早在 20 世纪 30 年代编写的《药物学》中即指出：两者完全可以同用，希望医药界同仁勿为成说束缚。朱老认为，久病多虚亦多瘀，胃脘久痛者，恒多气虚挟瘀之证。由于脾胃气虚，故症见乏力、面苍，空腹时则痛，得食可暂安。由于瘀血阻络，故疼痛较剧，病人痛如针扎、痛点固定，舌见瘀斑，大便隐血多是阳性。此与单一的脾胃虚寒，多见其痛绵绵、喜热喜按者明显有异，其治须以益气化瘀为主。故人参、五灵脂同用，一以益气，一以化瘀，乃症情之的对。经长期应用观察，并未发现两药同用后有任何不良反应。朱老治疗十二指肠溃疡、慢性萎缩性胃炎的胃安散即以人参（党参）与五灵脂同用，有止痛、消胀、愈疡、开胃进食之功，对萎缩性胃炎病理切片报告有肠上皮化生或不典型增生者亦有显著作用。

参考文献

[1] 胡长春. 湖南中医杂志，2005，1：49.

[2] 邹焕然. 广东医学，1966，2：21.

[3] 赵锡峰. 实用中医内科杂志，2006，20（4）：412.

[4] 贾世复，杨士珍. 光明中医，2006，6：53.

[5] 汪达成. 江苏中医药，1990，4：34.

[6] 贾堃. 陕西中医，1984，6：10.

[7] 程嘉艺，阎醒予，刘守义，等. 中成药，2008，3：350.

[8] 南京铁道医学院附属医院新医外科. 江苏医药，1975，5：57.

[9] 刘世金. 新疆中医药，1989，1：48.

[10] 武水斗，伊书红. 北京中医药大学学报，中医临床版，2006，4：23.

[11] 汪渭忠. 江西医药，1965，12：1178.

〔陈达灿　刘　炽　刘俊峰　朱海莉　黄楚君 整理〕

鼠妇虫 （《神农本草经》）

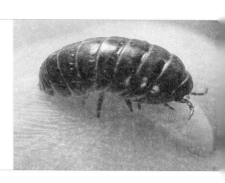

鼠妇虫，别名鼠负（《尔雅》），委黍（《名医别录》），鼠姑（陶弘景），鼠黏（《蜀本草》），地虱（《本草纲目》），为卷甲虫动物普通平甲虫或潮虫科动物鼠妇的干燥虫体。分布于吉林、河北、山东、江苏、浙江等地。药理研究其具有镇痛和致高蛋白血症作用。

【炮制】春、夏、秋三季捕捉，用铁锅炒干，或用开水烫死，晒干或焙干。

【药性】酸咸，凉。归肝、肾经。

【功效】破瘀血，消癥瘕，通闭经，利水道，解热毒，定惊痫，止疼痛。主治癥瘕、疟母、血瘀经闭、小便不通、惊风撮口、牙齿疼痛、鹅口诸疮、癖积疼痛属于热证、实证者，均可选用。

【用量】❶内服：煎汤，6～15g，止痛30～60g，或入丸、散。❷外用：适量，研末调敷。

【禁忌】孕妇及体虚无瘀者禁服。

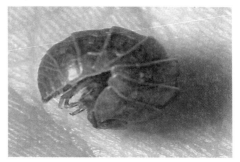

【前贤论述】❶《神农本草经》：主气癥不得小便，妇人月闭，血瘕，痫痉，寒热，利水道。❷《日

107

华子本草》：通小便，能堕胎。❸《本草纲目》：治久疟寒热，风虫牙齿疼痛，小儿撮口惊风，鹅口疮，痘疮倒黡，解射干毒、蜘蛛毒、蚰蜒入耳。❹《本草求原》：主寒热瘀积，湿痰，喉证，惊痫，血病，喘急。❺《萃金裘本草述录》：善通经脉，能化癥瘕，治痃疟日久，结为疟母，以其破血而消坚也。

【应用】

1. 慢性支气管炎　早年即有报道用鼠妇虫研碎压片治疗慢性支气管炎，每次服 1～2.5g，每日 3 次，15 日为 1 个疗程。共治 247 例，近期治愈 24 例，显效 71 例，好转 107 例，无效 45 例。总有效率 81.8%，其中喘息型 83.4%、单纯型 79.4%，以肺肾虚偏寒型疗效较好，对咳、喘、痰均有一定作用。多数病人服后均有不同程度口干，一般停药后自行消失。[1]

2. 食管癌、胃癌梗阻　阎付荣等[2]以开管散（鼠妇虫、青礞石等份研细末）每次 1～2g，每日 4～6 次，置于舌根部含服，不用开水冲服。治疗 48 例，明显缓解者（完全性梗阻转可进流质）食管癌 4 例，胃癌 2 例；无效者食管癌 3 例，胃癌 2 例。

3. 肝癌疼痛　姚善业等[3]对肝癌剧痛者给予鼠妇虫干品 60g，加水适量，水煎 2 次取汁 240mL，混合后每日分 4 次口服，有一定疗效。服药期间禁食酸、辣、腥。

4. 口腔炎、扁桃体炎、鹅口疮、牙龈炎　本品善于活血散瘀、清解热毒，又能止痛，故外用对上述诸病有著效。选取活鼠妇虫 30g，洗净，置瓦上焙干研细，加冰片少许，装瓶密封。用时取药粉吹患处，不宜咽下，可随口涎唾出，每日 2～3 次。据报道治疗 250 例，一般 3～5 日可以获愈。[4]

5. 各种疣赘　用活鼠妇虫研烂至汁出，直接涂抹患处，每日 1～2 次。平均每个扁平疣用 1～2 只，寻常疣、鸡眼每个用 1～5 只，反复涂擦至汁尽为止。治寻常疣 45 例，治愈 38 例，好转 4 例，无效 3 例，总有效率 92.8%。治扁平疣 30 例，治愈 19 例，好转 6 例，无效 5 例，总有效率

83.3％。治鸡眼 80 例，治愈 68 例，好转 8 例，无效 4 例，总有效率 95％。其中用药 1～5 次治愈 45 例，5～10 次治愈 18 例，10 次以上治愈 5 例。[5]

6. 闭经、痛经　其因有虚实之分，本品活血破瘀之力较峻，适用于因瘀血阻滞而致的实证闭经或痛经。临证可配伍和瘀调经之当归、川芎、五灵脂、桃仁等。

【病例】于某，女，35 岁。痛经 5 年余，似于人工流产后盆腔感染所致。每至行经前 3～5 日即觉腹痛，而至行经时少腹剧烈疼痛，甚则可致昏厥。经色紫红，量偏多，有血块排出，血块排出后痛始减，常去医院急诊注射哌替啶可略缓。于市妇产医院做腹腔镜检查诊为"子宫内膜异位症"。曾先后服用中药桂枝茯苓丸，少腹逐瘀丸等不效。此次经将至，而腹痛又作，乃来求治。见惊恐焦虑，面容黯淡憔悴，乳房少腹胀痛牵掣感，舌淡红黯紫、苔白干，脉弦缓细。诊断：痛经。辨证：厥阴瘀滞，久病入络。处方：

鼠妇虫 4g（焙，研末服）	䗪虫 5g	炒蒲黄 20g
五灵脂 10g	三七 10g	柴胡 6g	当归 15g
炒白芍 15g	生地黄 15g	生白术 15g	丹参 15g
桂枝 10g	炙甘草 15g		

服药 1 剂腹胀掣痛感即觉减轻，至第 3 剂时月经来潮，经痛又作，但觉较以前程度减轻，似可忍受，至第 3 日血块下尽后腹痛消失。感本方有效，欣喜万分。坚持服用本方至 30 日后经行，已无明显痛经，又间断服本方加减 2 个月余，诸症皆愈，至今已 3 年未发。（摘自石志超教授著《虫类本草证治拾遗》）

7. 尿潴留　本品具有利小便之功，凡因气阻及血、湿热内壅而致小便不利者，可用本品研细末，黄酒送服。对产后小便不利甚效，一般本品 10g，配合车前子、泽泻各 15g，煎服，利尿之功颇著。

8. 久疟　因鼠妇虫"善通经脉，能化瘀癖"（黄元御语），所以凡疟疾反复发作、脾大，而舌有瘀斑或衬紫者，均可以本品制丸治之。或采用鳖甲煎丸，每服 8g，每日 2 次。

【按语】鼠妇虫味酸咸，性凉，归肝、肾经。功擅破瘀血，消癥癖，通闭经，利水道，解热毒，截疟疾，定惊痫，止疼痛。其临床应用主要在以下几个方面：瘀血内阻之肿瘤梗阻及疼痛；月经不调闭经者；湿热或瘀血所致小便不利者；外用治疗各种口咽炎症、皮肤疣赘；对各种手术后疼痛也有明显的止痛、镇静效果。

应当注意，本品适用于热证、实证者，因其破瘀之功较猛，故凡孕妇或体虚而无瘀滞者慎用。

参考文献

[1] 天津市红桥区第一防治院. 防治院报，1972，（1）：35.

[2] 阎付荣，等. 浙江中医杂志，1980，6：270.

[3] 姚善业，张一雄. 陕西中医，1986，（11）：512.

[4] 湖南省卫生局. 中草药新医疗法展览资料选编，1970：269.

[5] 刘耀驰. 中西医结合杂志，1985，（1）：55.

〔朱婉华　蒋　恬 整理〕

水　蛭 《《神农本草经》》

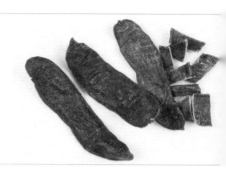

　　水蛭，别名蛭蟓（《尔雅》），马蛭（《唐本草》），马蟥（《本草图经》）等，为医蛭科动物日本医蛭和宽体金钱蛭的全体，分布于全国各地。

　　水蛭的主要成分为蛋白质，新鲜水蛭唾液腺中含有一种抗凝血物质水蛭素（Hirudin），在空气中或遇热，或在稀酸中均易破坏，故在商品水蛭中水蛭素已被破坏。现代药理研究表明水蛭具有抗凝、抗血栓、降血脂、促进血肿吸收、保护缺血缺氧组织以及抗肿瘤等作用。

　　【炮制】❶水蛭：洗净、闷软，切段、晒干。❷炒水蛭：取滑石粉入锅内炒热，放入切段的水蛭，炒至微微鼓起，取出，筛去滑石粉。❸油水蛭：取洗净水蛭，置锅内用猪油炸至焦黄色，取出，干燥即成。

　　【药性】味咸苦，性平，有毒。入肝、膀胱经。

　　【功效】逐恶血、瘀血，破癥瘕积聚。用于妇女闭经，干血成痨，跌仆损伤，目痛，云翳。

　　【用量】❶内服：煎剂用 4～8g，入丸、散 0.5～1g。❷外用：置病处吮吸，或浸取液滴。

　　【禁忌】体弱血虚，无瘀血停聚及孕妇忌服。

【前贤论述】❶《神农本草经》：主逐恶血、瘀血、月闭，破血瘕积聚，无子，利水道。❷《名医别录》：堕胎。❸《本草拾遗》：人患赤白游疹及痈肿毒肿，取十余枚令啖病处，取皮皱肉白，无不差也。❹《本草衍义》：伤折。

【应用】

1. 脑梗死 本病属中医"中风"范畴，其病因病机不外乎风、火、痰、瘀、气、血六端。后遗症主要表现为气滞血瘀，治疗应予活血化瘀、行气通络为主。使用活血化瘀虫类药能有效改善脑梗死证候，加快病人康复，缩短疗程，提高疗效。徐玉锦[1]自制复方水蛭胶囊，合用清开灵注射液治疗脑梗死，取得显著疗效。复方水蛭胶囊由水蛭、人参、熊胆、牛黄、胆南星组成，其中水蛭与其他 4 种药的比例为 4：1：1：1：1。上药研末装胶囊，每粒 0.5g，每日 5 粒，分 3 次口服，并给予清开灵注射液 60mL 加入 5‰ 葡萄糖注射液 250mL 中静脉滴注，每日 1 次。水蛭入汤剂一般 2～3g，而在治疗脑血栓形成时，张全忠[2]认为可用至 10～20g。

2. 脑出血 巩树研[3]等采用单味生水蛭治疗脑出血，收到良好疗效。除应用甘露醇脱水降颅压及对症治疗外，给生水蛭粉 4g 冲服。每日 3 次，5～10 日为 1 个疗程，连续服用 2～3 个疗程。

3. 风湿性心脏病 本病相似于"心痹"之候，多因风、寒、湿之邪侵入经络，搏于血脉，以致心体残损，气血亏虚，血流失畅，瘀而郁滞。久则脾肾亦虚，症见心悸气短，唇绀足肿，舌有瘀斑，脉细结代。朱老认为，凡瘀血征象明显而体气不太亏虚者，应侧重活血化瘀，佐以温阳利水、益气宁心之品。处方：潞党参、生黄芪、炒白术、茯苓各 15g，当归、丹参、桃仁、红花各 9g，水蛭粉 1.5g（分吞），虻虫 1.5g，炙甘草 5g，每日 1 剂。如体气亏虚较甚者，则又当先予温阳益气以扶正，而后再参用活血化瘀的水蛭、虻虫，必须斟酌虚实施用，方不致误。

【病例】郭某，男，45 岁，农民。5 年前患风湿热，经治稳定，但后因受寒、劳累而数度复作，以致二尖瓣狭窄，诊为"风心病"。面色少华，两颧紫黯，稍事活动即感心悸、气短，甚则唇绀、咳呛，入暮两足浮肿加甚。苔薄腻、边有瘀斑，脉细涩而结代。病久致虚，心气不足，肺气失宣，致血瘀郁滞，脉气失利。心痹已成，不易根治。治宜益气养营，活血化瘀，以调心气而利脉道。予上方5剂，药后自觉胸次畅适，心悸、气短亦较缓。后继守原方损益，症情逐步稳定，舌边瘀斑日渐消失，遂以膏剂调治巩固之。

4. **冠心病**　冠心病隶属中医之真心痛、厥心痛、胸痹等，多因气滞不通、血脉瘀阻所致，故"活血化瘀"是其重要治则之一。朱老认为，这仅是对实证而言，仍属治标，其本在心肝肾气阴两虚，故应审证用药，标本同治。对于气滞血瘀、经脉挛急、血运不畅而致心绞痛，甚者心肌梗死，而舌与口唇有明显瘀斑时，在一般活血化瘀、理气通阳剂中加用水蛭2～4g，每获佳效。

张少华[4]运用水蛭胶囊治疗不稳定型心绞痛，每次服4粒（每粒含水蛭粉0.15g），每日3次。与肠溶阿司匹林比较，显示出水蛭胶囊在不稳定型心绞痛治疗方面的优势。

5. **周围血管病**　杨同华等[5]采用以水蛭为主的水龙四物汤治疗深静脉血栓形成，临床应用效果确切而安全。方由水蛭、地龙、桃仁、红花、生地黄、赤芍、当归、川芎、三七等组成，水蛭最大量时用到每日20g。初步观察，水龙四物汤即使与抗血小板、抗凝西药一同使用，水蛭用至每日20g，临床仍未见出血现象，凝血筛选检测也未见异常。

李密峰等[6]以鲜水蛭外敷治疗血栓闭塞性脉管炎，疗效满意。方法：将采集到的成虫活水蛭放入75%乙醇溶液中浸泡30分钟，取出虫体后，每10条加生大蒜1瓣共捣成酱泥，加入适量鸡蛋清，调匀后涂擦患处。对局部缺血期和营养障碍期者，每日涂擦患处1次；对坏疽期溃疡者，将水蛭蒜肉泥填充在溃疡创面上，外以纱布固定，每日换药1次；合并感染者，配合抗生素静脉滴注，不用其他药物。

6. **支气管哮喘**　董汉良[7]从痰瘀同治角度，用水蛭治疗咳喘取得较好的效果。认为痰水内结，诸药少效，佐以水蛭 5g，有明显利水化痰之功。

❶咳喘固本的经验方：水蛭粉 100g，蛤蚧尾 1 对，川贝母 50g，冬虫夏草 100g，西洋参 80g，共研细末为一料装胶囊，每次 5～10g，每日 3 次。

❷咳喘治标经验方：水蛭粉、地龙粉、川贝母各 50g，麻黄、天竺黄、胆南星各 100g，陈皮 50g 共研细末为一料，每次 1 匙（10～15g），开水调服，每日 3 次。两方可交替使用，对咳喘或未发时服固本方，慢性咳喘服治标方。

7. 高脂血症　王正红[8]使用水蛭粉对高脂血症病人降脂作用进行了临床观察，取得比较满意的疗效。方法：水蛭烘干打粉，用空心胶囊装，温开水送服，每次 1g，每日 3 次，30 日为 1 个疗程。

8. 脂肪肝　李毅[9]观察自拟五虫方（水蛭、蜈蚣、全蝎、乌梢蛇、僵蚕、蚕蛹共研粉末或将粉末装胶囊）治疗 128 例脂肪肝的疗效，与舒肝丸和丹参片治疗的 32 例进行对照，疗程 3 个月。结果：治疗组 128 例，治愈 39 例，显效 38 例，有效 34 例，无效 17 例，总有效率为 86.7%；对照组 32 例，治愈 2 例，显效 4 例，有效 3 例，无效 23 例，总有效率为 28%。治疗组优于对照组（$P < 0.05$），提示五虫方治疗脂肪肝有较好疗效。

9. 门静脉高压脾切除后血小板增多症　绝大多数门静脉高压脾切除后血小板增多症病人都有发热、舌红、脉弦数等营血瘀热征象，应予凉血化瘀。秦亮甫教授采用大剂量水蛭、虻虫、生地黄等药，取得显效，朱老甚为赞赏，并验证于临床，收效亦同。一般服 2～4 剂后血小板数即显著下降。

【病例】刘某，男，41 岁。住院号：19214。于脾切除后 8 天，血小板数高达 122.5×10^9/L，服"水蛭汤"3 剂。处方：

水蛭 6g	虻虫 9g	蟅虫 9g	桃仁 9g	牡丹皮 9g
生地黄 20g	生蒲黄 15g		五灵脂 15g　5 剂	

药后血小板下降至 36×10^9/L。停止服药 2 日，血小板数回升至 51.5×10^9/L。

〔按〕此方破瘀之力甚峻，宜中病即止，毋使过之。

10. **肾病综合征** 肾病综合征以大量蛋白尿、低蛋白血症、明显水肿、高脂血症为主要表现，属中医"水肿""虚劳"范畴。服用水蛭，有利尿消肿、减少蛋白尿、降脂减黏的功效。暴连英[10]治疗本病在辨证分型服用汤剂的同时，配服水蛭胶囊 10 粒（每粒 0.13g），每日 2 次。治疗前和疗程结束后病人尿蛋白、血胆固醇、血肌酐、血浆纤维蛋白原等指标均有明显下降。

11. **蛋白尿** 蛋白尿是肾脏疾病最常见的临床症状之一，持续大量蛋白尿会引起肾小球基底膜增厚、系膜基质增加而致肾小球硬化，最终出现肾衰竭。孙怡[11]等运用黄芪水蛭合剂治疗肾小球性蛋白尿，疗效满意。方药：黄芪 50g，当归 25g，水蛭 10g，柴胡 15g，茯苓 20g 等。该方能通过保护和修复肾小球电荷屏障，改善肾小球机械屏障损害，减轻肾小管间质损伤，抑制血小板聚集，提高机体免疫力，从而获得控制尿蛋白排泄，调节肾内血流量，减轻炎症细胞在肾小球周围和肾小管间质的浸润，延缓肾衰竭进程等较满意疗效。

12. **糖尿病** 黄全海[12]等应用水蛭素制剂脑血康片治疗 2 型糖尿病，结果显示其有明显改善胰岛素抵抗的作用，提高胰岛素敏感性，降低血糖。高瑞东[13]应用水蛭胶囊治疗糖尿病性周围神经病变 110 例，随机分为治疗组 60 例和对照组 50 例。两组基础治疗相同，治疗组给予水蛭胶囊口服治疗，对照组给予甲钴胺片口服治疗，3 个月后比较疗效。结果：治疗组显效 32 例，有效 25 例，总有效率 95%；对照组显效 16 例，有效 20 例，总有效率 72%，两组总有效率差异有统计学意义（$P < 0.05$）。

13. **恶性肿瘤** 食管癌早中期多表现为气滞痰聚、血瘀毒踞的实证；晚期则因病程缠延日久，进食困难，而致气阴两亏、虚实夹杂。治疗必须审证求因，从因论治。朱老根据病机，曾拟订"通膈利噎散"（水蛭 10g，炙全蝎、蜈蚣各 20g，僵蚕、蜂房各 30g，共研细末，每服 4g，每日 3 次）治疗中晚期食管癌，部分能控制进展，部分可以临床缓解，延长生存期。

因诸药均有消坚破结，解毒化瘀之功，冶为一炉，相辅相成，故能提高疗效。

【病例】谢某，男，56 岁，农民。进食时有梗阻感，已 3 个月有余。近日噎塞加甚，乃至某医院诊治。经食管钡透：中下段有2cm×3cm肿块，食管狭窄，有梗阻之征。嘱其手术切除，病人胆怯不愿接受，遂来我院求治。根据钡检提示，已至中晚期，当告知其家属，保守治疗难有绝对把握，只能尽力而为。苔白腻、边有瘀斑，脉细弦。痰瘀夹癌毒阻于食管，噎膈已成，法当涤痰化瘀，解毒消癥，予通膈利噎散一料。药服 3 日，即感梗塞缓解，进食较前爽利。继续服用半个月，症情稳定，乃予汤剂调理巩固之。钡检复查，肿块略有缩小，但并未全部消失。嘱其仍宜间断服用散剂，以防反复。

杨晨[14]采用中药克瘤丸（黄芪、水蛭、斑蝥等组成）配合化疗治疗不能手术的晚期非小细胞肺癌病人，并与单纯化疗组对照观察。在提高疗效，改善症状，增强免疫功能，提高生活质量方面有较好疗效。

黄光武[15]用水蛭等活血化瘀中药与放疗的综合疗法治疗晚期鼻咽癌，研究结果显示，放疗时服用中药者放疗反应轻，而单纯放疗或放疗后服中药者放疗反应较重（$P<0.05$）。水蛭胶囊的制备：活水蛭置－20℃中速冻，制作时解冻，剖除内脏，清洗晾干，烘烤、打粉，加入适量防腐剂，胶囊包装。每粒胶囊含水蛭干粉 0.15g，每次 1g，每日 3 次口服，3 个月为 1 个疗程。

14. 癥瘕积聚　此处所谓"癥瘕积聚"，主要包括子宫肌瘤、卵巢囊肿及腹部肿瘤等疾患。凡腹部癥瘕积聚，久而不消，诸药乏效者，参用水蛭，多获殊功。有人用水蛭粉（早晚用 3g，黄酒送下）治输卵管、卵巢肿块有效。但用药时间较长，需 2～6 个月始可奏效。

朱老采用张锡纯氏"理冲丸"治疗脏腑癥瘕积聚及妇女血瘀经闭不行，或产后恶露不尽而结为癥瘕者，有比较显著的疗效。在此基础上，加减创新，自拟"归桃理冲汤"：生黄芪30g，党参、当归各 20g，炒白术、鸡内金、怀山药各 15g，炒白芥子、三棱、莪术各 10g，桃仁（连皮尖）、刘寄奴各 18g，水蛭胶囊 1~2g（分 3 次），配合"外治妇瘤散"治疗各种卵巢囊肿，多收满意疗效。

【病例 1】张某，女，42 岁，工人。近两年来少腹左侧发现坚块，逐渐增大，月经量多而腹痛。苔薄白、质红、边有瘀斑，脉弦，尺沉涩。经妇科检查确诊为卵巢囊肿，属于《金匮要略》之"癥病"，可予张氏理冲丸以化瘀消癥：

水蛭 30g	生黄芪 45g	生三棱 15g	生莪术 15g
当归 18g	知母 18g	桃仁 18g	

共研极细末，炼蜜为丸，如梧桐子大，每早晚各服 6g，月经期暂停服用。先后共服 3 剂，坚块逐步软化缩小，终至消失。

【病例 2】傅氏少妇，23 岁。婚后 3 年不孕，月经紊乱，前后无定期，白带量多，左少腹胀痛，触之有块，大便溏薄。经某医院妇检，发现左侧卵巢囊性肿块约鹅蛋大、质软、活动良好。经 B 超证实为卵巢囊肿（左侧可见一个 6cm×5.15cm×3.18cm 液性暗区），舌淡、苔薄白，脉弦细。西医建议手术，病人不愿造成手术切除后的终身遗憾，前来求治。诊为虚寒型妇瘤，投"归桃理冲汤"原方加肉桂 15g、制附子 10g，合"外治妇瘤散"敷神阙穴，内外合治 60 天。妇检肿块缩小至小核桃大，再合治 1 个月，B 超复查囊肿消失，翌年怀孕，顺产一女。

杨家林[16]采用验方宫瘤清胶囊（大黄、䗪虫、水蛭、桃仁、黄芩、地黄等）治疗子宫肌瘤 300 例，有效率为 86.7%。研究表明有改善血液流变学、改善贫血的作用，并对雌二醇有明显拮抗作用。

刘兴民[17]应用古方抵当汤加味（水蛭、虻虫、桃仁、大黄、红花、川楝子），取其行气活血、破瘀导下作用治疗子宫肌瘤 46 例，治愈 19 例，显效 25 例，有效 2 例，总有效率为 100%。

伍朝霞[18]以䗪虫、水蛭、蜈蚣、僵蚕等虫类药为主组方治疗子宫肌瘤

35 例，治愈 16 例，好转 18 例，无效 1 例，总效率为 97.1%。

杨秀娟[19]利用水蛭红藤煎治疗卵巢囊肿取得满意疗效。药用：水蛭 10g，红藤 20g，败酱草 30g，白花蛇舌草、赤芍各 15g，桂枝 12g，大黄 10g，莪术 15g，甘草 10g，乌梅 20g，海藻 30g，夏枯草 20g，茯苓 15g。加减：体虚者加用黄芪合乌梅补气摄血；赤白带下，责之有湿，加用苍术、薏苡仁、鱼腥草；小腹胀痛加用川楝子、延胡索、乌药。水煎服，每日 1 剂，10 日为 1 个疗程。

郭耀春等[20]用三虫汤（全蝎、水蛭、䗪虫、鸡内金、皂角刺、赤芍、白芍、三棱、莪术、败酱草、鸡血藤、马鞭草）随症加减治疗卵巢囊肿 60 例，治愈 31 例，有效 25 例，无效 4 例，总有效率为 93.3%。

《卫生宝鉴》的"见睍丹"，气血兼行，通涩并举，亦擅治"石瘕"（即血瘕）。吴鞠通的"化癥回生丹"，诚如吴氏所说："无微不入，无坚不破……久病癥结不散者，非此不可。"此方攻补兼施，药后无不良反应，虚人亦可用之。两方均有水蛭，可以印证。

15. 子宫内膜异位症　徐勇[21]运用水蛭通络胶囊治疗子宫内膜异位症 52 例，治愈 7 例（13.5%），显效 25 例（48.1%），缓解 14 例（26.9%），无效 6 例（11.5%），总有效率 88.5%。水蛭通络胶囊由水蛭、制穿山甲、黄芪、血竭、党参、三棱、莪术、蜈蚣、川芎和炙甘草组成，经过中药前处理、粉碎、制剂加工成成药。每粒含生药 0.5g，每次 6 粒，每日 3 次，从月经第 5 日开始口服，3 个月为 1 个疗程。

16. 痛经　临床上治疗此症，主要体现"通则不痛"。韩凤云[22]以水蛭组成复方治疗痛经，获得满意疗效。药用当归 15g，香附、川芎各 12g，杜仲 20g，木香 6g，川续断、白芍、延胡索、丹参各 12g，煎成汤剂，生水蛭粉 12g，随汤剂冲服。

陈诗祥[23]以疏肝理气、化瘀止痛之水蛭柴胡疏肝汤（水蛭粉 2～5g，装胶囊内服，柴胡、炙甘草、枳壳、白芍、川芎、香附随症加减）治疗肝郁气滞和气滞血瘀所致的原发性痛经 38 例，疗程 1 个月经周期。结果：治愈 23 例，好转 13 例，近期总有效率 94.5%。

17. 精液不液化症　精液不液化是导致男性不育的常见病。张若鹏[24]等应用"水蛭液化汤"治疗该病，对湿热下注型多获良效。方药：水蛭粉 2g，知母 30g，黄柏 10g，天冬、麦冬各 15g，生地黄 30g，玄参 15g，石斛 5g，木通 9g，甘草 6g。

韩树杰等[25]根据久病多瘀理论，治疗时多在辨证用药的基础上加用化瘀药水蛭 10g 冲服，有满意效果。每日剂量 10g 左右用于辨证有血瘀证的男科病的治疗，长期使用 3 个月之久也不会出现任何不良反应，也未见任何出血倾向，化验血小板计数亦在正常范围。

18. 前列腺增生　陈双彪等[26]运用自拟水蛭斑蝥汤治疗前列腺增生。处方：水蛭、冬虫夏草（均研末冲服）各 1g，斑蝥（研末冲服）0.1g，制大黄、炮穿山甲（先煎）各 10g，川楝子、黄芪各 15g，淫羊藿 12g。随症加减：伴尿路感染者加萹蓄、瞿麦各 15g，白花蛇舌草、白茅根各 30g；血尿者加茜草、大蓟、小蓟各 15g；腰痛甚者加杜仲、续断各 15g。每日 1剂，水煎取汁，再冲入水蛭末、冬虫夏草末、斑蝥末，每日 2 次，口服。1个月为 1 个疗程，共治疗 2 个疗程。水蛭善剔"精道、尿道之瘀血败精"，所含之水蛭素、抗血栓素能抗凝并促进局部微循环，有利前列腺增生的消散。

19. 颈淋巴结核（瘰疬）、流行性腮腺炎　水蛭由于具有较强的活血散瘀、消坚化积之功，对此两病均有佳效。凡颈淋巴结核未溃者及腮腺炎均可用水蛭、冰片等份，研细末，调适量凡士林外敷，每日换 1 次。腮腺炎 1～3 日即愈，颈淋巴结核 1～3 周多数可以消失。如颈淋巴结核已溃破，可用水蛭研末，加少许冰片外掺于创面上，纱布覆盖，每日一换。颈淋巴结核病人体质较壮实者，可以内服水蛭粉，每次 3g，每日 2 次，已溃未溃者均可服用。体虚者，需适当减量，并配合补益之品同用始妥。

20. 血管瘤　血管瘤为体表血络扩张所致的良性肿瘤，娄巍巍[27]在临床中采用水蛭一味单方治疗本病 30 例，效果较满意。水蛭生用，研末装入胶囊，每日 1.5～3g，早晚 2 次分服。

21. **痔疮** 张卫刚[28]观察消痔瘘丸（大黄、僵蚕、水蛭、槐花等）治疗痔疮及肛瘘的疗效，一期内痔有效率 93.3%，两期内痔有效率 86.7%，肛瘘有效率 85%。

杜兆千[29]运用复方水蛭散治疗小儿脱肛，取水蛭、五倍子等份，分置灰色小瓦上用炭火将其焙黄，凉透研极细末，分装瓶内备用。Ⅰ度直肠脱垂用水蛭粉、五倍子粉各 0.75g；Ⅱ度用水蛭粉 1.8g，五倍子粉 0.9g，冰片适量；Ⅲ度用水蛭粉 2g，五倍子粉 1g，冰片适量。患儿取蹲位，使直肠黏膜脱出。用清水或淡盐水将其洗净，取消毒软纸，根据脱肛的程度，将已配制好的复方水蛭散均匀地撒在消毒纸上。药面的面积大于脱出物直径者，用一手托消毒纸于脱出物底部，轻轻向上推，直至把脱出物送入肛内，药物随之进入。

22. **跟腱断裂** 跟腱开放性完全性断裂并感染，治疗较为棘手，需创面感染控制后二期手术，术后外固定 4～6 周开始活动伤肢。不但跟腱挛缩手术困难、病程长、并发症多，而且术后再断裂发生率高。黄文刚等[30]采用非手术疗法，自配中药掺散——水蛭散创面换药，病程缩短，治疗过程不需外固定，踝关节不会发生僵硬，愈合后不影响踝关节屈、伸、行走功能，疗效满意。水蛭散由水蛭、蚕茧、海螵蛸、血竭、乳香、没药等组成。将水蛭炒炭，蚕茧烧煅存性，乳香、没药炒炙见表面融化点，海螵蛸炙酥，与血竭等 6 药共同研末，筛装入瓶。

23. **面瘫** 季昭利[31]应用单味水蛭配合芥末穴位贴敷治疗面瘫 416 例，取得满意效果。方法：水蛭 15g 水煎服，每日 1 剂，儿童减量，15 日为 1 个疗程。同时配合芥末穴位贴敷：取芥末（黄芥子或白芥子研为细末）5～10g，用水调成糊状，摊在无菌纱布上，贴敷于患侧面颊部，相当于地仓穴、下关穴、颊车穴三者之间，用胶布固定。还可根据病情增选贴敷部位，如额纹消失者加贴敷阳白穴，眼不能闭合者加贴敷太阳穴、承泣穴。芥末糊贴敷时间为 4～8 小时，最长不超过 12 小时。取下芥末糊纱布后，可用无菌纱布保护局部（如皮肤有刺痛感，可以揭下，勿使起泡，隔2～3小时再始）。

24. 黄褐斑　黄褐斑是一种常见的色素沉着性皮肤病。王琳瑛[32]自拟水蛭化斑汤治疗黄褐斑。基本方：水蛭5g，益母草20g，桃仁10g，当归、何首乌、丹参各15g，凌霄花6g，柴胡、香附各9g，川芎12g，白芷6g。用法：生水蛭焙干后研细粉（切忌油炙，炙后效减），装入胶囊，每日服5g，分3次服用。余药水煎服，每日1剂。药渣加水200mL，煮沸后用海绵块吸取药汁敷面斑处，每次30分钟，每日1次，2个月为1个疗程，连续用药2～3个疗程。

25. 玻璃体积血　常发生于视网膜静脉周围炎、视网膜静脉阻塞、糖尿病性视网膜病变、高血压动脉硬化性视网膜病变、眼外伤、视网膜裂孔等多种疾病，致盲率高。西医常用普罗碘安和止血药物治疗，效果欠佳。梁亮[33]采用中药方剂眼血散［水蛭3g，昆布10g，三七4g（冲服），葛根15g，蒲黄10g，生地黄15g，赤芍、当归尾各10g，夏枯草15g，法半夏、陈皮各10g，茯苓15g］治疗该病40例（46眼），疗效良好。中医对玻璃体积血的治疗大多是从"血瘀"入手，采用活血化瘀的方法，此症多呈现为"痰瘀互结"之征象，故治以祛瘀化痰为法。

【按语】水蛭，味咸苦性平，有毒，入肝、膀胱经。其破血逐瘀之功卓著，张仲景用以祛邪扶正，治疗"瘀血""水结"之证，显示了其独特的疗效。张锡纯盛赞此药"破瘀血而不伤新血，纯系水之精华生成，于气分丝毫无损，而瘀血默消于无形，真良药也"，表明其活血止血而不留瘀，瘀祛而不致加重出血。现代药理研究证明其含有水蛭素，具有抗凝和抑制血小板聚集作用。

但是，水蛭毕竟是一味化瘀峻品，应严格掌握适应证，不可多用、久用。朱老在临床中观察到，对有瘀血癥积而体气偏虚者，如用量稍大，连服数日，病人即现面色萎黄，神疲乏力。血检可见红细胞、血红蛋白及血小板数均有下降，呈现气血两伤之征，古人谓之"有毒"，殆即由此而来。

因而明确指出："凡证属体气亏虚，而脉又软弱无力者，虽有瘀滞癥瘕，不宜使用大剂量，或伍以补益气血之品始妥。"

参考文献

[1] 徐玉锦，李根培. 四川中医，2005，23（9）：66.

[2] 张全忠. 辽宁中医学院学报，2004，4（6）：299.

[3] 巩树研，刘国红. 中华实用中西医杂志，2004，17（4）：3034.

[4] 张少华. 四川中医，2004，22（4）：34.

[5] 杨同华，陆智祥，闻艳，等. 现代中西医结合杂志，2007，16（9）：1222.

[6] 李密峰，赵东鹰，杨震. 辽宁中医杂志，2000，27（7）：305.

[7] 董汉良. 中国社区医师，2004，20（15）：40.

[8] 王正红. 天津中医，1998，15（2）：25.

[9] 李毅，伍彩霞，沈玲妹. 辽宁中医杂志，2006，33（1）：41.

[10] 暴连英，原所贤. 辽宁中医杂志，2005，32（5）：480.

[11] 孙怡，贾刚，高立军. 中医杂志，2002，43（7）：524.

[12] 黄全海. 浙江中医学院学报，2005，29（7）：18.

[13] 高瑞东. 四川中医，2005，23（2）：43.

[14] 杨晨，王瑞平. 中医药学刊，2004，22（11）：124.

[15] 黄光武，谢成熹，邝国乾，等. 中国中西医结合杂志，2003，23（10）：777.

[16] 杨家林，严小平. 成都中医药大学学报，2001，24（1）：10.

[17] 刘兴民. 现代医药卫生，2005，21（9）：1118.

[18] 伍朝霞. 医学理论与实践，1996，9（6）：267.

[19] 杨秀娟，薛宝利，孙海英. 中国民间疗法，2006，14（2）：37.

[20] 郭耀春，赵会平. 实用中医药杂志，2005，21（8）：492.

[21] 徐勇，苏健，曹焕敏. 河北中医，2007，29（9）：797.

[22] 韩凤云. 黑龙江中医药，2000，2：35.

[23] 陈诗祥. 中国中医急症，1997，6（6）：285.

[24] 张若鹏，邵华. 中国民族民间医药杂志，2003，64：279.

[25] 韩树杰，李巧叶. 北京中医药大学学报，1999，22（5）：25.

［26］陈双彪，陈祖红，苏藤良，等．新中医，2006，38（1）：44.

［27］娄巍巍，王杰，杨文臣．中国民间疗法，1999，11（11）：34.

［28］张卫刚，柏连松．中成药，2000，22（8）：593.

［29］杜兆千．山东中医杂志，1992，11（2）：50.

［30］黄文刚，柯显培，尹品仙．中国中医药信息杂志，2001，8（1）：66.

［31］季昭利．现代中西医结合杂志，2007，16（1）：26.

［32］王琳瑛．河北中医，2003，25（8）：579.

［33］梁亮．浙江中西医结合杂志，2005，15（12）：768.

〔陈达灿　朱海莉　刘俊峰　刘　炽　黄楚君 整理〕

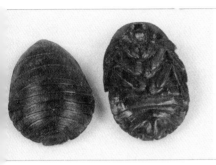

䗪虫 (《神农本草经》)

䗪虫,又名地鳖(《神农本草经》),土鳖(《名医别录》),簸箕虫(《本草衍义》),土元(《中药形性经验鉴别法》),土鳖虫(《江苏中药名实考》)等,为鳖蠊科昆虫地鳖的雌虫干燥体。全国大部分地区均产,主要分布于河北、陕西、甘肃、青海、河南、湖南等地。

䗪虫含挥发油和氨基酸,以及二氯苯和二甲基二硫醚等其他中药少见的成分。具有抗凝和溶解血栓作用,对动物心脏的作用表现在负性频率和负性传导,并能增强耐缺氧能力,改善缺血。此外还有降脂、抑制白血病细胞的作用。

【炮制】取原药材,除去杂质,洗净或筛去灰屑,干燥。❶炒用:取净䗪虫,置锅内,用文火加热,炒至微焦,取出放凉。❷酒䗪虫:取净虫用适量酒洗后,置锅内,用文火加热,炒微干,去头、足。❸酥制䗪虫:取酥油置锅内,用文火加热化开,倒入净䗪虫拌匀,炒至黄色时摊凉。

【药性】味咸,性寒,有小毒。归肝经。

【功效】❶破血逐瘀,主治血瘀经闭,癥瘕积块,木舌重舌。❷续筋接骨,主治跌打瘀肿,筋断骨折。

【用法与用量】❶内服:煎汤 6～10g;研末 1～1.5g,浸酒饮服适量。❷外用:适量,煎汤含漱、研末撒或鲜品捣敷。

【禁忌】无癥瘕癖积、年老体弱及月经期者慎服，孕妇禁服。有过敏史者亦应慎用。

【前贤论述】❶《神农本草经》：主心腹寒热洗洗，血积癥瘕，破坚，下血闭。❷《药性论》：治月水不通，破留血积聚。❸《本草经疏》：䗪虫，治跌仆损伤，续筋骨有奇效。❹《本草衍义》：乳脉不行，研一枚，水半合，滤清服。❺《本草纲目》：行产后血积，折伤瘀血，治重舌，木舌，口疮，小儿腹痛夜啼。❻《本草再新》：消水肿，败毒。

【应用】

1. 痹证　䗪虫有活血化瘀、通络止痛之功，治疗腰腿痛有特殊疗效。将䗪虫焙黄，以酥为度，研末，开水（黄酒更佳）送服，每晚服 3 只，对外伤及肾虚腰痛，均有显效。取鲜䗪虫，大的七八只，小的十四五只，用温开水洗净、捣烂，绞汁去渣，以白酒冲服，每日 1～2 次，对急性腰扭伤有效。民间有单方取活䗪虫二三十只，冷开水洗净，捣取白汁饮，治疗坐骨神经痛。对于类风湿关节炎、肩周炎、末梢神经炎及骨关节病等各种痹证所致肌肉疼痛、酸沉肿胀、麻木、活动障碍或强直变形，䗪虫均有效。北京医学院基础部中西医结合研究组曾提出"通痹方"内服外用，包括制川乌、制草乌和桑桂枝、红花、当归、䗪虫、路路通、五加皮、乳香、没药、骨碎补、伸筋草等药物，用以治疗风寒湿痹属寒偏重的一些病人，取得了较为满意的效果。[1]

2. 慢性肝炎、早期肝硬化　慢性肝炎或早期肝硬化，肝脾大，胁痛隐隐，肝功能异常，面色晦滞，症情缠绵，久而不愈者，朱老根据"久痛多瘀，久病多虚"及肝郁气滞、血瘀癖积的机制，拟订以䗪虫为主的"复肝丸"治疗此症。一般连续使用 1 个月以上，可获效机。本方不仅能缓解胁痛，并可缩小肝肿，促使肝功能恢复正常，升高血浆蛋白总量，调整清蛋白、球蛋白倒置。处方：䗪虫、红参须各 30g，紫河车 24g，姜黄、郁金、三七、炮穿山甲、鸡内金各 18g，共研细末。另用虎杖、石见穿、糯稻根各 120g 煎取浓汁，与上药粉泛丸如绿豆大，每服 3g，每日 3 次，餐前服。

本方寓攻于补，攻不伤正，补不壅中，可使虚弱、胁痛、癥癖等症逐渐减轻、消失。自1963年报道后，各地采用治疗慢性肝炎及早期肝硬化，均称收效满意。

【病例】丁某，男，41岁，工程师。患迁延性肝炎已近两年，因工作关系，未能充分休息，而致病情缠绵未愈。目前面色少华，神疲乏力，胁痛如刺，时轻时剧。肝肋下3.5cm，质中等，脾肋下2cm。纳呆欠馨，食后腹胀，夜寐不实，恶梦纷纭。苔薄腻、质衬紫，脉弦细。此正虚邪恋、肝郁气滞、血瘀癖积、脾失健运之候。治宜活血化瘀、益气运脾、疏肝解郁、化癥散结。以复肝丸消息之，服完一料后胁痛消失，肝大缩小为肋下2cm，纳谷增加，神疲渐复。续服一料，肝功能正常，肝肋下1cm，脾未触及。以后每日服2次以巩固之。

3. 肺结核咯血　朱老拟制之"保肺丸"治疗浸润型肺结核、慢性纤维空洞型肺结核、咯血具有佳效。处方：䗪虫、紫河车各120g，百部180g，制首乌、白及各450g，共研细末。另以生地榆、葎草、黄精各180g煎取浓汁泛丸如绿豆大，每服9g，每日2次。一般服用半个月后即见效，潮热、咳呛、咯血、盗汗，均显见减轻或消失，血沉下降。连服2～3个月，病灶可趋吸收或闭合。此方配伍精当，力专效宏。䗪虫活血散瘀，推陈致新；百部润肺定咳，抗痨杀虫；制首乌滋补肝肾，《本草纲目》谓其"功在地黄、天冬之上。"《本草再新》突出其"补肺虚，止吐血之功"；白及补肺泄热，敛肺止血，逐瘀生新，消肿生肌；地榆凉血止血，清热抗痨；葎草清热解毒，消瘀抗痨；黄精补肾润肺，益气滋阴，并能抗痨。全方既辨证，又辨病；既治标，又治本，充分反映了朱老诊疗的思路，甚有启迪。

【病例】周某，男，43岁，木工。患肺结核已3年，因未正规系统治疗，迄未治愈。X线摄片示右肺上叶有2cm×3cm空洞，伴有散在絮状阴影。形瘦神疲，潮热盗汗，咳呛纳呆。血沉38mm/1h末，苔薄质红，脉细弦而数。证属气阴两虚，瘀热壅肺，予保肺丸一料。药后症情逐步恢复，3个月后复查，浸润病灶吸收，空洞闭合。嘱其继续服用以巩固之。

4. 风心病、冠心病　风心病盖由于心阳亏耗、心力衰弱、血脉瘀滞、水湿不行所致。阳衰为本，瘀水为标，标本同治，可重用䗪虫逐陈瘀、通血脉，配伍人参、附子益气温阳，白术、茯苓、葶苈子、泽泻以利水，常可奏效。[2]冠心病则由于气滞、血瘀、痰浊、阴寒以及气血阴阳虚弱等因素导致胸阳失旷，络脉不通。应用䗪虫配伍血竭、丹参等治疗本病，能取得良好疗效。[3]

5. 闭经、痛经　对于妇女因受寒、饮冷、淋雨等外寒侵袭、胞络瘀阻而致月经闭止、腹部胀痛、苔白质紫、脉细涩者，当活血化瘀、散寒通经。可予䗪虫、五灵脂、当归、制大黄、桃仁、红花、香附、艾叶、肉桂等品。

【病例】邓某，女，35岁，农民。月事来潮方一日，因在田间劳动，突遇暴雨，月水即停。嗣后腹痛而胀，腰酸腿软，纳谷欠香，月事届期而未行。苔白，脉涩。此寒湿闭滞胞络，瘀血内阻之闭经也。治宜化瘀通经，温宫散寒。处方：

䗪虫 10g	全当归 10g	五灵脂 10g	桃仁 10g
红花 10g	艾叶 10g	制大黄 5g	肉桂 4g　5剂

药服4剂，经即行，嘱晨服逍遥丸，晚服归脾丸以调理善后。

6. 宫外孕　宫外孕在急性腹痛、出血症状稍缓后腹部癥块不消者，以䗪虫为主配合化瘀、软坚、止痛之品进行治疗，有一定效果。南通医学院曹向平教授经验方：酒炙䗪虫3只，炮穿山甲、桃仁泥、制海藻、全当归、延胡索各9g，没药6g，煅牡蛎30g。每日1剂，分2次服，连服4~6日，部分病例癥块可以消失。

7. 骨折　䗪虫善治骨折损伤，能接续筋骨，促进骨痂生长，已被大量研究所证实。1976年7月28日河北省唐山、丰南地区发生地震，8月上旬部分伤员来南通治疗，市中医院亦收治了一批肋骨、骨盆及四肢骨折的伤员。除给整复固定外，均配合服用"接续筋骨合剂"，处方为：䗪虫、续断、红花、赤芍各9g，自然铜、骨碎补、当归、川芎各15g，甘草5g，每日1剂。其功效活血散瘀，消肿止痛，接骨续筋，加速骨痂形成。经治病人，多数在3~4周即骨痂增生而愈合。

8. 前列腺增生　前列腺增生为老年男性多发病。肾气不足，气化不利，痰瘀互结，腺体退行性增大形成"异物"，压迫尿道而致排尿不畅是其主因。补肾化瘀散结、通利水道是治疗原则。可以䗪虫为主药，配合软坚化痰利水之品，辅之以壮腰健肾药，标本兼治。

9. 瘰疬　䗪虫对瘰疬（颈淋巴结核）具有卓效，《神农本草经》谓其主"血积癥瘕，破坚"，能软坚散结，对瘰疬不论已溃、未溃均有佳效。取鲜䗪虫、陈瓦松（在屋上隔年者佳，瓦上煅存性）等份，同捣烂，用膏药贴，每两日一换，一般1~2周即获显效，直用至痊愈。

【病例】薛某，女，42岁，农民。颈部两侧坚核累累，共9枚。其中一枚已破溃，已历年余，迭治未愈。有肺结核史，诊为淋巴结核。苔薄，脉细。此瘰疬也，予䗪虫、瓦松验方消息之。药敷3次后，溃核分泌减少，坚核有松软之势。继用5次后，溃破处肉芽红活，稍见缩小，坚核已有5枚缩小，3枚消失。共敷12次而愈。

10. 重伤昏厥　以活䗪虫为主药的验方"回生丹"，有活血化瘀、疗伤定痛、通窍回苏之功。擅治跌伤、压伤、打伤、刀伤、枪伤、割喉，以及因吊、惊、溺而昏迷者，如服后见大便下紫血状者，则效更著。据载，清道光十年（1830年）闰四月二十二日磁州（今河北磁县）地震，压毙甚众，以此丹救活不下百余人。"一·二八"抗日战争时，以此丹灌服治疗受重伤而昏厥者，活人甚多。处方：活䗪虫（取雄性活䗪虫，洗净，去足，放瓦上小火焙黄，研细末）15g，自然铜（放瓦上木炭火烧红，入好醋淬，片刻取出，再烧再淬，连制9次，为细末）9g，炙乳香（每30g用灯心草7.5g同炒枯，共研细，吹去灯心草，净末）、陈血竭（飞净）、飞朱砂、巴豆（去壳研，用纸包压数次，去净油，用净末）各6g，麝香0.7g（后入）。

以上各药研极细末，储入小口瓷瓶，密封备用。成人每用 0.5g，小儿 0.25g，酒冲服。牙关不开者，鼻饲之。严重者可连服 2 次，苏醒后宜避风调养。若苏醒后转心腹痛者，此瘀血未净，急取白糖 60g，热黄酒或开水化服，自愈。此方经朱老实践证明，效果甚好，可广泛用于外伤性急救，有战备意义。

11. 脑震荡后遗症　外伤脑震荡后多呈现头眩而痛、健忘神疲、视力减退、周身酸痛等症，天气变化时则更甚，有时食欲不佳，睡眠欠安。因气血瘀滞，面色常见黧暗，舌有瘀斑，脉多沉涩或细涩。在辨证论治上，属"虚中夹实"之候。因其虚，必须大补气血，滋养肝肾；因其实，气血瘀滞，必须化瘀活血。据此，朱老拟订了"健脑散"：红参 30g（参须可代用）、䗪虫、当归、枸杞子各 45g，制马钱子、制乳没、炙全蝎各 24g，川芎、地龙、紫河车、鸡内金各 48g，血竭、甘草各 18g。上研极细末，每早晚各服 5g，温开水送下，可连续服 2～3 个月。

【病例】李某，男，42 岁，军人。在检查施工过程中，突被从上落下之铁棍击于头部而昏倒。当时颅骨凹陷，继即出现血肿，神志不清达 20 余小时，经抢救始苏。半年后曾去北京检查，脑组织萎缩 1/4。目前头晕痛，健忘殊甚，欲取某物，转身即忘。记不得老战友的姓名，不能作系统发言。有时急躁易怒，失眠神疲。苔薄腻、边有瘀斑，脉细涩。此瘀阻脑府，灵窍欠慧，气血亏虚之候，予健脑散消息之。服后 1 周，头晕痛即见轻减，夜寐较安，精神略振，自觉爽适。坚持服用 2 个月，症情平稳，已能写信，讲话层次不乱。续予调补肝肾、养益心气之品善后。

12. 斑秃　中医称之为"油风"，多由于肝肾气血不足，血虚生风，发失所养而脱落。斑秃日久不愈，多有瘀血阻滞毛窍，予大黄䗪虫丸补虚活血化瘀，疗效亦满意。[4]

【按语】䗪虫性味咸寒，入肝经，有活血化瘀、通络止痛之功，兼能通督脉、强关节、补益肝肾、强壮身体，为伤科、内科常用之品。从仲景大黄蟅虫丸主治"五劳虚极羸瘦……经络荣卫气伤，内有干血，肌肤甲错，两目黯黑，缓中补虚"可以了解，蟅虫是破血而不伤血，祛邪而不伤正的活血化瘀、舒经通络之止痛良药。

咸寒能入血软坚，故蟅虫主心腹血积、癥瘕血闭诸症。以其善于通络理伤，对跌打损伤，具有接续筋骨的作用，故伤科经常使用。朱老治经闭腹胀痛之实证，常与大黄、桃仁、红花、五灵脂同用；治肝脾大，每与鳖甲、三七、郁金、莪术等同用；治跌打损伤，与自然铜、骨碎补、乳香、没药等伍用；治腰部扭伤，经久不愈，其痛如刺者，可与当归、刘寄奴、川续断等同用；肾虚腰痛，则又需与熟地黄、蜂房、乌梢蛇等伍用。章次公先生常用蟅虫配伍其他大队虫类药如蜈蚣、全蝎、蕲蛇、蜂房、地龙、五灵脂、穿山甲等，可大大增强其逐瘀通络镇痛之力。为防其破血伤正，则可佐以扶正之药兼顾正气。

一些本草书所载，蟅虫有小毒，如《名医别录》及现今之《中药大辞典》皆云其"有毒"。朱老认为，只要严格掌握适应证和药量，临床无明显毒性反应，是一味平和的活血化瘀药，破而不峻，能行能和。《长沙药解》说它"善化瘀血，最补损伤"。蟅虫入药方式有煎剂、研吞。研末吞服可提高疗效，入口有一种特殊香味，无腥臭味，并不难吃。因此临床可大胆应用，但无瘀滞者及孕妇则宜慎用，个别过敏体质宜慎用。

参考文献

[1] 基础部中西医结合研究组. 北京医学院学报，1978，(4)：250-252.

[2] 肖修俊. 实用中西医结合临床，2003，(4)：45.

[3] 赵晨俊. 青海医药杂志，1980，(4)：44-48.

[4] 刘冰，边文会，张洁. 四川中医，2005，23 (7)：76-77.

〔陈达灿　刘　炽　刘俊峰　朱海莉　黄楚君 整理〕

4 行气和血药

刺猬皮《《本草原始》》

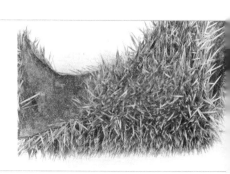

刺猬皮，别名猬皮（《神农本草经》），仙人衣（《山东中药》），为刺猬科动物刺猬或短刺猬的皮。分布于吉林省西部，内蒙古东部，南至河北省及华东地区。

刺猬皮主要含角蛋白、胶原及弹性硬蛋白和脂肪等。

【炮制】❶炒刺猬皮：将净刺猬皮切成小块，取滑石粉在锅内炒热，炒烫至黄色，取出，除去滑石粉，剪去毛，放凉。❷砂烫法：四川多用此法，取油砂至锅内加热炒烫，加入净刺猬皮，烫至刺尖鼓起，皮边略有焦性，呈黄色时取出，筛去砂，放凉。

【药性】味苦、涩，性平。归大肠、肾、胃经。

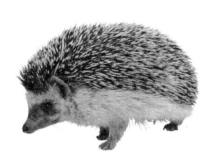

【功效】❶散瘀缓痛，用治胃痛呕吐，腹痛疝气。❷苦涩止血，用治肠风下血，痔漏便血。❸敛精缩尿，用治遗精、遗尿。

【用量】❶内服：煎汤一般 6～10g，入散剂 1.5～2.5g。❷外用：研末撒或调敷。

【前贤论述】❶《神农本草经》：主五痔阴蚀下血，赤白五色血汁不止，阴肿痛引腰背，酒煮杀之。❷《名医别录》：疗腹痛疝积，烧为灰，酒服之。❸《药性论》：主肠风泻血，痔病有头，多年不瘥者，炙末白饮下方寸匕；烧末吹主鼻衄。❹孟诜：烧灰酒服治胃逆，又煮汁服治反胃。❺《本草备要》：泻，凉血。❻《本经逢原》：除目中翳障。❼《随息居饮食谱》：煅研服，治遗精。

【应用】

1. **慢性萎缩性胃炎** 一般症情比较顽缠，伴有肠上皮化生者，必须耐心服药，始可瘥复。朱老治疗此病，认为用药应滋而不腻，温而不燥，补而不壅，攻而不峻，方得其治之道。在辨证用药基础上，凡见肠上皮化生或不典型增生者，必加刺猬皮、炮穿山甲以软坚散结，消息肉，化瘀滞；舌质红、脉弦者，再加白花蛇舌草、蒲公英、白英等；黄芪配莪术，有益气和瘀、推陈致新之功，坚持服用，对肠上皮化生或不典型增生性病变，能促其转化与吸收，往往可消弥于无形。

朱老创胃安散（黄芪、莪术、党参、山药、蒲公英、枸杞子、刺猬皮、鸡内金、石菖蒲、五灵脂、炮穿山甲、徐长卿、玉蝴蝶、凤凰衣、甘草等），对慢性萎缩性胃炎久治未愈者有佳效。证属寒瘀气滞者，可配温中散寒的高良姜、延胡索等品同用。对胃逆呕吐，用炒刺猬皮研末，绿豆煮粥送服，亦可配赭石、旋覆花等降逆止吐药。

2. **消化性溃疡** 邢本香[1]自拟乌贼猬皮香虫汤（海螵蛸 20g，炙刺猬皮 10g，炒九香虫、延胡索各 15g，炒五灵脂、川楝子、制乳香、制没药、香橼、佛手、香附各 10g）治疗瘀血阻滞型消化性溃疡 66 例，30 日为 1 个疗程，水煎服。经 1～2 个疗程后，治愈 35 例，好转 16 例，未愈 5 例，总有效率 92.6%。

3. **肠风、痔漏** 刺猬皮炒用有收敛止血的功效，多用于止消化道出血，尤善治疗肠风下血、便血及痔疮出血。治肠风下血，配木贼或皂荚以祛风解毒止血。治痔疮出血，可与地榆炭、侧柏叶、生地黄等相伍，以清肠止血。对痔疮肿痛或痔疮成漏者，配牡丹皮、黄连清热解毒。肛门脱出者，可配磁石或黄芪同用。

4. 肝癌　肝癌是常见消化系统恶性肿瘤之一，肝癌晚期症见瘀久入络，以痛为主等，属瘀血重症。贾熠章[2]用猬皮香虫汤治疗肝癌疼痛，取得较好的疗效。方剂组成：炙刺猬皮、炒九香虫、金铃子、延胡索、五灵脂、乳香、没药、白芍、当归、丹参、香附、大腹皮、甘草各10g，水煎服，每日1剂。本方以刺猬皮逐瘀滞，疏逆气；九香虫通滞气，壮元阳，两药合用，祛瘀止痛，活血止血，有良好的止痛效果。虽不能治愈肝癌，但在减轻病人疼痛，提高生存质量，避免麻醉药的不良反应等方面有一定的临床意义。

5. 遗精　遗精是精液自动外流的一种疾患。《医林改错》记载刺猬皮散：刺猬皮1个，瓦上焙为末，黄酒调服，治遗精，梦而后遗，不梦而遗，虚实皆效。杨承虞[3]以复方刺猬皮散（刺猬皮、金樱子、芡实各等份）研末，每次5g，每日2次，淡盐水送服。结合临床辨证，治疗55例，总有效率96.6%。

6. 乳腺炎、乳房内包块、产后乳汁不通、乳房胀痛　云南漾濞彝族自治县卜街卫生院苏佳生用刺猬皮10g炒黄研末，木通15g，当归20g，水煎剂冲服，每日1剂，对乳房疾患有效。

7. 前列腺炎、肾结石　《中药大辞典》载刺猬皮2个，焙干研末，分40包，早晚用米汤各送服1包，服药过程中可有尿道灼痛感，勿虑。

8. 乳糜尿　河南医科大学中医教研室李培英拟刺猬皮6g、萆薢20g、醋香附9g、翻白草9g，水煎服，疗效满意。

9. 疝气　刺猬皮，焙干，研细末，每次3g，每日2次，餐前服。

【按语】刺猬皮苦能泄降，化瘀降逆，多用于胃痛日久、气滞血瘀、瘀久入络之胃脘痛、胁痛或反胃吐食。能降气止痛，与九香虫、失笑散、金铃子散等相伍，有较好的止痛效果。其性收涩，功擅凉血止血，故亦用于上消化道出血、便血、痔血。因其收敛固精，又能治疗遗精、遗尿、乳糜尿等症。刺猬皮烤炙研成细末，麻油调成稀糊状，高压消毒，外敷伤处，也是治疗烫伤的一味良药。

另，刺猬肉性味甘平，无毒，主治反胃、胃脘痛、痔漏，可单用或配伍用，内服，适量煮食或炙食。

参考文献

[1] 邢本香. 中国民族民间医药，2007，6：359.

[2] 贾熠章. 中国临床医药研究，2004，总124：13174.

[3] 杨承虞. 内蒙古中医药，2007，4：16.

〔朱婉华　蒋　恬 整理〕

牛角䚡 《神农本草经》

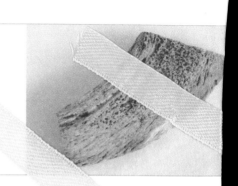

牛角䚡，别名牛角胎（《本草纲目》），牛角笋（《医林纂要》），黄牛或水牛角中的骨质角髓，含碳酸钙、磷酸钙等。

【炮制】从牛角中取得后，用清水浸泡数天，刮去残肉。❶生牛角䚡：牛角䚡洗净后，劈成小条，日晒夜露至无腥为度，再晒干。❷炒牛角䚡：先将砂子入锅炒热，再入生牛角䚡拌炒至黄色为度，取出，筛去砂子，放凉即可。

【药性】味苦，性温，无毒。归肝、肾、大肠经。

【功效】化瘀止血，燥湿止泻。治便血，衄血，妇女崩漏、带下，赤白痢疾，泄泻，蜂蜇伤。

【用量】内服：煎汤，3～9g，或入散剂。

【禁忌】阴虚火旺者慎用。

【前贤论述】❶《神农本草经》：下闭血，瘀血疼痛，女人带下出血。❷《药性论》：黄牛角䚡灰，能止妇人血崩不止、赤白带下，止冷痢、泻血。❸《本草蒙筌》：除吐衄。❹《本草纲目》：治水肿。

【应用】

1. 崩漏 血得热则行，得寒即止，故崩漏多以血热为主，常法治以清热凉血多可奏效。久漏久崩往往出现虚实寒热错杂的情况，在辨明阴阳寒

135

热的基础上应适当选择止血药物。血热可选牡丹皮炭、侧柏叶、炒地榆、墨旱莲、生地黄炭。久崩久漏，大多绵延日久，一般止血剂效果不显，朱老以温补脾肾法配伍牛角腮、仙鹤草，奏效颇佳。

2. 产后恶露 产后体虚，肝肾不足，恶露淋漓，治宜温补固摄。予补肾温脾方药中加入牛角腮颇为合拍。《章次公医案》记载治一产后恶露淋漓，两月未净。其色鲜红，腹不胀痛。只宜温摄，不宜去瘀，处方：生地黄、熟地黄各12g，山茱萸9g，海螵蛸（煅）15g，阿胶（烊冲）24g，牛角腮炭9g，五味子4.5g，炮姜炭2.4g，生艾叶4.5g，诃子、震灵丹（分吞）各9g。

白细胞及血小板减少 牛角腮含蛋白胶质，有补益肝肾，升高红细胞及血小板之功。朱老常用仙鹤草、鸡血藤、补骨脂、松节相伍用于贫血、血小板减少等血液系统疾病甚效。

【病例】张某，44岁，工人。患血小板减少性紫癜已5年余，迭经中西药物治疗未瘥复。血小板常在（25～40）×10⁹/L之间，牙龈出血，此伏彼起，关节酸痛，头晕肢软，纳谷欠香，怯寒，苔薄质淡，脉细软。新病多属实属热，久病则多为虚为寒。朱老辨为脾肾阳虚，气不摄血所致，治当培益脾肾，补气摄血。用上述五味药加益气血的党参、黄芪，温补脾肾之阳的淫羊藿、炮姜炭、炒白术。连服10剂，血小板升至99×10⁹/L，精神较振。紫癜逐步减少，已不续透。嘱续服8剂，症情稳定，紫癜未续见，乃以丸剂巩固善后。晨服人参养荣丸，晚服归脾丸，每次6g。随访半年，紫癜迄未再作。

4. 虚寒下痢 《肘后方》记载牛角腮烧灰，白饮服方寸匕，日三，可治痢色白，食不消者。《嘉佑本草》亦载木贼得牛角腮、麝香，治休息痢历久不瘥。临床可试用。

5. 肠风、痔瘘 《世医得效方》记载黑玉丹由刺猬皮（锉，研）120g，猪悬蹄（猪蹄甲）25个，牛角腮（锉碎）90g，雷丸30g，槐角45g，棕榈

（锉）60g，血余炭60g，芝麻30g，苦楝根37.5g组成。上药锉碎，入瓷罐内，烧存性，研为末，加入麝香6g、乳香15g，研匀为丸，空腹温酒吞服适量，治疗肠风痔瘘，据称二三日内可以见效。

6. **蜂蜇伤** 《肘后方》载牛角䚡烧灰，醋和敷之，可治蜂蜇伤。

【按语】牛角䚡含有蛋白胶质，功擅化瘀止血，又有补益肝肾之功，兼可燥湿止泻。妇科血证属虚寒者多有效验。章次公先生治疗经行过多，久崩久漏，经脉空虚者，常以"补、温、凉、涩、祛瘀"五法结合。选牛角䚡止血化瘀，又兼温补固摄之功，临床用之适当，效果颇佳。朱老将牛角䚡的运用扩展至妇科之外，凡贫血病人，三系（红细胞、白细胞、血小板）减少，或仅血小板减少者，朱老每以松节、鸡血藤、牛角䚡、仙鹤草各30g，补骨脂15g，加于辨治方中，有升高红细胞、白细胞及血小板之功。此外本药还有燥湿止泻功效，可用于虚寒下痢、肠风痔瘘等病证。

〔陈达灿 刘 炽 刘俊峰 朱海莉 黄楚君 整理〕

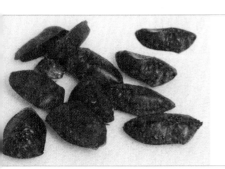

九香虫 《本草纲目》

九香虫，别名黑兜虫（《本草纲目》），另名打屁虫、屁巴虫（《中药志》），为半翅目蝽科昆虫九香虫的干燥全体。除东北、西北外，全国大部分地区均有分布。

九香虫含脂肪、蛋白质、甲壳等，药理研究表明其具有抗菌和抗癌作用。

【炮制】春秋季捕捉后沸水烫死，晒干或烘干，除去杂质，筛去灰屑备用。也可以将其置锅内，用文火加热，炒至有香气逸出时取出放凉。也可采用酒炙、酥油炙的炮制方法。置干燥容器内，密闭，于通风干燥处，防潮，防蛀。

【药性】味咸，性温，无毒。归肝、肾、脾经。

【功效】❶补脾肾，壮元阳：用于肾阳不足之阳痿、腰膝冷痛。❷疏肝郁，散滞气：治疗因肝郁气滞引起的气痛。

【用量】内服：煎汤，3～9g；或入丸、散，0.6～1.2g。

【禁忌】本品性温，又有温肾壮阳之功，凡肝胆火升、阴虚舌红者均须慎用（或佐养阴柔肝之品）。如出现皮疹、瘙痒、过敏者停服。

【前贤论述】❶《本草纲目》：治膈脘滞气，脾肾亏损，壮元阳。❷《本草新编》：专兴阳益精，且能安神魂。❸《本草用法研究》：壮脾肾之元阳，理胸膈之凝滞，气血双宣。

【应用】

1. 慢性胃炎　朱老治疗慢性胃炎之肝胃气滞经常发作者，以九香虫为主药，佐以理气之品，收效颇捷，且疗效较为持久。处方：九香虫 4.5g，荔枝核、娑罗子、预知子（即三叶木通之果实）、陈香橼各 9g，甘草 3g。水煎服，每日 1 剂。倘属于脾胃虚寒者，则应去苦寒之预知子，加用广木香、砂仁、炒白术、潞党参等品；郁甚者，参用左金丸，随证损益，奏效更佳。以九香虫、蒲公英、砂仁各 9g，沉香、檀香各 3g，共研细末，分15 包，每日 3 次，每次 1 包，治疗神经性胃痛亦佳。

【病例】黄某，女，29，工人。患肝胃气痛已久，遇辛劳、受寒或拂逆均易引发，发则脘痛而胀，掣及胁肋，如锥如刺，时轻时重，恒经四五日，服药休息始瘥，颇以为苦。顷以拂逆，又致发作，苔薄白质红，脉弦细，左关为甚。良以七情郁结，肝气横逆，侮克中宫而致。姑予疏肝解郁、和胃定痛消息之。处以上方加煨金铃子、生白芍各 9g。药后一剂知，二剂已，以调益肝胃之品善后巩固。迄今 10 余年，未复发。

李斯文[1]等报道用小承气汤加九香虫等治疗胆汁反流性胃炎取得较好疗效。药用：大黄 8g，枳实、厚朴、九香虫、槟榔各 12g，青皮、木香各 9g，炙甘草 10g。能迅速缓解疼痛，改善消化道内环境，促进炎性渗出物的吸收，清除局部瘀腐。

2. 十二指肠球部溃疡　有报道[2]用九香虫 14g，鸡蛋 14 个，将每个鸡蛋大头开一小洞，入 1g 虫粉，放入饭中蒸熟，空腹食蛋。一般 14 日为 1 个疗程，未愈可续服之。

3. 呃逆　一般轻症可不治自愈，而就医者多是频繁呃逆不止，影响进食、工作及休息，痛苦不堪。诸多医籍皆云虚呃不治，实证易治，诚如是。

蔡惠标[3]治疗一例呃逆频繁发作，就诊时已第 5 日，谈笑间或转移注意力时呃逆乃止，移时复发，伴见纳食减少，二便调，舌淡红、苔薄腻，脉弦。予旋覆代赭汤加厚朴、丁香、柿蒂，服 2 剂后呃逆缓解。第 4 天呃逆发作愈加频繁，针灸、肌内注射哌甲酯、中药原方进服等均无效，影响进食、睡眠。实验室及影像学检查排除肝胆肺等脏腑疾患。思其呃逆不止与湿浊中阻有关，中焦气机壅阻，和降失司，治以健脾化湿降逆，方选平胃散加藿香、佩兰、紫苏梗各 10g，九香虫 5g，车前子 30g，投药 3 剂，病人呃逆止，未再复发。九香虫、车前子是治疗呃逆的常用药对。九香虫理气降逆，车前子淡渗利湿亦有降气之效，在辨证基础上加九香虫、车前子治疗呃逆，效甚佳。

4. 肝炎胁痛　慢性肝炎之胁痛，多由于肝郁血滞而引起，极为顽固，为病人精神上一大苦恼。朱老治疗此类疾患，如仅以胁痛为主者，则径予"宁痛丸"，恒获良效；症情复杂者，即以九香虫加于辨证论治的处方中，亦有比较满意的疗效。宁痛丸方：九香虫 150g，三七 200g，炙全蝎 100g，研极细末，水泛为丸如苏子大。每服 1.5g，早晚各 1 次，温开水送下。一般服一两日后，疼痛即见减轻。痛减后可改为每晨 1 次，待痛定即停服。

【病例1】张某，男，30 岁，教师。于 1962 年 10 月患黄疸型肝炎，当即住天津某区医院，治疗 2 个月余好转，而转入疗养院休养。迄未完全恢复，仍感头晕神疲，口苦纳呆，胁肋刺痛甚剧，夜寐不安，心悸健忘，腰酸遗泄。肝肋下 3cm，脾肋下 1cm。乃于 1963 年 4 月入我院调治。脉寸关弦细、尺弱，苔薄腻、质衬紫。证属肝郁血滞，脾虚湿阻，心肾俱虚之候。先后经投疏肝解郁、活血化瘀、运脾渗湿、补益心肾之品，诸象有所改善，但胁肋刺痛未能减轻。乃予以"宁痛丸"，每早晚各服 1.5g，2 日后即见好转，续服 1 周，而趋稳定。

【病例2】杨某，男，36 岁，干部。两年前发现肝肋下 5cm，脾肋下 1cm，诊为无黄疸型传染性肝炎。经连续治疗，症情有所好转，但胁痛迄今不止，甚以为苦。时感腹胀，矢气频作，便秘恒三日一行，不易入寐。苔白薄腻、质胖，脉细虚弦。肝郁不达，气滞血凝；脾失舒展，升降失司，拟予行气活血、养肝和脾调之。方用：

> 丹参 9g　　红花 9g　　炒橘核 9g　　娑罗子 9g　　瓜蒌仁 9g
> 柏子仁 9g　　九香虫 2g　　生麦芽 15g　　三七末 1.2g（另吞）

嘱连服 5 剂。当服至第 2 剂时，胁痛即见减轻。续服之，寐亦较实，但腹胀仍甚，肠鸣，便秘，苔白腻，脉弦细，仍系肝脾不调之咎。上方加法半夏 6g，大腹皮 9g，麸炒枳壳 1.5g。续服 5 剂，胁痛基本消失，余象亦显见好转。守上方损益调治，以巩固疗效。

5. 胆囊结石　朱老在"三金汤"（金钱草 30g，郁金、鸡内金各 9g）中加入九香虫 6g、芒硝（冲）4.5g 治疗胆囊结石，既能止痛，又能促使排石。

【病例】汪某，女，42 岁。患慢性胆囊炎已 6 年。近年来胆区刺痛，恶心呕吐。此次伴有发热，黄疸，墨菲征阳性，苔黄腻，脉弦数。此为肝胆郁结，气滞而挟湿热，治宜疏肝理气，利胆排石。予上方加蒲公英 30g，连服 3 剂即见好转，继服 6 剂而平。

6. 术后肠粘连　多继发于腹部手术后，为气滞血瘀而致。朱老认为，《灵枢·百病始生篇》之"肠胃之络伤，则血溢于肠外，肠外有寒汁沫，与血相搏，则并合凝聚不得散，而积成矣"，似与肠粘连之病机相吻合。因此在治疗上应行气和血，佐以健脾，并在辨证论治原则下，加用九香虫。

【病例】陈某，女，37 岁，工人。3 个月前因子宫肌瘤而行手术切除。近 2 个月来，纳谷欠香，腹胀便难，肠蠕动微弱，已服理气消胀之中药 40 多剂，迄未改善。市一医院钡餐透视（X 线片号：29061）：①回盲部轻度粘连；②移动盲肠Ⅱ度；③过敏性结肠炎。病人苔白糙，脉细，为脾虚气滞，血瘀阻络。治宜健脾行气，活血和络。处方：

> 全当归 12g　　徐长卿 12g　　决明子 12g　　佛手片 12g　　九香虫 4g
> 广木香 6g　　橘核 9g　　荔枝核 9g　　台乌药 9g　　甘草 4.5g

4剂，每日1剂。

二诊：药后腹胀显松，肠鸣矢气，腹膨顿消，自觉甚适。苔薄腻，脉细微弦。前法既效，毋庸更张，因目赤暂加桑叶、菊花各9g。

三诊：腹胀已平，唯少腹有掣引不利感。大便每日1～2次，颇爽。苔薄糙，脉细。续当健脾行气，活血和络，予方：

| 当归12g | 徐长卿12g | 九香虫3g | 橘核9g | 荔枝核9g |
| 台乌药9g | 桃仁9g | 乌梅炭4.5g | 甘草4.5g | |

继服6剂而愈。

7. 冠心病心绞痛 冠心病心绞痛属中医胸痹心痛范畴。乃因气虚、痰浊、瘀血、气滞、寒凝引起心脉痹阻不畅而发病。治以益气养阴、清热祛痰、化浊开痹为主，兼行气活血。临床辨证用药时加用九香虫能达到行气血止痛的作用，对于稳定型及不稳定型心绞痛均能起到较好疗效。《现代实用中药》认为九香虫"为镇痛药，有强壮之效。适用于神经性胃痛，腰膝酸痛，胸脘郁闷，因精神不快而发心窝滞痛等症。"《本草用法研究》言其"理胸膈之凝滞，气血双宣"。虫类药物的作用部位主要在血脉经络，这一特点恰与心主血脉之理相一致，因此能针对胸痹心痛之痰瘀痹阻脉络之病机，发挥其治疗作用。虫类药物治疗胸痹心痛特异性强，功效全面，具有植物药无可比拟的优势。

8. 支气管炎 九香虫除有理气止痛作用外，还有温中助阳、祛风镇咳平喘之效。葛自明[4]报道，将九香虫用火焙焦，研末与鸡蛋搅匀，再用芝麻油或棉籽油煎鸡蛋（不用猪油），每日1次，每次用鸡蛋、九香虫各1个，天天服用。治疗21例，大部分是年老体衰、久治不愈的慢性喘息型支气管炎病人，总有效率100%。服药期间，忌食油腻。

9. 肾虚腰痛 对于肾气亏虚，腰膝酸痛，用九香虫配合地黄、杜仲、狗脊、益智仁、桑寄生等有效。陈国华[5]报道，用九香虫45g，浸泡于500g白酒中，7日后服用，每服20mL，每日2次，早晚空腹服，治疗腰痛有效。徐财源治疗腰肌劳损采用九香虫、陈皮各7g，研成细末，每日2

次，用温开水或酒送服，连服 7 剂，治疗 7 例，获得良好效果[6]。

10. 阳痿 临床常见于青壮年，与精神因素密切相关，其基本病机为肝郁肾虚。九香虫具蠕动之性，咸温清香，《本草新编》称其为"虫中之至佳者"，为"兴阳之物，扶衰弱最宜"。善入肝肾脾经、理气化滞、疏通力强，能壮脾肾元阳，理肝脾郁滞，故临床用于肝郁肾虚型阳痿，有达郁通络、强肾起阳之效。[7]

苏勖庄、钟永楚[8,9]报道，用九香虫 30g 炒至半生半熟，干玫瑰花 30g，入米酒 800mL 浸 10 日，制成九香玫瑰酒，饮之能疏肝理气，补肾壮阳，适用于阳痿的治疗。用九香虫 9g，海马 6g，仙茅、淫羊藿各 9g，熟地黄、山药各 15g，菟丝子 10g，适用于肾阳亏虚、阳痿尿频、腰膝冷痛之症。单用浸酒服或其他补阳药巴戟天、肉苁蓉、锁阳等配合应用治疗肾阳虚阳痿及腰膝酸软。

【病例】王某，男，31 岁，医生。初诊 2000 年 3 月 21 日，患胃病 10 余年，西医诊断为慢性胃炎、十二指肠球部溃疡。于半年前又发阳痿，伴胃脘胀闷，痞满纳呆，气短头晕，时嗳气，形休消瘦，舌淡嫩，苔白厚，脉缓细略弦而无力。服多量六味地黄丸、三肾丸类药物，阳痿不见稍愈。今以阳明虚衰立论，投九蜂补中汤（九香虫、炒蜂房各 10g，黄芪 15g，人参 5g，补骨脂、白术各 15g，女贞子 10g）加桂枝 10g，白芍 15g，以增温养阴柔之力。每日 1 剂，水煎分 2 次服。服 8 剂，阳事渐举，胃病亦见好转，又加减服药 10 余剂，喜述阳痿已愈，胃病亦大见好转。（摘自石志超教授著《虫类药证治拾遗》）

11. 小儿遗尿 遗尿又称遗溺、尿床，多为先天肾气不足，下元虚冷所致。水道失约，则发生遗尿。另外，由于各种疾病引起的脾肺虚损、气虚下陷，也可出现遗尿症。因此温补肾阳、固涩小便为治疗本病的重要方法。九香虫温补脾肾，与温肾固精、缩尿止遗的中药配伍可以起到很好的治疗作用。[10]

李春莲等[11]报道，采用中药敷脐结合按摩法治疗小儿遗尿取得较好疗效。治疗方法：九香虫 20g，丁香 10g，益智仁 20g，桔梗 5g。上药共研细末，过 80 目筛，储瓶备用。推拿后再以 75％乙醇消毒脐部，取上述药粉 5～8g，用白酒调匀敷于脐部，外用纱布覆盖后以脐布固定。每晚换药 1 次，7 日为 1 个疗程。治愈率 96.2％，平均治愈时间 14 日。

12. 恶性肿瘤　上海市徐汇区天平路地段医院介绍，用九香虫 9g，藤梨根 90g（先煎 2 小时），龙葵、铁刺铃各 60g，石见穿、鹰不扑、鬼箭羽、无花果各 30g，便秘加全瓜蒌 30g，呕吐加姜半夏 15g，疼痛加娑罗子 15g，治疗胃癌有一定作用。

空军杭州医院[12]用"黄氏抗癌粉"治疗各型肿瘤 500 例，取得了比较满意的疗效，统计总有效率达 80.2％。主药是九香虫、天花粉等，配以全蝎、蜈蚣、穿山甲、地龙、延胡索、三七、金钱白花蛇，并按照病变部位及病理类型不同有 8 组处方。取九香虫理气止痛、温中助阳之功，使之痞消结散，邪去而正得扶，故机体得以康复。正所谓"疏其气血，令其条达，而致和平。""黄氏抗癌粉"对控制肿瘤病情发展，改善生存质量，减轻病人痛苦等均有积极的治疗意义。再则，对失去手术机会，术后复发、转移不宜手术及不能接受放疗、化疗的中晚期恶性肿瘤病人，的确是一种比较理想的治疗措施。

13. 血管瘤　潘大理[13]报道，捕捉九香虫若干只，盛于纸盒或瓶中备用。同时以钳子两把，一把夹住九香虫前半部，另一把夹破虫体尾部，挤出其腹腔内容物，涂在血管瘤上（视血管瘤面积的大小，涂布均匀为度）。每日 3～4 次，连用数日，治疗 4 例，均治愈。治愈所需时间最短 7 日，最长 1 个月，无毒性及不良反应。

孟景春[14]治一女婴，出生后发现左示指上一红点，逐渐长大，外科诊断为毛细血管瘤，建议其年龄大些行手术治疗。病家恐其瘤增大，故前来中医治疗。查见患儿左手示指中节一红色肿块，中间布满红色血丝，高出皮肤，长约 1cm，宽约 2cm，包围了示指中节约 3/4。如法外擦九香虫。擦药后，瘤块皮色由红转黄，面积由大到小，半个月之内完全消失，未留一点痕迹。

九香虫外用治疗血管瘤，历来本草学中未有相似记载，是九香虫功用的一个新发现，且简单易行、安全有效。能否用干品研极细末，用米酒调擦患处，临床不妨一试。

14. 精神分裂症　九香虫虽非脾经专药，但如湿滞痰阻，久不得散，可取其行气化瘀通络之性。视临证病情，既可单独选用，亦可与他药相伍为用，收效益佳。如痰浊较重，出现神志不宁时常配以石菖蒲、远志、莲子芯等有较好疗效。[15]若为慢性疾患，可以配成丸剂，以求缓图。

15. 胸肋骨骨折　赵家宏[16]采用九香虫15g，冬瓜子30g，川续断、白芍各12g，苏子、紫苏梗、桃仁、杏仁、陈皮、生大黄（后下）各10g，生甘草3g，水煎服。配合外敷消瘀膏、桂冰散等治疗胸肋骨骨折32例。治疗结果：治愈17例，显效9例，好转5例，自动出院1例。

【按语】九香虫有理气止痛、温脾暖肾之功，为治疗肝胃气痛的常用之品，其行气力强，性善走窜。朱老明确提出其主要适应证有三：❶肝胃气痛，痛有定处，如锥如刺。呈阵发性，其部位局限于两胁及胃脘部，或其痛横窜者可用。如上下攻筑者，则不宜用，如误用之，则痛更剧。❷慢性肝炎，肝郁气滞或肝郁血瘀型而胁痛不已者。❸背部痹痛，剧烈难受，仅限于背部如"着痹"，而他处不痛者，或虽走窜，但仍仅限于背部者。

肝胃气痛配以疏肝理气药物即可；慢性肝炎之胁痛，宜伍以活血化瘀之品如三七之类；至于背部痹痛，则于理气和络剂中再加葛根、秦艽等味；如痛在脐腹部，上下窜走攻筑，或虽在脘部而痛无定处，或有溃疡病者，服后不但不能止痛，反因攻窜而疼痛益甚。故使用时必需详辨，不能混淆。九香虫"理胸膈之凝滞，气血双宣"，用于治疗胸痹心痛疗效甚佳。由于其具有疏肝行气之功，对术后肠粘连而致腹部撑胀不适或胆结石、尿路结石疼痛者，于常规用药中增入本品，收效亦佳。对于脾胃虚弱者宜与健脾益气药同用，其功尤捷。

此外，九香虫尚有补肾助阳之功，用于肾阳不足之阳痿、腰膝冷痛、遗尿等症，临床多与杜仲、巴戟天等药配伍，寓补阳于行气之中，有补中兼行，阳复气畅之妙，但阴虚阳亢者慎用。多作丸、散剂，亦可入煎剂。其祛风镇咳平喘之效，可用于治疗支气管炎。外用治疗血管瘤当是九香虫功用的一个新发现。

参考文献

[1] 李斯文，王云. 云南中医学院学报，1999，2（22）：38-39.

[2] 雷载权. 中华临床中药学. 重庆：重庆出版社，1989：993.

[3] 蔡惠标. 江苏中医，1995，5（16）：5.

[4] 葛自明. 河南中医学院学报，1979，（4）：66.

[5] 陈国华. 农村新技术，1996，（12）：57.

[6] 徐财源. 浙江中医药，1979，（5）：179.

[7] 刘茂君. 陕西中医，2004，25（8）：698-699.

[8] 苏勋庄. 中医药学报，1990，（3）：26.

[9] 钟永楚. 时珍国药研究，1994，5（2）：42.

[10] 苗林艳，林美蓉，田艳丽. 邯郸医学高等专科学校学报，1999，2（12）：109.

[11] 李春莲，张绪凤. 江苏中医，2003，9（24）：26.

[12] 吕爱华，张才兴，孙在典. 实用中西医结合杂志，1995，（8）：284.

[13] 潘大理. 中医杂志，1987，28（11）：40.

[14] 孟景春. 江苏中医，1996，17（6）：24.

[15] 郭荫楠. 浙江中医学院学报，1986，（4）：247.

[16] 赵家宏. 江苏中医杂志，1986，（4）：16.

〔陈达灿 刘俊峰 刘 炽 朱海莉 黄楚君 整理〕

5
宣风泄热药

蝉 蜕 (《神农本草经》)

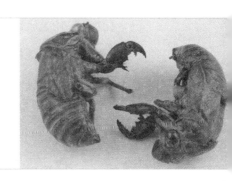

蝉蜕，又名蝉衣（《临证指南医案》）、蝉退（《眼科龙木论》）、蝉壳（《名医别录》）、知了皮（《中药志》）等，为同翅目蝉科昆虫黑蚱的若虫羽化时脱落的皮壳。

蝉蜕含有大量甲壳质和多种氨基酸。药理研究表明其具有镇静、抗惊厥、解热、抗过敏、免疫调节以及抗癌作用。

【炮制】觅取后用水浸4～5小时，洗净晾干。习惯去头足，但动物实验证明，蝉蜕之头足解热作用明显；蝉蜕之身止惊作用最强，与戊巴比妥钠有协同作用。所以蝉蜕用于疏散风热及镇静时，无需去头足，而用于抗惊厥时，则以去头足为宜。

【药性】蚱蝉味咸、甘，性微寒；蝉蜕则无气味，性微凉。入肺、肝、肾三经。

【功效】❶疏散风热，蝉蜕体气轻虚而性微凉，以其疏泄之性，擅解外感风热，为温病初起之要药。❷定惊解痉，不仅能祛外风，又能熄内风，而达到定惊解痉的作用。❸善透疹瘾，凡麻疹、水痘等之应发而不发者，用之可促其透发。❹利咽解毒，凡咽喉肿痛，声音嘶哑，甚至病后失音者，用之能清利咽喉，消肿止痛。❺祛风消翳，治疗肝热目赤肿痛、蟹睛疼痛、白翳遮睛、目蒙生翳等多种目疾，亦有疗效。❻疗疮肿毒，用于疮疡疔肿。

【用量】一般煎剂作透表托疹之用时为 6～9g，但作祛风定惊之用者，可增为 15～30g。散剂则应减用其量。

【禁忌】凡无风热或表虚多汗者，忌用蝉蜕。

【前贤论述】❶《神农本草经》：主小儿惊痫，夜啼，癫痫，寒热。❷《本草衍义》：治目昏翳。又水煎壳汁，治小儿出疮疹不快。❸《名医别录》：主惊悸，妇人乳难，胞衣不出，又堕胎。❹《本草纲目》：治风头眩晕，皮肤风热，瘖疹作痒，破伤风及疔肿毒疮，大人失音，小儿噤风天吊，惊哭夜啼，阴肿……

【应用】

1. 小儿惊风

（1）定惊散：以胆南星、胡黄连、全蝎、羌活、天竺黄、琥珀、防风、黄芩、天麻各 4.5g，焦栀子、煅龙齿、连翘各 6g，川贝母、生地黄、煅磁石、僵蚕、赭石、煅青礞石、煅石决明各 9g，飞朱砂 15g，共研极细末，分装于 30 只活蝉腹内（不去翅足），线扎紧，挂廊檐透风处阴干。焙研为极细末，然后加入麝香 1.5g 和匀，以瓷瓶密封。2 岁幼儿每服 0.7g，每日 3 次；3 岁以上小儿按年龄递加，每岁加 0.15g。此方功能祛风化痰，泄热定惊，可治小儿食滞不化、感受风邪以致发热有汗不退，频发惊搐，角弓反张，斜视或上视，瘖唇、弄舌、撮口等症。

（2）小儿惊风退热散：蝉蜕 60g，鸡内金、天竺黄、钩藤各 12g，陈皮 9g。共研细末，瓶储备用。一般 2 岁左右每服 1g（或每千克体重 0.1g），每日 3 次。能解热定惊，化痰和中，可治小儿惊风、发热、消化不良。

【病例】黄某，女，4 岁。风寒外袭，食滞内阻，壮热 3 日，有汗不解，面赤气粗，呕吐，烦啼不安，入暮惊搐频作，瘖唇弄舌，两日未更衣。苔白腻中后微黄，脉滑数，指纹青紫，已透气关。此邪滞互结，蕴蒸生热，热盛生风，而致惊搐。予定惊散3包，每服1包（1g），每日3次。服第1包后，神烦即较安，呕吐亦缓；嗣服第2包，得畅便一行（量甚多），面赤退，气粗平，神疲欲睡；晚服第3包，酣然入睡，热势渐平，不再惊搐。后调理而愈。

2. 疹出不透 蝉蜕3g，胡荽、浮萍各9g，荆芥6g，水煎服。并可煎汤趁热外熨。

3. 流行性腮腺炎 中医称之为"痄腮"，是外感风温邪毒由口鼻而侵袭肺卫，邪传少阳、阳明，肝胆之火与胃热挟痰浊阻于少阳、阳明之络，郁结两腮而成。以疏风泄热、散结消肿为主要治法。浙江中医学院詹起荪教授[1]以蝉蜕、僵蚕与桑叶、牛蒡子、连翘等同用，轻清发散，热甚者配以焦栀子、炒黄芩、板蓝根等清凉解毒。认为蝉蜕与僵蚕，味咸辛，性微凉，化痰散结而具宣透之性。泄热解毒，使温毒痰结郁以发之，热以泄之，结以散之。既无邪热化燥之弊，亦无冰伏其中之虑，不失为治痄腮之良药。

4. 小儿夜啼症、惊吓 小儿夜啼症，俗称"夜郎叫"。临床表现为白天喜睡，夜无睡意。惊吓，指患儿熟睡时猝然受到鞭炮、汽车喇叭声、门窗关闭声音而受惊。日久可致乳食少思，形体日渐消瘦，无精神，或稍听见响动之声就会自然抖动。临床表现为熟睡时手足时有抽动、唇口色青、指纹青紫。上述两症多发生于1岁以内的小儿。沈关桢[2]用蝉蜕5g，钩藤10g，灯心草（朱砂拌）1g，3～5剂为度。本方特点是无苦味，非常适宜幼儿服用。

5. 百日咳 百日咳是一种顽固的痉咳，用"顿咳散"疗效较好。处方：蝉蜕、僵蚕、前胡各6g，生石膏、杏仁、川贝母、海浮石各4.5g，六轴子、北细辛、陈胆南星各1.5g，研极细末。1岁每次服0.3g，每日可服4～5次（间隔3小时），白糖水送卜。一般连服2日后可见缓解，5～6日后可渐向愈。

【病例】尤某，女，6岁。患百日咳10余天，面微浮，咳呛陈作，作则面红气促，涕泪俱出，有时呕吐。经治无好转。给服顿咳散，每次

2g，每日 4 次。翌日瘥减，5 日而愈。

6. 过敏性哮喘、荨麻疹　过敏性哮喘与荨麻疹均为过敏性疾病，故在治疗上有共同之处。"祛风定喘丸"用蝉蜕 45g，黄荆子 15g，共研细末，炼蜜为丸。每服 6g（幼儿酌减），每日 3 次，收效甚好。发作时服用量可增至 9～12g，不发时可以小剂量，每日 3 次巩固之。因为蝉蜕不仅有疏风清热之功，且有镇静解痉及抗过敏的作用。而黄荆子既能止咳祛痰、解痉定喘，并有解表散热、镇静止痛之功，故对此两症均有效。

王锦云[3]用"麻黄蝉蜕汤"治疗荨麻疹、湿疹、药疹、漆过敏等 39 例过敏性疾病，其中 37 例治愈，1 例好转，1 例无效。处方：麻黄 4.5g，蝉蜕、浮萍、槐花各 6g，黄连、甘草各 3g。将上药加水 1200mL，煎成 400mL，经纱布滤过后为一煎。将剩的药渣再加水 600mL，煎至 200mL，经纱布滤过为二煎。再将第一与第二煎混合均匀后，等份早晚分服。

7. 过敏性紫癜　詹起荪教授用蝉蜕、僵蚕为主治疗反复发作的过敏性紫癜取得良好疗效。[1]詹老认为，本病反复发作难以速愈，与湿热胶结内伏血分，挟感时令风邪密切相关。故选择具有疏表散风泄热之蝉蜕与僵蚕为主药，对风热挟湿，壅遏肌表，内伏血分之紫癜能透而达之，泄而清之。现代药理研究表明，蝉蜕与僵蚕具有类皮质激素样作用，而无激素样不良反应。

8. 感冒发热　无论普通感冒，或是流行性感冒，凡外感发热，甚至高热，伴咽痛咳嗽者，用蝉蜕配僵蚕解表退热、解毒利咽效果极佳。处方：蝉蜕、僵蚕、金银花、连翘、前胡各 10g，薄荷（后入）5g，一枝黄花 15g，甘草 5g。清代温病学家杨栗山首推蝉蜕、僵蚕为治时行温病之要药。朱老用于临床，屡用屡验。

9. 矽肺　矽肺是由于长期吸入含有大量二氧化硅的粉末而引起的慢性职业病，所谓"石痨""煤工肺痨"，就是本病最早的命名。其主要症状是胸痛、胸闷、咳嗽、咳痰及进行性气急。均因粉尘沉积肺络，阻塞气机，肃降失常而致，一般治疗颇难奏效。兹举用蝉蜕等组成的矽肺验方一首，供临床应用参考：生地黄 30g，白及、蝉蜕各 18g，防己 12g，荆芥、甘草各 6g。每日煎服 1 剂。

10. 水肿 凡风水浮肿等症，可用"蝉金散"方：蝉蜕、鸡内金、车前子等份研末，每服 6g，每日 2 次，温开水送下，能利水消肿。朱老 1961 年曾用此治疗营养不良性浮肿病，肿势消退甚速，但体质虚弱者不够巩固。后加用棉花根（生黄芪可代用之）、艾叶、赤小豆等，则收效较好。

【病例】任某，女，42 岁。慢性腹泻 1 年多，近 3 个月来，经常面浮足肿，有时腹膨，形体消瘦。尿检无异常，苔薄白、质淡胖，脉细软。此脾虚不能制水之征，属"营养不良性水肿"。予蝉金散，另用棉花根一株，艾叶 9g 煎汤送服。药后尿量增多，浮肿渐退，3 日悉平，予参苓白术丸调理而安。

王少华院长[4]用蝉蜕治急性肾炎，宗张仲景"腰以上肿，当发汗乃愈"之旨，在温肾气、化浊水外，重在宣肺之邪风，发肺之滞气。用大剂量蝉蜕，再配以前胡，使升降平衡。手太阴肺经郁滞之气能消，宣发之气得长，而达恢复"通调水道"之目的。蝉蜕与前胡的用量为 10∶3。若有胸满喘息者，用蝉蜕配葶苈子，取其泻肺水、下肺气有除满止喘之功。

朱老临证经验：❶水肿从脾治，脾气亏虚者，蝉蜕配防己黄芪汤；脾阳不健者，配实脾饮。❷水肿从肾治，常用蝉蜕配济生肾气丸。挟湿热者，可参入茵陈四苓散芳化淡渗。并依"其在皮者，汗而发之"之经旨，每用蝉蜕配羌活、防风、连翘、牛蒡子、浮萍之属；其热盛或喘者，以蝉蜕配麻杏石甘汤；有瘀及大便干者，用《伤寒温疫条辨》升降散，其中蝉蜕用量在 5~10g 之间。服上述汤药后，均可得汗而解，1~3 日内消肿，1 周左右尿蛋白可阴转，或仅见微量，颗粒管型大多消失。

【病例】郑某，男性，15 岁，学生。2002 年 6 月 12 日初诊。病人于 3 个月前患急性扁桃体炎，经抗炎治疗好转，继而出现两眼睑肿如卧蚕，四肢浮肿，小便短赤。于中心医院化验尿常规结果显示：尿蛋白（++），尿潜血（+++），红细胞 8~12 个/HP，白细胞 3~5 个/HP，颗粒管型 0~3 个/HP。确诊为急性肾小球肾炎，经过西药治疗，浮肿有所减退，尿化验无任何改善而求诊于中医。来诊时全身浮肿，以眼睑及双下肢为甚，倦怠乏力，腰膝酸软，小便短赤，舌淡、苔薄白，脉沉滑缓。诊断：水肿（急性肾小球肾炎），辨证：风水泛溢，脾肾两伤。治法：祛风利水，脾肾双补。方药：

蝉蜕 15g　牛蒡子 10g　白术 15g　山药 30g　熟地黄 30g
茯苓 15g　泽泻 15g　益母草 30g　茜草 15g　墨旱莲 20g
牡丹皮 10g　鸡内金 15g

2002 年 6 月 27 日二诊：浮肿消退大半，仍觉乏力腰酸，化验尿常规显示：尿蛋白（＋），尿隐血（＋＋），红细胞 3~5 个/HP，白细胞 3~5 个/HP，颗粒管型未见。

2002 年 7 月 13 日三诊：浮肿完全消退，体力逐渐恢复，尿常规显示：尿蛋白（－），尿隐血（＋），红细胞 0~3 个/HP，白细胞 0~3 个/HP，颗粒管型未见。以上方化裁计 2 个月余而痊愈，尿化验多次均为阴性，随访 1 年，未见复发。（摘自石志超教授著《虫类药证治拾遗》）

11. 神经衰弱（失眠）　余利军[16]采用蝉衣安眠汤（蝉蜕、石菖蒲、炙甘草、茯苓、熟地黄等）治疗顽固性神经衰弱 38 例，治愈 31 例，总有效率为 82%。

12. 破伤风

(1) 傅青主氏治破伤风创有"蝉衣酒"之方：净蝉蜕 15~30g，以黄酒 150mL 加水煎服；以蝉蜕炒研，每服 9g，黄酒送下亦可。临床观察，症势轻者有效，剧者需加全蝎、僵蚕、制南星、天麻等始妥。

(2) 北京首都医院外科自 1964 年起采用破伤风经验方[5]：蝉蜕、全蝎、僵蚕、羌活、防风、制川乌、制草乌、白附子、天麻、白芷、胆南星、大黄、半夏、甘草各 9g，蜈蚣 3 条。水煎得 450mL，分 3 次服，每日 1 剂；另琥珀、朱砂各 3g，研细末，分 3 次随汤冲服。治疗破伤风轻型一般需 3~5 剂，中型 5~7 剂，重型 7~10 剂。7 剂以上视情况可不用朱砂，腹泻甚者去大黄。共治疗 16 例，无 1 例死亡。此方有镇静、祛痰、退热等作用。其优点为破伤风抗毒素用量少，镇静药用量少，气管切开少，护理简便，病人痛苦少，治疗方法较之过去大为简化而效果更好。

13. **产后尿潴留** 胡坚[6]自拟"宣癃汤"，重用蝉蜕巧治产后尿潴留 68 例，服药后均能自主排尿：药后 4 小时内即能取效者 8 例，4～6 小时内排尿者 19 例。11 例已插入导尿管排尿者，其中 9 例先撤管后再服中药取效，2 例边插管留置导尿，边服本方，俟取效后再撤管。宣癃汤组成：蝉蜕 30g，生黄芪、益母草各 15g，肉桂 5g，麦冬、当归、王不留行各 10g，车前子 12g（包煎），一般均服 2～3 剂即效，服用本方过程中未发现明显不良反应。

14. **颈痛、背痛初起** 颈痛又称对口，背痛亦称搭背，多由湿热蕴蒸、气血凝滞而致。初起未化脓时，用蝉蜕、蜈蚣等份研细末，蜜或醋调敷，每日换药 1 次，连用数日可消。因为蝉蜕善于祛风胜湿，涤热解毒，配以蜈蚣之开瘀化毒，其效自著。

15. **脱肛** 蝉蜕研末，以香油调成糊外搽患部，缓缓纳入，一般数次可愈。体虚者需服补中益气丸以巩固疗效。

16. **痔疮** 每日用蝉蜕 7 只，核桃仁 7 枚，炙存性研为末，黄酒冲服。连服 7～10 日。适用于内痔痔核肿痛。其方义为：蝉蜕善入血分，能祛风胜湿，涤热解毒，助以黄酒之活血散瘀，即能消肿定痛；核桃仁补肾润肠，有利于痔疾之恢复。

【病例】刘某，女，39 岁。宿有便秘之患，因经常努责，而引起内痔痔核坠痛，排便时更甚，颇以为苦。因惧手术，要求服药内消。即予上方试服，3 日见效，8 日而愈。

又山西省运城人民医院介绍"蚕蜕散"治痔法，即用蝉蜕、僵蚕粉各 33g，分成 15 份；每晨取鸡蛋一个，在鸡蛋一端破一小孔，纳入上药粉一份，以胶布封口，蒸熟。每日早晨空腹服 1 个，共服 15 日为 1 个疗程。治疗 15 例，效果均满意，值得推广应用。

17. 汗疱疹　汗疱疹系一种发生于掌跖、指（趾）侧、指（趾）间皮肤的复发性非炎性水疱病，常伴手足多汗，夏季多发，且反复发作。程晓平[7]运用"乌蛇蝉蜕汤"加减治疗 36 例，疗效满意。乌蛇蝉蜕汤为验方乌蛇败毒散加减，药用：乌梢蛇、荆芥、赤芍、牡丹皮、佩兰、广藿香、苦参各 10g，蝉蜕 8g，土茯苓 30g，薏苡仁 15g，牡蛎 20g。加减：心烦、失眠加栀子、竹叶、茯神；大便秘结加生大黄、芒硝；瘙痒明显加白鲜皮、地肤子。每日 1 剂，内服结合外洗。结果：治愈 29 例（80%），好转 5 例（14%），无效 2 例（6%）。

18. 乙脑后遗症之失音　沈阳市传染病院使用"通窍发音汤"治疗此症，治愈率达 85% 以上。处方：蝉蜕、石菖蒲、麦冬、天竺黄各 12g，桔梗、玄参、甘草各 3g，生地黄、连翘各 15g，炒栀子、射干各 6g，竹茹 30g。用水煎至 240mL。成人每服 80mL，每日 3 次，小儿酌减。此方具有通窍利咽、养阴调肺、清热解毒作用，用于本症颇为恰当，值得学习使用。

19. 角膜斑翳　角膜炎多由肝经风热上扰所致，经常反复发作，每致遗留翳膜，宜养阴柔肝，清热散风，和血退翳，可用加减"拨云退翳丸"。处方：川芎 45g，蝉蜕、菊花、密蒙花、蔓荆子、木贼、楮实子、荆芥、地骨皮、蕤仁、黄连、甘草各 15g，生地黄、枸杞子各 30g。研末，蜜丸如梧子大。每服 6g，每日 2 次。体虚者兼服补中益气丸或杞菊地黄丸。

【病例】张某，女，24 岁，农民。5 岁时患麻疹后，右眼遗留角膜白斑，视力很差，仅见眼前手动。苔薄质微红，脉细弦。予拨云退翳丸一料，药未尽剂，视力即提高到 1.2。嘱其服完后，继服杞菊地黄丸巩固之。

【按语】蝉蜕体气轻虚而性微凉，擅解外感风热，为温病初起之要药并有定惊解痉作用。清代温热学家杨栗山称其"轻清灵透，为治血病圣药"，有"祛风胜湿，涤热解毒"之功，故《寒温条辨》治温热病的主要方剂中，有 12 首均用之。但若热邪已深入营血，如各种热病发生的出血斑，无论隐显与否，均必须应用大剂凉血解毒之品。倘误用蝉蜕逆而透表，则反耗气动血，致斑益多，病愈剧。再如邪已从火化，不拘上结为肺热叶焦，或下结为热结旁流或燥矢，此时更不当发疹，误用则病益甚，必须慎之。

《银海精微》谓本品能祛风散毒，消退目翳，止泪散邪。在治疗肝热目赤肿痛、蟹睛疼痛、白翳遮睛、目蒙生翳等症的方剂中，用之者达10余首之多。可见本品对各种目疾，亦有疗效。

蝉蜕含有大量甲壳质等成分，能降低横纹肌紧张度，使反射迟钝，并对交感神经节的传导有阻断作用，故镇痉定惊之功较为显著，破伤风等多用之。近年来还证明它具有抗心绞痛的功能。

各家本草对蝉蜕均未有"利小便"之记载，独张锡纯氏述及。证之临床，确有效验。据近年来报道，用蝉蜕配合紫苏叶、益母草治疗慢性肾炎，对减少尿蛋白有一定的作用。这又是一个新的发现。

蝉蜕配蛇蜕，能治癞癣瘾疹之瘙痒。与胖大海组成"海蝉散"，可用治肺热声哑之候。又常与僵蚕合用，以增强疏泄风热之力，以此两味复入钩藤、全蝎，则善治肝热风动之痉挛抽搐；复入菊花、薄荷、刺蒺藜等品，又有治瘾疹㾦瘰及风热表证的效力；复入杏仁、浙贝母等，尚可用治百日咳。

僵蚕与蝉蜕虽有散风泄热、定惊解痉的作用，但僵蚕兼有化痰消坚、解毒疗疮之功，而蝉蜕则兼有透疹止痒之效，为两者同中之异。

参考文献

[1] 盛丽先. 浙江中医学院学报，1993，17（2）：30.

[2] 沈关桢. 江苏中医药，2004，25（10）：51.

[3] 王锦云. 中医杂志，1964，7：247.

[4] 王少华. 浙江中医杂志，1996，1：4.

[5] 中国医学科学院. 医学研究通讯，1972，6：39.

[6] 胡坚. 上海中医药杂志，1998，3：11.

[7] 程晓平. 甘肃中医，1999，12（3）：26.

〔朱建华　潘　峰　整理〕

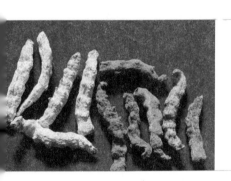

僵 蚕 （《神农本草经》）

僵蚕，别名白僵蚕（《千金要方》），天虫（《药材资料汇编》），白僵虫（《新华本草纲要》），为蚕蛾科昆虫家蚕的幼虫感染或人工接种白僵菌而致死的干燥体。分布广，我国大部地区均有饲养。

僵蚕含17种氨基酸和多种微量元素，以及变态活性融激素、促脱皮甾酮等，具有催眠、抗惊厥、抗凝、降糖和抗癌等作用。

【炮制】淘洗后干燥，除去杂质，拣去丝毛，晒干。炒僵蚕按麸炒法，用麸皮（僵蚕每50kg用麸皮5kg）撒于热锅中，候烟冒起，倒入僵蚕，炒至黄色，取出筛去麸皮，放凉。

【药性】味辛咸，性平。归肝、肺、胃经。

【功效】❶散风泄热，用于热病初起。❷祛风止痉，用于惊风抽搐，面神经麻痹，常配天麻、全蝎。❸化痰散结，用于瘰疬、扁桃体炎、腮腺炎等。❹解毒利咽，用于咽喉肿痛。

【用量】❶内服：煎汤3～10g；研末1～3g，入丸、散。❷外用：适量，煎水洗，研末撒或调敷。

【禁忌】无外邪为病者忌之。对异体动物蛋白过敏者慎用。

【前贤论述】❶《药性论》：能入皮肤经络，发散诸邪热气也。❷《本草求真》：僵蚕，祛风散寒、燥湿化痰、温行血脉之品。故书载能入肝兼入肺胃，以治中风失音，头风齿痛，喉痹咽肿，是皆风寒内入，结而为痰。合姜汤调下以吐，假其辛热之力，以除风痰之害耳。又云能治丹毒瘙痒，亦是风与热炽，得此辛平之味，拔邪外出，则热自解。

【应用】

1. **热病初起** 僵蚕散风泄热之功甚著。朱老认为，热病初起常证兼表里，倘表里同治，内外并调，多能收事半功倍之效，有截断、扭转之功。早年即采用聂云台氏创制之"表里和解丹"治疗多种热病初起而见有表里证者，或病起已三五日而尚有表证存在者。服后常一泻而脉静身凉，或显见顿挫，续服数次可瘥。盖其功能疏表泄热，清肠解毒，可表里双解，缩短疗程，不论成人、小儿，除正气亏虚或脾虚便溏，或发热极轻，而恶寒较甚者外，均可服之。处方：僵蚕 45g，蝉蜕、甘草各 30g，大黄 135g，皂荚、姜黄、乌梅炭各 15g，滑石 180g。共研极细末，以鲜藿香汁、鲜薄荷汁各 30g（如无鲜者，可用干品各 45g 煎取浓汁代之），鲜萝卜汁 240g，泛丸如绿豆大，成人每服 4～6g，妇女、体弱者酌减。小儿 10 岁左右服 2g，6～8 岁服 1～1.5g，2～5 岁服 0.5～1g，每日 1 次，连服 1～3 日，热退即勿再服。

【病例】荣某，女，43 岁。恶寒发热，体温 38.9℃。周身酸楚，已起 3 日，曾服成药，得汗未解，口黏不爽，胸脘痞胀不适，2 日未更衣。苔白中黄腻，脉浮数。此风热外袭、湿滞中阻之候。治宜两顾，予表里和解丹 10g，分 2 次服，每日 1 次。药后 5 小时许得畅便一行，当晚热势即下挫至 37.7℃，自觉困惫缓释。翌日续服 1 次，热退至正常，诸象若失。

2. **小儿惊痫夜啼、癫痫、惊风** 《神农本草经》以僵蚕为治小儿惊痫夜啼之品，后世以之组成治小儿惊风搐搦之处方甚多，常需配伍蜈蚣、全蝎等以加强熄风定惊之力。

朱老曩年取《保婴集》治惊风方（青蒿虫若干，捣和朱砂、轻粉，制丸如粟粒大，一岁一丸，其效"十不失一"）加僵蚕、全蝎两味，治小儿高热、惊搐，效甚验捷，因而定名为"解热定痉丸"。处方：僵蚕 20 条，全蝎 12 只，飞朱砂 10g，轻粉 12g。共研极细末，加青蒿虫（青蒿节间有小虫，须在秋分前后剥取，否则即羽化飞去）若干捣和为丸，如绿豆大。每服 2～4 粒，每日 2～3 次，待热挫搐止即停服。治疗癫痫常用"复方止痉散"（蜈蚣、全蝎、僵蚕、地龙各等份，研细末），每服 2～4g，每日 2次。有显著的熄风定惊之功，对癫痫经常发作者，坚持服药可以减少或控制其发作。

【病例】汪某，男，5 岁。发热 3 日，服药未解，入暮为甚，高达 39.7℃，烦躁不安，惊搐时作，龂齿谵妄。苔黄腻质红，脉数。此温热之邪袭踞气分，热极动风之候。予解热定痉丸 24 粒，每服 4 粒，每日 3 次。药后 4 小时许，热即挫降，惊搐略缓。次日神烦已安，体温降至 37.3℃，善后而愈。

3. 痰核、瘰疬、乳癖 《本草纲目》赞僵蚕善"散风痰结核、瘰疬"。本品长于化痰软坚，诸凡痰核、瘰疬、喉痹、乳癖等病证，均可参入辨证方中应用。

瘰疬多由肝肾两亏，痰火内郁，结而为核。其核肿硬未化脓者，可用僵蚕、浙贝母各 2 份，全蝎 1 份，研为细末，另用玄参、夏枯草各 1 份煎取浓汁泛丸如绿豆大，餐后服 4g，每日 2 次。能软坚散结，化痰消核。

乳癖即乳腺小叶增生，多因肝气不舒、痰气交凝、冲任失调而致。治宜疏肝解郁、化痰软坚、调协冲任。以僵蚕为主组成之"消核汤"（僵蚕 12g，蜂房、当归、赤芍、香附、橘核各 9g，陈皮 6g，甘草 3g），一般连服 5～10 剂，即可奏效。如未全消者，可续服之。

【病例】仇某，女，29 岁。左侧乳房有核两枚，逐步增大，一枚如核桃大，一枚如银杏大，月经期或情绪激动之后较甚，已经 3 年余，选药未消。苔薄白，脉弦细。此肝郁痰气交凝之乳癖也，可予消核汤。服上方 5 剂后，肿核明显缩小，续服 5 剂而愈。并嘱晨服逍遥丸，晚服归脾丸巩固之。

乳痈初起，乳部有癖块，多因肝气郁结或胃热壅滞使乳汁阻塞而致，不即消散，易致化脓。若外皮尚未红肿者，可用生僵蚕末以醋调敷患处，每日换药1次，一般数日可消。

4. 血管神经性头痛　多因内伤或外感致风痰上扰清窍。治疗在辨明主证的基础上，佐以祛风化痰。僵蚕善祛风化痰通络，佐入主方，常获显效。

5. 中风面瘫　本病多由脉络空虚，风、火、痰、瘀等邪气痹阻经络所致，属中医"中经络""喎僻""歪嘴风"等病证。初起宜平肝潜阳，化痰清热；俟症稍缓，则须活血和营，消除经隧之瘀。风阳熄，痰火平，营血调，络脉通，则枯者荣，废者起，庶免后遗之患。朱老喜随证配伍僵蚕以定风化痰解痉，对于某些顽固病例，采用以僵蚕、全蝎为主的"平肝祛风汤"治疗。处方：僵蚕12g，炙全蝎（研分2次吞服）1.5g，炒荆芥4.5g，黄菊花、嫩钩藤（后下）各15g，生白芍、竹茹各9g，石决明（或珍珠母30g）24g。病程长而病情较重者，加白附子6g，水煎分2次服，每日1剂，连服20剂以上。

6. 咳嗽、支气管哮喘　感冒后咳嗽久不愈者临证屡见不鲜，其表现为咽痒阵咳，痰黏量少。多属外感之后，风邪留恋所致，可用止嗽散加僵蚕，收效颇佳。此外，单味僵蚕粉，每服3～5g，每日2次，对哮喘之轻者有缓解作用，可解痉定喘，化痰止咳，散风泄热；对哮喘重度发作者，加用地龙，两药均有较好的平喘作用。姜春华先生常将此两味药加入截喘方中，以增强截喘效应。

7. 慢性咽炎　慢性咽炎相似于中医之阴虚喉痹，多由痰热蕴结日久，耗伤肺肾之阴，而致虚火上烁咽关使然。病人咽部嫩红灼痛，咽壁有颗粒小泡突起，梗然欠利，讲话较多则咽部不适，发音欠扬，并有口干咽燥之感。苔薄质红，脉弦细或带数。治宜养阴清热、化痰利咽。朱老之验方"咽痛散"颇效：炙僵蚕、炙全蝎、黄连各8g，炙蜂房、金银花、赭石、生牡蛎各10g，共研细末，分作20包。每服1包，每日2次，餐后2小时用生地黄、麦冬、北沙参各 6g 泡茶送服。连服 3～5 日咽部即感爽适，继服之即可痊复。

【病例】华某，男，48 岁，教师。患慢性咽炎已近五载，咽部干燥，梗然不适，讲课较多，其势更甚，发音嘶哑。苔薄质偏红，脉弦细而数。阴虚之体，痰热阻于咽关，治宜泄化痰热，养阴利咽。予咽痛散一料，药未尽剂，症即趋平。

8. 慢性肾小球肾炎　其病变在肾小球，血络丰富而且微细，似符合中医经络学中"孙络"的特点。僵蚕味咸入肾，善搜风通络，故能奏效。有报道[1]以黄芪当归合剂为基本方剂，方中配以芡实、金樱子等药物，重用僵蚕 20～30g，用于慢性肾小球肾炎可减少尿蛋白及尿血，收到良好的临床疗效。

9. 糖尿病　僵蚕具降糖之效，研粉吞服，每次 4g，每日 3 次，可用于糖尿病。运用僵蚕为主药治疗糖尿病，适用于不伴有心、脑、肾及血管病变，空腹血糖未超过 15mmol/L 的病人，疗效明显，值得进一步观察研究。

10. 荨麻疹　即"风疹块"，多为风热客于营分。治宜祛风泄热，凉血活血。僵蚕长于散风泄热，对风热型荨麻疹，甚有佳效。朱老常用僵蚕、姜黄、蝉蜕、乌梢蛇、生大黄等份，共研细末，每服 5g，每日 2 次。如久治未愈，而气血亏虚者，宜佐以益气养血之品，脾虚者又应参用补脾渗湿之剂。

11. 银屑病　俗称牛皮癣，多因风热之邪积聚于皮肤肌腠，而致气血运行不畅，郁而生热化燥，耗伤津血，肌肤失养，鳞屑不断产生。故治疗一般以祛风清热、凉血解毒、活血散瘀为主，久病则参用凉血之品。但此病殊为顽固，不易奏效。苏州市中医院皮肤科创订"四白散"〔白僵蚕、白花蛇、制白附子、刺（白）蒺藜各等份为末〕内服，每日 3 次，并用"黄升膏"（黄升 20％和蜂蜡、麻油 80％调为糊状）外搽，每日 2 次（少数病人有局部过敏现象即停用），对部分病例有效。因僵蚕疏风泄热，解毒疗疮，白花蛇搜风通络，白附子辛散祛风，刺蒺藜辛散苦泄，所以对初、中期之甚为合拍。倘久病血虚者，宜配合养血凉血之品。

12. **重型风湿性关节炎**　反复发作，久治未愈而寒湿偏盛者，朱老用"五虎汤"（炙僵蚕、炙全蝎各6g，蜈蚣3条，制川乌、制草乌各3g）多收效。此方加天麻、白芷、当归身、牛膝，可治小儿麻痹症（剂量酌减）；加蒲公英、紫花地丁、千里光，可治疗痈疽。五虎汤如作散剂内服，仅需1/3量，既节约药材，又可提高疗效。但本方温热，阴虚体弱者慎用。

【按语】僵蚕味咸辛而性平，入心、肺、肝、脾经，僵而不腐，得清化之气，又名"天虫"。功在散风泄热止痉，化痰散结解毒，对感受温邪最为适用。是故杨栗山之《寒温条辨》首推本品为时行温病之要药，治疗流感发热或风热型感冒疗效卓著。风热痰火为患之喉痹咽肿、风疹瘙痒、结核瘰疬等亦均适用，并能治癫痫、头风作痛、小儿惊搐、口眼㖞斜等病证。由于本品具有轻宣散表之功，对风热壅遏而痘疹不能透达者，最能表而达之。

僵蚕主要含脂肪及蛋白质，此外白僵菌含有的甾体11α羟基化酶系，可合成类皮质激素。是否因其能增强机体防御能力和调节功能而达到愈病之目的，尚待进一步探索。其醇水浸出液对小鼠和兔有催眠作用，煎剂有对抗士的宁所致的小鼠惊厥作用，与熄风定惊作用相印证。

僵蚕因含异体蛋白可引起过敏反应，动物蛋白过敏者应慎用。有研究发现其尚有较强的抗凝作用，血小板减少、凝血机制障碍或有出血倾向者慎用[2]，应予注意。

参考文献

[1] 魏刚. 中医杂志，2007，48（1）；60.

[2] 王居祥. 时珍国药研究，1997，8（6）；567-568.

〔陈达灿　刘　炽　刘俊峰　朱海莉　黄楚君 整理〕

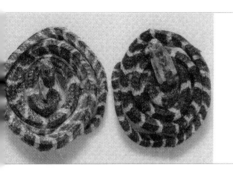

白花蛇 《《开宝本草》》

据报道，目前全世界蛇类近3000种，其中毒蛇约600种。我国现有蛇类近170种，其中毒蛇46种。根据浙江、安徽多蛇地区的抽样调查，每年蛇伤发病率可达0.05％～0.35％，东南亚国家可达3％。据世界卫生组织对世界蛇伤不完全统计报道，每年死于蛇伤有3万～4万人。说明毒蛇对人类危害很大，但利用蛇类作为防病治病的药物，效果显著，值得研究。

白花蛇为蝮蛇科五步蛇或眼镜蛇科金环蛇属银环蛇的幼蛇和成蛇除去内脏的蛇体。五步蛇又名蕲蛇（指产于黔中及蕲州、邓州者）、花蛇（《本草纲目》）；银环蛇又名寸白蛇、花蛇、小花蛇，其幼蛇成品称"金钱白花蛇"。分布于我国广东、广西、海南、贵州、四川、重庆、福建、台湾、浙江、江西、安徽、湖南、湖北等地。

白花蛇功力以蕲蛇最胜，前述乌梢蛇则性平力较差，但其价仅白花蛇的1/12。故重症顽疾需用前者，轻浅之恙则取后者。蛇类性偏温燥，凡血虚生风者，需与养血之品相伍。

白花蛇蛇体含蛋白质、脂肪及钙、磷、镁等21种元素，药理研究显示具有抗凝、降压、抗神经退化变性和促进神经再生、镇痛、抗癌等作用。蛇毒可使毛细血管通透性增强，局部弥漫性出血，导致皮肤、肌肉局部剧痛、溃烂、坏死并能致死。

白花蛇中的五步蛇蛇毒主要是血循毒，银环蛇蛇毒主要是神经毒，两者均含蛋白质、脂肪、皂苷等。五步蛇的头部毒腺中含有多量的血循毒（出血性毒和溶血性毒），被其咬伤中毒后，全身可出现大量溶血、出血，内脏亦可广泛出血。银环蛇的神经毒相当剧烈，被其咬伤中毒后，其毒对呼吸肌、神经系统，特别是呼吸中枢有抑制作用，因此可引起呼吸麻痹。

【炮制】夏、秋季捕捉，剖腹去内脏，用乙醇浸泡处理后，以头为中盘成盘形，用竹签撑开后烘干。置干燥处，防霉，防蛀。五步蛇统称大白花蛇，撑开焙干者又称蕲蛇鲞，直接焙干者又称蕲蛇棍，银环蛇称金钱白花蛇。

【药性】味甘咸，性温，有毒。归肝、脾经。

【功效】❶搜风通络，攻毒定惊，能内通经络，外达皮肤，其透骨搜风之力最强。凡疠风顽痹，肢体麻木，筋脉拘挛，半身不遂，口眼㖞斜，惊痫抽掣，瘾疹瘙痒及小儿惊风、麻风、破伤风、疥癣、梅毒、恶疮等症势深痼而风毒壅于血分之病，常以其为主药，故称之为"截风要药"。治疗风湿痹痛，筋脉拘急，中风口眼㖞斜、半身不遂，疥癣，梅毒，恶疮。❷定惊止痉，治疗小儿惊风，破伤风，麻风。❸强壮起废，用于肌肉萎缩。❹镇痛消癥，对肿瘤既可止痛，又能控制。有研究表明，蛇的毒液是由30～40种蛋白质组成，蛇毒因其成分不同而作用有所差异。因此，研究者能够从响尾蛇到眼镜蛇的75种不同毒液中得到能够袭击癌细胞，而又无损于健康细胞的物质。在动物实验中，用蛇毒使癌肿萎缩，已经取得了初步成功。这些药理、药化的研究结果，对临床有较大的启发。❺根据实验，白花蛇有降压作用，而主要为直接扩张血管引起。其提取物有镇静、催眠及镇痛等作用。

据报道，蛇类不仅有祛风镇静之功，而且具有促进营养神经的磷质产生之功，对控制因神经系统病变引起的拘挛、抽搐、反戾、麻木有缓和作用，对促使失调的神经恢复有良好功能。此外，蛇类制剂还能促进垂体前叶促肾上腺皮质激素的合成与释放，使血中的这种激素的浓度升高，从而具有抗炎、消肿、止痛作用，却没有像激素那样的不良反应。尤其是毒蛇，效果更为显著。蛇类还可以增强机体的免疫功能，使抗原、抗体的关系发生改变，防止组织细胞进一步受损，可使急性病人稳定病情，早日恢复功能。

【用量】内服：水煎 3～4.5g，或研末 0.5～1g，或浸酒 3～9g。

鉴于白花蛇的毒性，王洪君等[1]建议：❶应用依据中药炮制规范，"去净头、尾，刷去灰屑，用黄酒润透切段干燥"再入药。❷计量单位将数量单位"条"改为重量单位"kg"或"g"。❸严禁使用活的白花蛇。只有这样，才能保证临床用药的准确、安全、有效。

【禁忌】阴虚血少及内热生风者禁服。

【前贤论述】❶《本草纲目》：通治诸风，破伤风，小儿风热，急、慢惊风搐搦，瘰疬漏疾，癫痫恶疮要药。❷《本草经疏》：凡疠风疥癣㖞僻拘急，偏痹不仁，因风所生之证，无不借其力以获瘳。❸《本草图经》：白花蛇，有大毒，头尾各一尺尤甚，不可用，只用中段干者。

【应用】

1. 类风湿关节炎　该病俗称类风关，为四大难症之一，其病机复杂，病程缠绵，殊难奏效。朱老通过长期临床实践，以益肾养血、通督壮筋治其本，钻透剔邪、蠲痹通络治其标的原则，治疗类风关数千例，获得显效。其经验就在选药上，除选草木之品养血补肾培本外，又借虫类药搜风逐邪、散瘀涤痰，白花蛇即为必用之品。朱老采用"蝎蛇散"，专治类风关关节变形或骨质破坏而致剧烈疼痛者。处方：

全蝎 15g	金钱白花蛇 20g	炙蜈蚣 10 条	钩藤 30g
六轴子 4.5g（即闹羊花之种子，剧毒）			

共研细末，分作 10 包，每服 1 包。第 1 日服 2 次，以后每晚服 1 包，服完 10 包为 1 个疗程。此方还对增生性脊柱炎、坐骨神经痛，甚则癌肿因肿块浸润、压迫而致剧烈疼痛者有著效。

【病例】荆某，女，39 岁。四肢关节疼痛 5 年余，尤以夏末秋初最为严重。今秋疼痛又作，膝、肘及手、脚关节痛如针刺，遇冷更甚，行动不便。诊治所见：面色苍白，精神差，畏寒怕冷，厚衣裹身，舌淡苔白，脉沉细。证属正气虚弱，风寒湿邪直中。治以温经散寒，祛风除湿，通络止痛。予以乌附麻辛桂姜汤加白花蛇1条，4剂过后，痛大减，四肢温，畏寒减。感腰膝酸软无力，改用独活寄生汤加白花蛇1条、制川乌9g，再服9剂，去川乌继服12剂，诸症全除。随访2年，未见复发。

另有谢海州先生验方（《谢海州用药心悟》）：白花蛇1条，全蝎5g，当归、川芎、地龙、羌活、独活各10g，防风6g，威灵仙15g。水煎服。主治诸风顽痹、筋脉拘挛、关节不利、肌肉顽麻者。

2. 颈椎病　邦雄等[2]采用"脊椎宁胶囊"（白花蛇粉、制马钱子粉、狗脊粉、琥珀粉、桂枝粉按1∶0.1∶1∶0.3∶0.3混匀装空心胶囊，每粒重0.4g），按第1～3日每日3次，每次1粒；以后每次2粒，每日3次口服。治疗颈椎病167例，治愈22例（13.17%），有效135例（80.84%），总有效率94.01%。

3. 多发性肌炎　是一种自身免疫性疾病，中医认为急性期系热毒炽盛、瘀血内停为病，治疗以清热解毒、活血通络为法。白花蛇具有活血通络之功，适合本病的急性期治疗，尤其对缓解肌肉疼痛、稳定病情等方面疗效显著。[3]

4. 肌肉萎缩　本病之成因多由气血亏耗，不能濡养腠理、分肉与筋脉所致。朱老强调治疗应当在补益气血、温养肝肾的基础上加入祛风通络之品，方能奏强壮起废之功。白花蛇即为首选药物，《开宝本草》云其主治"脚弱不能久立"，朱老用其治瘫痪痿软之症，验之有效。处方：白花蛇（可用乌梢蛇代之，用量加倍）、䗪虫、蜂房、淫羊藿、全当归、制黄精、制首乌、枸杞子、肉苁蓉各90g，川石斛、生白芍、熟地黄、鹿衔草、僵蚕各60g，甘草30g。共研细末，另用豨莶草、生地黄、熟地黄、千年健、桑寄生各120g，煎取浓汁泛丸如绿豆大，每日早、晚各服1次，每次6g。

此方适用偏于阴虚者，如偏于阳虚者，可去石斛、白芍，加巴戟天、益智仁、鹿角霜、川桂枝各 60g。如能辅以按摩、体疗则更好。

5. 瘫痪　朱老治疗痉挛性瘫痪，见于外伤性截瘫，多从调补肝肾、祛风舒筋、疏通经络入手。以白花蛇、乌梢蛇、地龙等为主药。处方：炙乌梢蛇、白花蛇、䗪虫、全当归、熟地黄、狗脊、川牛膝、鸡血藤各 15g，地龙 30g，鹿角片、锁阳、续断各 9g。水煎服，每日 1 剂。重者并用"蝎蜈片"（全蝎、蜈蚣各等份研细末，加入稠膏黏合剂压片。每片重 0.3g，每服 6 片，每日 2 次），获效甚佳。

谢海州先生以白花蛇配生南星为主药治疗中风偏瘫，口眼㖞斜。取白花蛇之善走搜风，生南星之涤痰止痛，合用增强祛风通络、涤痰利痹之功。再随症酌加他药，即可见效。

6. 乙脑后遗症　《开宝本草》谓本品主治"脚弱不能久立"，临床用治乙脑及脊髓灰质炎等后遗瘫痪痿软之症，验之有效。

乙脑高热、昏迷、惊厥平息后，常遗留智力下降、健忘、不语、失明、手足拘挛、搐搦、瘫痪、流涎等后遗症，治疗比较棘手。朱老采用内服煎剂、配服散剂、外用吹喉等法曾治疗 188 例，取得较好的疗效。

（1）煎剂：白花蛇、丹参、红花、广地龙、赤芍、僵蚕、川芎各 6g，生自然铜、豨莶草、鸡血藤、伸筋草各 9g，制乳香、制没药、甘草各 2g。连服 5 剂后，接服散剂。

（2）散剂：白花蛇 30g，炙僵蚕 24g，炙蜈蚣、炙全蝎、当归、化橘红、天竺黄、广地龙、红花各 18g，共研细末。每服 2g，每日 3 次，温开水送服。

（3）吹药：白花蛇 2.5g，制白附子、炮附子、陈胆南星、石菖蒲、白芷各 2g，麝香 0.6g，上药研细末，后加入麝香再研匀，瓶密储。每取少许吹两侧扁桃体部，每日 3～4 次。

【病例】李某，女，5 岁。1973 年 7 月中旬，高热惊厥，神志昏迷，经当地医院西医抢救 10 余天，体温下降，神识渐清，但不能言语，口角流涎，四肢瘫痪，时有抽搐，40 余天尚未恢复。8 月 29 日来诊，确属"乙脑后遗症"。苔薄腻，质衬紫，脉细涩。证属痰瘀交阻、筋脉失养、络道痹阻。治宜化痰瘀、通痹闭、畅络脉，徐图效机。经上法治疗 4 日后，开始发音，1 周后能爽利讲话，1 个月后已能行走，唯左侧手足尚感欠利。嘱继服散剂，并活动锻炼，配合针灸，经随访已完全恢复。

7. 血栓性静脉炎　中医称之"脉痹"，主要病理是瘀血阻络，急性期兼有湿热内蕴。因此，采用白花蛇等活血通络，配伍清热祛湿之剂，如三妙丸、宣痹汤等，使脉络通、湿热清，脉痹自愈。

8. 头痛　刘志明[4]报道用自拟白花蛇散内服、外贴治疗顽固性头痛 20 例，收到满意效果。用法：每次 3g，每日 2 次温黄酒送下；每晚取药末 5g 加入等量面粉，白酒调成饼状，摊贴于两太阳穴上，胶布固定，晨起取下。如贴药处皮肤肿痒，可加大面粉比例。

9. 百日咳　张华[5]报道采用白花蛇 5g，浙贝母、生甘草各 10g，共研细末，每次 1.5～3g，每日 3 次。治疗百日咳 43 例，38 例治愈，3 例好转，2 例无效。

10. 溃疡性结肠炎　症见大便稀溏，或完谷不化，肠鸣腹痛而泻。乃风邪伤肝，肝失疏泄，脾失健运，清阳不升所致。白花蛇入肝、脾经，势猛力峻，善于脏腑之间搜风散邪，故能生效。可于辨治方中加白花蛇粉 3g，分 2 次冲服，能提高疗效。

11. 恶性肿瘤　现代药理研究发现，蛇头部及体部含有一些活性成分，具有抗癌作用。对于因癌肿肿块浸润、压迫每引起剧痛，朱老创制的"蝎蛇散"有较强的镇痛、化瘀、解痉、消肿作用，既能止痛，又有抗癌之功。

王宏卫[6]治疗转移性、原发性肝癌，采用单味白花蛇粉剂服用，每日 2 次，每次 3g，温开水冲服，连续用 15 日为 1 个疗程，休息 3 日可继续服用，有一定疗效。

蒋璐等[7]运用白花蛇止癌痛，效果良好。白花蛇含凝血酶样物质和脂酶等3种抗凝血物质。白花蛇毒中的α环毒素是一种神经毒，而另一种毒为血循毒。白花蛇制成的注射液能镇静催眠，并有镇痛作用。

北京建生药业研制的抗癌中成药"金龙胶囊"主要成分为鲜壁虎、鲜金钱白花蛇、鲜白花蛇等，功能破瘀散结，解郁通络。用于原发性肝癌血瘀郁结证，症见右胁下积块，胸胁疼痛，神疲乏力，腹胀，纳差等。

12. 鼻窦炎 鼻窦炎在中医学有"鼻渊""脑漏""脑风"之称，据临床观察，此疾常因素有痰浊壅窍，又被风邪所伤，两邪交织，缠绵难愈。白花蛇则能借其走窜钻透之性引诸药深入窦窍，搜风涤痰通络开窍。沈伟生[8]在辨证的基础上，加用白花蛇，治疗20例难治性鼻窦炎均获佳效。

13. 荨麻疹 中医谓之"瘾疹""风丹""痦瘟"，俗称风疹块，为皮肤科常见病、多发病。朱老认为本病病因虽多，但均与"风"（外风、内风）有关，故其治疗当以祛风为首务。白花蛇（或乌梢蛇）内通外达，其透剔搜风之效强，故常选用。朱老云："凡瘾疹瘙痒难除者，非此不除，故有截风要药之称。"常取白花蛇（或乌梢蛇）15～20g为主药，加僵蚕宣散风热，解毒镇痉；加蝉蜕轻浮达表，凉散风热；加炒荆芥、生赤芍祛风凉营；佐以白鲜皮、地肤子、徐长卿清热利湿，祛风止痒；更加乌梅抗过敏，诸药相配，共奏祛风清热、凉营止痒之功，临床上屡用效佳。朱老还指出，本病若属胃肠湿热或热象重者，加入生大黄以清泄之，可以缩短疗程；风寒者当参用麻黄、桂枝、浮萍以温散之；妇女伴有月经不调者，可加入当归、淫羊藿、川芎等品以调冲任；气血两虚者，又当选用益气养血之剂如地黄、芍药、丹参、黄芪等。随证用药，断不可拘泥执着。

巴哈尔[9]用白花蛇、青蛙研成粉末冲服治疗急、慢性风疹，均在1～5日疹退而愈。方法：白花蛇2条、青蛙2只，研成粉末，每日早晚各一小勺（约0.5g）。

14. 银屑病 本病多因风、寒、热、燥等邪致经络阻塞、气血凝滞等引起。程多武[10]应用克银胶囊治疗银屑病，药物组成：乌梢蛇200g，金钱白花蛇 25g，牛黄 20g（可用人工牛黄代替），川贝母、白鲜皮、白扁豆、山慈菇各 50g，共研末装胶囊，每次 4 粒，每日 3 次。2 个月为 1 个疗程，对顽固性银屑病可用 2～3 个疗程。其中乌梢蛇和白花蛇有祛风通络作用。

15. 带状疱疹　白花蛇不仅内服效佳，外用治皮肤疾患亦有著效，朱老常外用于治疗带状疱疹。本病中医学称为"蛇丹""缠腰火丹"，俗称"缠腰疮"或"蜘蛛疮"，好发于背、胁、腰、腹甚至面部，疼痛剧烈，服止痛片无效，病人颇为痛苦。多由肝经郁毒所致，治宜清热解毒，祛风止痛。朱老创"蕲冰散"，处方：白花蛇 30g，冰片 3g，研细末，用麻油或菜油调为糊状，涂敷患处，每日 3 次，一般 2～4 日可愈。白花蛇搜风解毒之力远较乌梢蛇为胜，故对重症顽疾须取白花蛇。冰片散郁火，消肿止痛，能引火热之气自外而出。两者同用，共奏解毒祛风止痛之功。

16. 神经性皮炎　病因不明，病情易反复发作，临床治疗较困难。黄祖祺[11]认为系由久病耗伤正气，脾弱血虚，感受风湿热邪而致。白花蛇搜风逐邪而止痒，尤善治顽风痼痰以祛肌肤之风邪，配以养血活血、润燥祛风之药，则病乃去。

【按语】白花蛇性温味甘咸，功能搜风逐邪，通络止痛，攻毒定惊，强壮起废。蛇性走窜，善行而无处不及，且引诸药直达经络病所，实为祛风良药，朱老谓其能外达皮肤，内通经络，而透骨搜风之力尤强，堪称"截风要药"，举凡疠风顽痹，肢体麻木，筋脉拘挛，半身不遂，口眼㖞斜，惊痫抽掣，瘾疹瘰痒等症势深痼而风毒壅于血分者，朱老均以其为主药，屡屡获效。尤以此作为痹证之良药，蠲痹通络的必选之品，应用于蝎蛇散、益肾蠲痹丸之中。临证又可配以温经散寒、通络止痛、补肾壮督、补益气血之品而起效。此外，朱老亦常用于痿证、瘾疹、蛇丹等因内风、外风所致之疾。因有抗癌和止痛作用，并可治疗恶性肿瘤。然因其有毒，虽可治顽痹，但不可久服。

参考文献

[1] 王洪君，刘淑花，董敏华. 山东医药工业，1999，3（18）：39.

［2］袁邦雄，等. 中西医结合杂志，1989，9（12）：752.

［3］扬明，吴文先. 河南诊断与治疗杂志，1998，2（12）：84.

［4］刘志明. 山东中医杂志，2001，2（20）：100.

［5］张华. 安徽中医学院学报，1984，3（4）：43.

［6］王宏卫，刘明荣. 中医药研究，1998，5（14）：26.

［7］蒋璐，浦鲁言. 黑龙江中医药，2003，4：38.

［8］沈伟生. 陕西中医函授，1992，4：23.

［9］巴哈尔. 新疆中医药，2002，3（20）：82.

［10］程多武. 时珍国医国药，1999，8（10）：580.

［11］黄祖祺，梁静. 陕西中医函授，1999，6：30.

〔陈达灿　徐　凯　朱海莉　刘俊峰　刘　炽　黄楚君　熊　霸　整理〕

6
搜风解毒药

蜂 房 《千金要方》

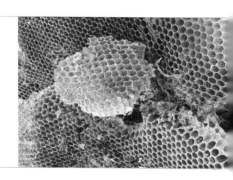

蜂房，别名蜂肠（《神农本草经》），白穿（《名医别录》），露蜂房（《神农本草经》），大黄蜂巢（《蜀本草》），紫金沙（《圣济总录》）等，为胡蜂科昆虫黄星长脚黄蜂或多种近缘昆虫的巢，我国大部分地区均有分布。

蜂房含露房油、蜂蜡、树脂、多种糖类、维生素和无机盐等，具有抗炎、抗菌、解热镇痛、强心、扩张血管、利尿、减轻平滑肌痉挛等作用。

【炮制】洗净，蒸透，剪成小块，晒干，或略炒至微黄色。煅蜂房：取蜂房碎块入罐内，盐泥封固，煅存性，露去火毒。

【药性】味微甘，性平，小毒。归肝、胃、肾经。

【功效】❶祛风止痛，主治风湿痹痛、风虫牙痛。❷解毒消肿，主治痈疽恶疮、瘰疬、喉舌肿痛、痔漏。❸杀虫止痒，主治风疹瘙痒、皮肤顽癣。❹温肾止咳，主治阳痿、遗尿、久咳。

【用量】❶内服：煎汤 5～10g，研末 2～5g。❷外用：适量，煎水洗，研末撒或调敷。

【禁忌】阳亢、内热者慎用。

【前贤论述】❶《神农本草经》：味苦，平。主治惊痫瘛疭，寒热邪气，癫疾，鬼精蛊毒，肠痔，火熬之良。❷《本草纲目》：露蜂房，阳明药也。外科齿科及他病用之者，亦皆取其以毒攻毒，兼杀虫之功耳。❸《景岳全书》：味微甘微咸，有毒。疗蜂毒肿毒。合乱发、蛇蜕烧灰，以酒服二方寸匕，治恶疽、附骨疽、疔肿诸毒，亦治赤白痢、遗尿失禁、阳痿。煎水可洗狐尿疮、乳痈、蜂蜇恶疮，及热病后毒气冲目。漱齿牙，止风虫牙痛。炙研，和猪脂，涂瘰疬成瘘。❹《日华子本草》：微毒，治牙齿疼，痢疾、乳痈、蜂叮、恶疮，即洗煎，入药并炙用。❺《药性论》：亦可单用，不入服食。能治瘫肿不消，用醋水调涂，干即便易。❻《本草图经》：煎水，洗热病后毒气冲目。炙研，和猪脂，涂瘰疬成瘘。❼《名医别录》：治诸恶疽，附骨痈，根在脏腑，历节肿出，疔肿恶脉诸毒皆瘥。❽《滇南本草》：治一切虚证、阳痿无子，采服之。

【应用】

1. 痹证　包括风湿性关节炎、类风湿关节炎及增生性脊柱炎等，凡属症情较重，迭治缠绵不愈者，即非单纯祛风、散寒、逐湿之剂所能奏效。正如王肯堂对其病因所言："有风，有湿，有寒，有热，有挫闪，有瘀血，有滞气，有痰积，皆标也；肾虚，其本也。"风寒湿仅是外在的诱因，而肾虚才是内在的本质。"外因是变化的条件，内因是变化的根据，外因通过内因而起作用。"因此在治疗上，必须益肾壮督以扶正治本，蠲痹通络而祛邪治标，方能收到预期的效果。朱老据此创制"益肾蠲痹汤（丸）"，从临床 200 例的疗效分析来看，其有效率 98％，治愈率 75％，好转率 23％，无效 2％。药用：熟地黄 15g，当归、蜂房、淫羊藿、鹿衔草、肉苁蓉、炙僵蚕、炙乌梢蛇、炙䗪虫、炙蜈蚣各 9g，炙全蝎 1.5g（研分 2 次吞），甘草 3g。上为一日量，煎服。连服 5 剂后，按上方 10 倍量研细末，另用生地黄、鸡血藤、老鹳草、寻骨风、桑枝、苍耳子各 150g。煎取浓汁泛丸如绿豆大，每日早、晚餐后各服 6g，妇女妊娠或经期勿服。寒湿甚者加制川乌、制草乌各 6g；阳虚者加熟附子、炙黄芪各 12g；阴虚者加石斛、麦冬各 9g；变形甚者加蛴螬、炮穿山甲各 9g。一般服汤剂后即感疼痛减轻，继服丸剂 2～3 个月，可以逐步稳定或治愈。如服丸后有口干现象者，可另用生地黄、麦冬、北沙参各 9g 煎汤代茶。

【病例】王某，女，47 岁，干部。病人在 1971 年 4 月份开始腰痛，逐步增剧，脊椎渐趋弯曲，头向前倾，不能直立，呈严重驼背状，而且掣及两腿疼痛，行走欠利，手指关节亦见变形。送经中西药物及针灸治疗，未见好转。1972 年 8 月 30 日至某医院诊治，经 X 线腰椎正侧位摄片（片号为 43087）：L_4～L_5 椎体唇样增生，L_5 椎下缘许氏结节，印象为"腰椎增生症"合并"类风湿关节炎"。给服泼尼松及封闭疗法，嘱卧硬板床，未见好转，经常借服止痛片缓解，不能劳动，殊为苦闷。因行走不便，难以继续外出求诊。

1973 年 3 月 15 日由其战友携 X 线摄片及病历来院索方。综合症情，属之"顽痹"。以其病情较重，邪已深入经隧骨骱，骨节蹉跎，非虫蚁搜剔，难以奏功。腰为肾之府，腰椎乃督脉循行之处，又应辅以益肾壮督之品，庶可标本并顾，或能获取小效，予益肾蠲痹儿一料观察之。

1974 年 4 月 30 日来院复诊：服丸药后腰痛大减，能安卧，行走较前灵活，腰椎弯曲亦稍好转。苔薄、质淡，脉细涩。效不更方，原方续服一料。

1974 年 7 月 12 日三诊：腰痛已定，并能直立行走，能从事一般轻活，唯觉口燥而干，苔糙微腻、质红，脉细弦。以其有伤阴之征，宜复入养阴之品。上方加麦冬、生白芍、川石斛各 90g，如法制丸续服，以巩固疗效。以后随访，一切正常。1975 年 4 月 26 日经南通县人民医院摄片复查（片号：26576），增生之骨刺已经消失。

另拟外用"去痛酒"：以蜂房 60g，生川乌、生草乌各 15g，75% 乙醇300mL 浸泡半月。药棉蘸擦关节肿痛处，或浸纱布湿敷，对关节肿痛而有冷感者最为适合，如为热痹则不宜用。

2.恶性肿瘤 癌肿在中医学文献里，除了宋代《卫济宝书》的"癌疾"、《直指方》的"癌疮"、明代《外科启玄》的"癌发"等记载直道其名外，其他许多疾患如恶疮、附骨疽、流注、恶核、翻花、黑疔、癥瘕、积聚、噎膈、崩漏、浊带等论述中，亦包括多种癌肿在内。

《名医别录》云蜂房"治恶疽、附骨疽，根在脏腑"，可使"诸毒均瘥"。张文仲方用蜂房三指撮，温酒送服，治崩中、漏下五色之症甚效（按：此症颇似子宫癌疾患）。《验方新编》的"乳癌散"亦以蜂房为主药。已故江苏省中医药研究院樊天徒先生曾指出："蜂房、全蝎、蜈蚣、壁虎等品，对某些恶性肿瘤有一定作用。"上海曙光医院曾用蜂房、全蝎等治疗乳腺癌及癌肿转移引起的淋巴结肿大等症。近几年来，各地用于治疗癌肿的报道日益增多。可见蜂房在治疗癌肿方面值得深入探索。

以蜂房为主药治疗癌肿的方剂很多，现择要介绍于下：

（1）消瘤丸：蜂房、全蝎、壁虎、僵蚕等组成的消瘤丸内服，对肿瘤有一定的控制作用，尤其对喉癌、鼻咽癌、淋巴结转移癌等效果较好。朱老也常用之，初步认为有一定疗效。

【病例】张某，女，61岁，家庭妇女。30年来有发作性上腹疼痛，并伴有泛酸、嗳气史。疼痛发作时，服复方氢氧化铝或进少量饮食可以缓解。近年来，疼痛发作频繁，夜间尤甚，并见呕吐，多在餐后3～4小时出现，每次量约大半痰盂，有隔餐食物。饮食减少，日渐消瘦，大便秘结。且病情日益加剧，以至每日仅进少量流质，有阵发性绞痛（痛时腹部可见隆起的肿块移动），必注射阿法罗定始能稍缓。1963年6月经南通医学院附院住院检查（住院号：71197），印象为"溃疡病恶变合并幽门梗阻"，建议转外科手术治疗。因病人不同意，乃回家治疗。出院后，痛呕不能食如故，诸药罔效，赢弱更甚；每日赖注射葡萄糖以维持体力，哌替啶以缓其痛。4个月后，病入险境，乃邀往诊治。因病人膈证已深，势非一般药石所能奏效，乃径予虫蚁搜剔之品，破癥化坚，镇逆定痛，佐以扶正，冀能小挫其势，以缓痛呕。

处方：

> 炙蜂房 6g　　炙全蝎 6g　　炙蜣螂 6g　　赭石 6g　　红参 8g
>
> 陈皮 3g　　甘草 2g

共研极细末，分作 10 包，每服 1 包，每日 2 次，温开水送下。第 1 包服后，疼痛即稍缓，呕逆渐减，颇感舒适，续服数日后，症情益趋稳定，能进稀粥。10 日后，能吃粥及面条，精神逐步好转，并能起床行走。病人数年来症情稳定，即使偶然微痛，服上药仍可缓解。

（2）乳癌散：出自《验方新编》，处方：炙蜂房、苦楝子、雄鼠粪各等份，炒研细末（或水泛为丸）每服 9g，温开水或米酒送下，间日服 1 次。临床初步观察，乳腺癌初起，服本方 1 个月可使坚核趋向缩小；连服 2～3 个月，轻者即愈；稍重者，则需较长期连续服用。江苏海门市中医院曾用本方加山羊角制为乳癌丸（用量为他药之双倍）每服 9g，每日 2 次，温开水送下。据称疗效更好，可以试用。

（3）肺癌方：中医认为，肺癌多由正气内伤，邪毒犯肺，以致肺气膹（fèn，喘急痞满）郁、宣降失司、血瘀气滞、络脉阻塞而致。因此，在治疗上主张应用益气养阴、清热化痰、解毒散结、活血消肿之剂。上海肿瘤医院在辨证和辨病相结合的思想指导下，使用下方治疗肺癌：炙蜂房、北沙参各 12g，半枝莲 60g，藕节、杏仁、蒲黄、黄芪、枇杷叶各 9g，石燕 30g（《本草纲目》中石燕属石类，味甘性凉，无毒，主利窍，行湿热，疗目翳，治消渴），漏芦 15g。水煎，每日 1 剂，有缓解症状的作用。

（4）复方蜂房汤：岭溪县人民医院用"复方蜂房汤"预防子宫绒毛膜上皮癌 5 例，获得显效。治疗对象：住院确诊为葡萄胎，经过刮宫 1～3 次后尿妊娠试验仍为阳性者。复方蜂房汤方剂及用法：当归、泽兰、穿山甲各 9g，蜂房 6g，茯苓 12g，丹参 15g，山楂 18g，水煎服，每日 1 剂，5 剂为 1 个疗程。服 1 个疗程后，可做尿妊娠试验，若转为阴性则停服，如仍为阳性，可继续服第 2 个疗程。一般服药后会出现不规则阴道流血，若数量不多，不需停药，亦不需止血。尿妊娠试验转为阴性后，在停药期间，再出现不规则阴道流血而妊娠试验仍为阴性者，按月经不调处理。在治疗中如贫血明显者，适当加入补血之品。如服第1个疗程尿妊娠试验仍属阳性者，亦可适当加入紫草或半枝莲等以加强抗癌作用。共治5例，第1胎、第2胎病人，服1个疗程已经转为阴性，第4胎病人服2个疗程以上转为阴性。

【病例】冯某，女，22岁。1967年患葡萄胎（第2胎），经刮宫手术后，仍不规则阴道流血。复刮宫2次，尿妊娠试验3次均为阳性，病人不同意做全子宫切除。服上方5剂，又出现阴道流血，尿妊娠试验结果阴性。出院后追踪访查，病人次年已经妊娠，正产一孩。

3. 疔疮痈肿　外科以蜂房为主药，治疗疔疮痈肿的方剂极多，兹选数则于下。

（1）蜂房散：本散为民间流传极广的治乳痈的单方，可是医者却很少采用，1949年后在搜集单方运动中才加以发掘。杨中学[1]用本品治疗急性乳腺炎，治愈率88.4%，有效率92.3%，平均治愈时间仅为2.1日，疗效颇为显著。制服法：将蜂房拣净撕碎，置锅中，以文火焙至焦黄（忌焦黑），再研细末，瓶储备用。每服2～3g，每4小时1次，以热黄酒50mL冲服。如连服3天有明显改善而未全部消散者，可续服之。倘服后无明显好转而有化脓趋势者，应考虑手术。服药期间，应多饮开水，避风寒，多静息。重症可辅以热敷，已有化脓倾向者则不宜服用。

潮安县风塘中学红医班科研组用"蜂房散"治疗疔疮60例，有效率为100%。发病部位均在面部，未用任何药物配合，值得推广使用。处方：蜂房1个，三黄末（黄芩、黄连、黄柏各等份）5g。制法：蜂房烧存性（以烧至黑褐色为度，切不可烧成灰烬），研末，与三黄末混和即成。用法：菜油调敷患处。若敷上药能持续保存，即不必换药。一般在敷药2日内出脓，至第3日就可结痂痊愈。

（2）消肿化毒膏：擅治发背、痈疽及各种肿毒疮疖，已溃未溃，均可敷贴。处方：蜂房、杏仁各30g，黄芪22.5g，蛇蜕（盐水洗净）、玄参各

15g，乱发如鸡蛋大一团（去油垢），菜油 300g，铅丹 150g。制法：先将菜油、乱发入锅中熬，候发烊尽，加杏仁；待杏仁黑色，布滤去渣，加黄芪、玄参；熬 1～2 小时，再加蜂房、蛇蜕，搅熬至紫黑色，滤去渣，用慢火熬；最后下铅丹，急搅至千余转，滴水不散，膏即成。用法：将膏药摊于牛皮纸或黄蜡纸上，贴于患处。未成脓者消散，已成脓者自溃，已溃者拔毒生肌，收口而愈。一般疮疡，换贴数次可愈，重者则须连续换药。

（3）蜂芷散：用蜂房、白芷等份研细末，酒渣调敷患处，治颈痈（对口）、背痈（搭背）甚效。每日换药 1 次。未溃者，数次可消。

（4）蜂房洗剂：蜂房 30g，加水 1000mL，煮沸 15 分钟，过滤去渣即成。对各种化脓性疮面，如外伤性感染、手术后伤口感染、疖、痈、烫伤、蜂窝织炎、新生儿皮下坏疽等均有较好疗效。用法：取蜂房渗洗剂浸泡，冲洗创面，务使干净，而后用消毒纱布覆盖。对于有坏死组织的疮面，可将洗剂加温后再冲洗浸泡，每日 1～2 次。有祛腐、生肌、抗炎、止痛作用，能促进创口早期愈合。江苏海门市中医院用带子蜂房、山羊角等焙研成粉，每服 6～9g，每日 1 次，治背痈及其他疮疡甚效。

（5）太保丹：上海已故名医夏应堂氏膏药方：蜂房炭 120g，丁香、细辛、荜茇、百草霜各 60g，研细末，瓶储。每次以清凉膏药黑肉 300g（本方亦名"万应清凉膏"，方见马培之《外科传薪集》外科方外奇方卷二。药铺有成药出售，为膏药中常用的一种基础膏药肉，如缺如可用普通膏药肉代之），烊化后再将药末 30g 和入搅匀，视病变部位的大小摊相应的膏药贴用。一般每间 5～6 日换膏药 1 次。对一切寒性肿块、骨节作痛、疝气偏坠、风痰流注及乳吹初起，均有较好的疗效。唯阳证红肿而脓已成者，则不宜采用。

4. 脱疽　即"血栓闭塞性脉管炎"，手指、足趾色黑内陷，痛不可忍，逐节脱落。用蜂房炙研细末，以醋调搽，每日一换，并内服《石室秘录》之"驱湿保脱汤"（薏苡仁 90g、茯苓 60g、桂木 3g、白术 30g、车前子 15g，每日 1 剂，连服 10 剂），有一定的疗效。

上海虹口区中心医院脉管炎小组认为，血栓闭塞性脉管炎在辨证上有寒、热、湿等邪的瘀痹，又有正气与之相抗的矛盾演变特征。因此，在临床上每次发作周期中的邪正胜负过程分为三个阶段（期），相应采取不同方法进行辨证治疗。❶急性发展期：邪盛伤正，患肢缺血、郁血症与炎势发展快。治法以祛邪为主：寒邪用温法（蜂房、白附子、制南星各 9g，鸟不宿 3g，苍术 15g 等），热邪用清法（毛冬青、益母草各 60g，蒲公英、忍冬藤、甘草各 30g），湿邪用利法（益母草 60g，土茯苓、薏苡仁各 30g，苍术、防己、萆薢各 15g），集中药力以攻消血管内外的炎势。❷迁延活动期：邪正相持抗衡，患肢缺血、郁血绵延。治法以祛邪与扶正两法并用（补益用党参、黄芪、棉花根、玄参、石斛等；活血用鸡血藤、丹参、红花、乳香、没药、三七、大黄䗪虫丸、小金片等），可随症分别主次兼施。❸稳定恢复期：邪去正复，患肢缺血、郁血症趋向缓解。治法以扶正、补益、活血及扩血管药为主，以利去瘀生新，促进建立侧支循环的代偿功能。其总有效率为 95.5％，显效率为 50％，截肢 1％，值得参考。

5. 骨结核、骨髓炎、关节炎　此三种疾病均较顽固，但以解毒疗疮、散肿定痛、蠲痹通络之虫类药组成的"四味解毒丸"治之（炙蜂房、䗪虫、全蝎、蜈蚣等份，研细末，水泛为丸如绿豆大，每服 3g，每日 2 次），有较好的疗效。南京铁道医学院附院外科使用多年，甚感满意。

哈尔滨市中医学术经验继承小组指出，骨结核乃痰毒凝结为患，治之必须开其腠理，解其寒凝，气血乃行，毒亦随之而消，自无不愈。遂拟定"蜂房散"治之，收到显效。处方：蜂房、血余炭、熟地黄各 60g，蛇蜕、蝉蜕、僵蚕各 30g。共为细末，每服 3g，每日 2 次，黄酒为引。本方治骨结核无漏孔者最合，体虚过甚易致呕吐，可减小剂量，配合阳和汤并用为宜。

【病例】王某，女，32 岁。1962 年腰酸背痛，倦怠乏力，未曾介意，但体重日减，午后潮热，入睡盗汗，食欲减退。同年 6 月于黑龙江省商业职工医院诊断为"浸润型肺结核"，用抗结核药好转，$T_7 \sim T_8$ 突起有明显压痛，X线摄片：$T_7 \sim T_8$ 突起有明显破坏，续用抗结核药，未能控制病势发展。1963年8月，病人疼痛增剧，行走困难。1964年3月卧床不起，下肢瘫软，1964年5月21日来诊：形体消瘦，神情痛苦，$T_7 \sim T_8$ 漫肿、压痛。苔薄质淡，脉沉细。证属骨疽，治宜温通经络，固肾健骨。先服阳和汤80余剂，继服蜂房散，每日2次，每次3g，黄酒为引。局部外敷玉龙膏，每周换药1次。用药3个月后，症状大有改善，腰痛显著减轻，下肢能活动。因酷暑停药1个月。后继服2个月，腰痛消失，扶拐活动。又服药1个月，离拐行走，能做洗衣、担水等家务劳动。到目前已停药6个月，与常人无异。

6. 慢性支气管炎　安徽宿县地革会科技小组采用民间验方"蜂房末炒蛋"治疗203例慢性支气管炎，其有效率达92.6%。60%以上病人控制主要症状的时间在3日内，可知本方不但疗效高，而且见效快。经临床观察，本方除具有止咳化痰及平喘的功能外，还有催眠、增加食欲及止血等作用。用法：蜂房粉1.5～3g，鸡蛋1个（去壳），放锅内混合，不用盐油，炒熟，于餐后一次服用，每日1～2次。不良反应：只有少数病人服后有头晕（4例）、恶心（2例）、腹泻（2例）、心悸（1例），不需停药。

【病例1】邱某，男，50岁，农民。患慢性支气管炎6年，每年冬天加重，平时受凉后即犯。这次治疗前咳嗽频繁，咳痰很多，伴气喘而不能平卧。查体：两肺可闻及哮鸣音。胸透：纹理增加。血检：白细胞 11×10^9/L。诊断：喘息型慢性支气管炎（重度、虚寒型）。服药第2日，咳嗽明显好转，咳痰减少，食欲增加，由原来每餐约60g，增至每餐250g。服药1个疗程后（10日），咳嗽消失，咳痰明显减少，喘息也基本控制。

朱老用此治疗慢性支气管炎多例，收效亦同，用于小儿，效尤显著。

【病例2】戴某，女，5岁，患喘息型慢性支气管炎已3年余，逐步增剧。夏季略平，入秋以后即转剧，咳喘不已，痰咳不爽，夜难平卧，汗出肢冷。苔薄腻，脉细数。此寒痰蕴肺，气失降和，治宜温肺化痰定喘。予炙蜂房 30g，研细末，每日取 2g 和鸡蛋 1 个拌搅炒食。第 3日显著好转，6 日而平。据其家长反映，此法比过去所用中西药物之效均较优，且能稳定不发。

又民间流传一治慢性支气管炎的单方，由蜂房、钩藤各 9g 组成，谓连服 7 日即可奏效。证之临床，凡久咳不已，或时作时辍，时轻时剧，咳时面红气急，涕泪俱出者，用之确有疗效，可以互相参考。

7. 百日咳　蜂房一个，先用开水泡 4～5 次，至无红汤为止，再用清水漂数次，然后用纱布包好，加水 2 碗，煎数沸。再加冰糖 50g，煎取药汁，候温顿服，对百日咳有一定效果。

8. 遗尿　遗尿虽为小恙，但原因较多，部分病例不易根治。考唐《新修本草》记载蜂房能治"遗尿失禁"，《子母秘录》却又说它能治二便不通。据此可知，本品治疗遗尿，重在温阳益肾以固本。凡遗尿久治不愈，症情顽缠，体质虚弱者，均可选用。制服法：蜂房炙存性，研极细末。成人每服 3～6g，年幼者酌减，每日 2 次，黄酒或温开水送下。如有其他兼症，宜配合煎剂调治。

【病例】陈某，男，25 岁，工人。自幼遗尿，迄今未已，每三五日一作，辛劳时则增剧。求治多年罔效，颇以为苦。顷方新婚，内心尤感苦闷。察其面色不华，询之有怯冷、腰酸之征，结合脉右尺沉弱，乃下元亏虚，命火不振之候。予蜂房散 60g，嘱每服 6g，每日 2 次，温开水送下。但病人误以为每服 30g，竟于 2 日服完。药后宿疾顿愈，未发生任何不良反应。然此过量之剂，终不足为法，仍以小量连服或递加为宜。

9. 阳痿　蜂房炙存性，研末，每服 6g，睡前服，有兴阳起痿作用。对阳痿不举，效用可靠，得效即停服。石志超教授著《虫类药证治拾遗》亦有记载。

【病例】王某，男，31 岁。2002 年 3 月 21 日初诊。患胃病 10 余年，西医诊断为慢性胃炎、十二指肠球部溃疡，于半年前又发阳痿。伴胃脘胀闷，痞满纳呆，气短头晕，时嗳气，形体消瘦，舌淡嫩、苔白厚，脉缓细略弦而无力。服多量六味地黄丸、三肾丸类药物，不效。证属肾阳虚衰，处方：

炒蜂房 10g　　九香虫 10g　　黄芪 15g　　人参 5g　　补骨脂 15g

白术 15g　　女贞子 10g　　桂枝 10g　　白芍 15g

每日 1 剂，水煎分 2 次服。服 8 剂，阳事渐举，胃病亦见好转，又加减服药 10 余剂，喜述阳痿已愈，胃病亦大见好转。

10. 带下　本病多因肝郁脾虚，湿热下注，或肾阳不振，下元亏虚，或感受湿毒而致。一般辨证用药均可取效。唯偶见一种"清水样带下"，类似"白崩"，殊为顽固。朱老经验，于常规用药中伍以蜂房，则疗效显著，殆因蜂房具有独特的温阳益肾、解毒散肿之功。

【病例】陈某，女，30 岁，工人。结婚七载未生育，诊断"先天性子宫发育不良"。长期闭经，用人工周期疗法能暂时行经，但停药则又如故。现闭经年余，周期性乳房作胀，约 2 周消失，继之即排清水样白带，量多涌溢而出，常淋漓循脚而下。迷药之效，颇以为苦。头晕掌烘，腰酸肢软。人中短于同身寸，约为 2：3。苔薄白、质淡，脉弦细尺弱。心肝血亏，脾肾阳虚，冲任失调，带脉不固，予健脾益肾，养血柔肝，调其冲任，束其带脉。处方：

炙黄芪 15g　　蜂房 12g　　党参 12g　　淫羊藿 12g

熟地黄 12g　　当归 12g　　茯苓 12g　　菟丝子 12g

煅龙牡 30g　　甘草 4.5g

5 剂，每日 1 剂。

复诊：药服 2 剂，清水样白带显见减少，精神亦振。苔薄，脉细。前方既效，毋庸更张，继进之。以后随访，疗效巩固，月经能届期而行。

11. 牙龈脓肿　多由阳明经蕴热，随经熏灼于上，治宜清火、解毒、消痛。而肾主骨，齿为骨之余，又应兼以益肾。处方：炙蜂房、玄参、骨碎补各9g，水煎服，每日1剂，连服3～5剂可愈。又用蜂房一小块，加水一小碗，煮沸待温，含漱，治牙痛甚效。对于走马牙疳、牙根腐烂者，用蜂房加冰片少许，研细末，吹数次可效。

12. 白喉及一般喉痛　治用龙凤散[2]：蜂房1只（90～120g），蛇蜕1条，凤凰衣6～8只，西瓜霜1.5g，麝香0.3g，冰片1.5g，研细末。待前3味研好，再加入后3味研匀，吹喉，每日4～5次，效果较好。

【按语】蜂房是一味常用的虫类药，从历代本草文献记载及临床实践体会，本品具有祛风定痛、解毒疗疮、散肿定痛、兴阳起废等作用。朱老对此颇有心得，认为近世只重外用，忽视内服，湮没其功，实属可惜。

本品功能蠲痹祛风，对关节肿痛久而不消，具有佳效。所以《名医别录》云有治"历节肿出"之功。朱老经验，凡风湿性关节炎或类风湿关节炎而见关节僵硬，久而不消甚至变形，参用本品，颇有助益。

治疗恶性肿瘤，朱老采取扶正消癥法。扶正主要为益气、养血、健脾、补肾等原则；消癥则包括化痰、祛瘀、软坚、散结诸法。本品既有益肾温阳之功，又有解毒消肿之效，故常使用。临床所见，对于恶性肿瘤改善生存质量，抑制瘤体生长，有一定疗效。

民间以蜂房治疗咳嗽，朱老验之临床，确有疗效。适用于慢性咳嗽，久咳不愈，或伴气喘，属虚证者。其补肾温阳之功，尚可治疗遗尿、失禁、带下诸症；兴阳起痿之功，则可治阳痿。

在配伍应用上，合䗪虫、全蝎、僵蚕治痹证；合乌梢蛇、䗪虫治顽固性腰痛；合半枝莲治疗肿恶核；合细辛煎汤漱口，可治牙痛；合蝉蜕能脱敏、治荨麻疹及其他皮肤瘙痒症；合桑螵蛸治遗尿失禁；合花蜘蛛治阳痿不举。

一般内服用量，汤剂为每日6～12g，散剂每次1～2g，每日1次。病情严重而阳虚较甚者，可酌加量。外用剂量根据需要而定，阳证痈疡有化脓趋势者，应予慎用。历代本草皆谓其有毒，朱老在临床实践中为了增强疗效，虽连续大量服用，亦未发现毒性反应。

参考文献

［1］杨中学. 中医杂志，1963，11：7.

［2］葛德俊. 江苏中医，1980，1：20.

〔胡世云　孙玉芝　张锋莉　周晓明 整理〕

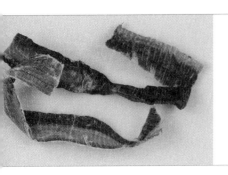

地 龙 （《本草图经》）

地龙，又名蚯蚓（《礼记》），曲蟮（《小品方》），土龙（《名医别录》），地龙子（《药性论》），土蟺（《本草纲目》）等，为巨蚓科动物参环毛蚓、通俗环毛蚓、威廉环毛蚓或栉盲环毛蚓的干燥体。前一种习称"广地龙"，后3种习称"沪地龙"。广地龙主要产于广东、海南、广西等地，沪地龙主要产于上海、浙江、江苏、安徽、山东、河南等地。

地龙含溶血成分蚯蚓素，解热成分蚯蚓解热碱，有毒成分蚯蚓毒素等，以及多种氨基酸。药理研究显示其具有溶栓、抗凝、抗脑缺血、抗心律失常、降压、抗惊厥、镇静、解热、平喘、解除平滑肌痉挛、抗肿瘤等作用。

【炮制】春季至秋季捕捉。洗去黏液，及时剖开腹部，洗去内脏及泥沙，洗净，切段，干燥。储于干燥容器内，置通风干燥处，防霉，防蛀。

【药性】味咸，性寒。归肝、肺、肾经。

【功效】泄热定惊，行水解毒，平喘通络，镇肝熄风。用于治疗中风、痫疾、温邪高热、黄疸、喉痹、哮喘、痹痛等病证。

【用量】❶内服：一般煎剂 9～15g（多用酒洗，以增强药力），丸散1～2g，或鲜品拌糖，或盐化水服。❷外用：适量，鲜品捣烂敷或取汁涂敷，干品研末撒或调涂。

【禁忌】脾胃虚寒不宜服，便溏者慎用，孕妇禁服。

【前贤论述】❶《名医别录》：疗伤寒伏热狂谬，大腹、黄疸。❷《本草经集注》：温病大热狂言。饮其汁皆瘥，与黄龙汤疗同也。熬作屑，去蛔虫甚有验也。❸《嘉祐本草》：涂丹毒，并敷漆疮效。❹《滇南本草》：祛风。治小儿瘈疭惊风，口眼㖞斜，强筋，治痿软。❺《本草纲目》：主伤寒、疟疾，大热狂烦，及大人、小儿小便不通，急慢惊风，历节风痛，肾脏风注，头风，齿痛，风热赤眼，木舌，喉痹，鼻瘜，聤耳，秃疮，肿，卵肿、脱肛。解蜘蛛毒，疗蚰蜒入耳。❻《医林纂要·药性》：清肾去热，渗湿行水，去脾胃湿热，通大便水道。❼《得配本草》：能引诸药直达病所，除风湿痰结，治跌仆，祛虫瘕，破血结。

【应用】

1. 支气管哮喘　以地龙为主药治疗哮喘之处方甚多，兹择其要者，以供选用。

（1）地龙膏：以其寒能泄热，咸能润降，对于气火上升之热喘，最为合拍。处方：活地龙 100～200 条，洗净，用水煎熬，去渣，加白糖收膏。每服一小茶匙，开水冲服，每日 2 次。脉虚者须慎用，或配以扶正培本之品。

（2）姜春华教授经验方：广地龙 15g，海螵蛸、天竺黄各 9g，共研细末，每服 1.5g，每日 3 次。配合益气培本、润肺化痰之汤剂，对哮喘收效较好。

（3）地龙、甘草粉等份，每服 3～4.5g，每日 3 次，或地龙、葶苈子粉等份，每服 3g，每日 3 次，能缓解哮喘发作。体虚者用前方，肺气壅实者用后方。

（4）上海市公费医疗第五门诊部方：广地龙、紫河车各 60g，生甘草 12g；如热喘可加海蛤壳 60g；寒喘加鹿角 30g；痰多加川贝母 30g。各研细末和匀，装入胶囊，每日 2 次，每服 3g。连服 6 个月为 1 个疗程。本方对慢性支气管哮喘咳喘不能平卧者，能增强机体免疫功能，促使康复；对发育期前的儿童哮喘疗效亦较为明显。

2. 高血压病　地龙具有泄热、定痉、咸降的作用，用于阴虚肝旺、风火及气血上冲诸型高血压病。可显著降压，消除头目胀痛、烦躁不眠等症，疗效较为持久。

【病例】李某，男，45岁，干部。体秉素丰，肝阳偏亢，肾阴暗耗，肝失所养，风动火升，诸象并作。头痛而胀，耳鸣目糊，面赤烘热，烦躁不眠，腰酸腿软，口干便难。舌质红绛，脉弦而劲，左尺较弱，血压170/110mmHg。亟宜潜降熄风，以戢风火；滋肾柔肝，而治其本。处方：

生地黄 18g	生石蟹 18g	紫贝齿 18g	制首乌 18g
川石斛 18g	生白芍 12g	桑椹 12g	广地龙 12g
炙龟甲 30g	生麦芽 30g	甘草 2.5g	

二诊：服药4剂后，诸症均见减轻，精神爽适，夜能安卧，舌红略淡，脉弦稍柔，血压146/88mmHg。前法既效，可继进之。

三诊：续服4剂后，病情稳定，血压基本正常，改予膏剂调理。

3. 脑卒中后遗症　脑卒中常见的后遗症有偏瘫（半身不遂）、言语不利、口眼㖞斜、口角流涎等。中医辨证多属于气虚血瘀，络脉痹阻。朱老认为，王清任补阳还五汤补气活血，化瘀通络，促使痿废恢复，用之颇合病机。方用黄芪（原方用四两，一般用一至一两半，即30～45g即可），配地龙、当归尾、川芎各6g，赤芍、桃仁各9g，红花4.5g，水煎，每日1剂。口眼㖞斜者加炙全蝎、僵蚕；舌强语謇者加石菖蒲、女贞子；肢体痿软者加桑寄生、制首乌，炙乌梢蛇；血压偏高者加重地龙用量，参用紫贝齿、怀牛膝，或用地龙、蜈蚣、水蛭、川芎等份，研末装胶囊，每服4粒，每日3次，对中风后遗症有较佳疗效。

【病例】任某，男，59岁，工人。体秉丰腴，素日嗜酒，有高血压史，经常头胀肢麻。两日前中午饱食后，突感头痛面红，继而昏仆，不省人事，口吐涎沫，小溲失禁，右侧肢体瘫痪。经医院抢救后，神志渐清。血压由 196/110mmHg 下降为 160/90mmHg，但遗留言语欠利、半身不遂。苔薄腻、边有瘀斑，脉微弦。予补阳还五汤（黄芪 30g、地龙 12g）加石菖蒲 12g，女贞子 30g。连服 5 剂后，自觉较适，语謇稍利，偏废之手足亦较松活。继服原方 30 余剂，诸象渐平，能弃杖行走，血压亦稳定在正常数值内，唯右手握力仍较差。

4. **癫狂**　对于癫狂而体气壮实者，朱老习用地龙配合镇肝降火之品，或单独用之，有一定效果。

【病例】袁某，男，21 岁，学生。因故情志怫郁，郁久化火，火盛则生痰动风，上蒙清窍，神志迷乱，骂詈叫号，不避亲疏，甚至毁衣殴人，服药无效。诊见面红目赤，两眼闪烁不定，脉弦滑有力，苔黄糙、边尖红，此狂证也。治宜泻肝降火、熄风涤痰。方用鲜地龙（剖腹去泥，水洗净），每日 10 条，与猪肉 50～100g 同切碎，加盐葱拌和作馅，以面做饼烘熟与食。4 日后躁狂之象即稍缓解，10 日乃大定，连服 1 个月而愈，迄今 10 余年未复发。

烟台地区莱阳精神病院用蚯蚓糖浆治疗精神病 50 例，其中痊愈 1 例，显著好转 6 例，好转 9 例，无效 21 例。糖浆制法：每 500g 鲜蚯蚓（洗净）加食糖 150g，使其自动溶化。24 小时后，将溶化的蚯蚓液滤出，对残存的蚯蚓再用冷开水冲洗过滤几次，然后将溶液合并，用纱布再过滤 3～5 次。每 500g 蚯蚓约制成糖浆 1000mL，放在冰箱或阴冷处备用，夏天可加防腐剂。每日 1～2 次，每服 100mL。该院认为，此药有一定镇静作用，对精神分裂症紊乱性兴奋和躯体性精神病效果较好，但对兴奋躁动的病人，不能起到即刻抑制的作用。

5. **消化性溃疡**　朱老认为，地龙对证型偏热的消化性溃疡有效，以阴虚胃热，或溃疡活动期合并出血者最为适合，屡用得效。临证时必须按中医辨证论治的原则，有选择地使用，若误用于虚寒型的溃疡病，将造成不良后果。

制法：取鲜地龙 1kg，置净水中约 2 小时，待其将腹中泥粪排净，取出洗净，放于盆内。用白糖 0.5kg 撒入拌匀，其体液即迅速渗出。经 1～2 小时后，以纱布滤取其液，至滤不出时再加少许清水冲滤，以得到 700～1000mL 为度。最后以高压消毒，置阴凉处或冰箱内待用。

服法：每次 30～40mL，每日 3～4 次，于餐前 1 小时加温口服。服后立即向病变部位侧卧 1 小时左右，以便药物更好地发挥局部作用。一般可连服 1～2 个月。此液味甜适口，无特殊气味，病人乐于服用。

【病例】路某，男，43 岁，干部。胃痛史 8 年，每以受寒或辛劳即作，作则脘痛，泛呕吞酸，嘈杂不安，以餐后 3 小时为甚，曾有黑便史。经钡透检查：十二指肠球部有 0.4cm×1cm 龛影，大便潜血（＋＋），诊断为十二指肠球部溃疡。苔微黄腻、中剥质红，脉细弦。此阴虚胃热之候，可予地龙液消息之。每次 30mL，餐前 1 小时服，连用 1 周，症状显著好转。继服至第 3 周，体重增加，精力旺盛。3 个月后复查，壁龛已告消失。

6. 慢性肾炎　朱老认为："慢性肾炎水肿是标，肾虚是本，益气即是利水消肿，化瘀可以推陈致新。"又谓"肾主藏精，乃真阴真阳之寓所"。补肾途径有二：一曰填精以化气，一曰益气以生精。气病及水，益气补肾饶有利水之功，故宜先用此法以消退水肿，促进肾功能之恢复，继则配合填补肾精以巩固疗效。常用黄芪与地龙相配伍的方法，黄芪用量 30～60g，地龙 10～15g。以黄芪能充养大气，调整肺、脾、肾三脏之功能，促进全身血液循环，提高机体免疫能力，同时兼有利尿作用；地龙为化瘀要品，能走窜通络，利尿降压，两药相伍，具有益气化瘀、利尿消肿、降低血压等多种作用。在辨证论治的前提下，以两药为主组成方剂，药后往往可收消退浮肿、血压趋于正常、尿蛋白转阴的效果。

【病例】顾某，男，22 岁。8 年前曾患肾炎，经治而愈。近 2 个月来又感不适，头眩腰酸，面浮足肿，尿少色黄，舌尖红、苔薄腻，脉细弦。尿检：蛋白（＋＋），红细胞（＋），白细胞（＋），透明管型少许，血压 136/104mmHg。肾气亏虚，瘀浊留滞，拟益肾泄浊为治。处方：

生黄芪 30g	广地龙 12g	生山药 20g	漏芦 15g
菝葜 12g	泽泻 12g	蝉蜕 6g	淫羊藿 10g
川续断 10g	石韦 15g		

连进 5 剂，浮肿渐消，精神颇爽。仍以上方出入加减，共进药 24 剂，面浮足肿消退，血压及尿检正常，嘱常服六味地黄丸善后。

7. 历节风　又名白虎历节。地龙性喜走窜，长于通络治痹，故李时珍谓其擅治"历节风痛"。朱丹溪则以其性寒，又称其"大解热毒"。历代以之治疗痹痛的方剂甚多，如《圣惠方》的地龙散，《奇效良方》的循络丸，《沈氏尊生书》的捉虎丹，《证治准绳》的定痛丸，《本事方》的麝香圆等均是。疼痛剧烈的白虎历节，尤为必用之药。朱老在临床上凡遇风湿性关节炎、类风湿关节炎、坐骨神经痛等疼痛顽剧者，恒兼用许叔微的麝香圆，颇能缓痛，效果满意。处方：生川乌（大八角者）3 个，生全蝎 21 只，生黑豆 21 粒，广地龙 15g。研细末，入麝香 0.5g，同研匀，糯米粉糊为丸，如绿豆大。每服 7 粒，甚者 10 粒，夜卧前温酒下（开水亦可），微汗出即效。

【病例】尹某，女，54 岁，农民。患风湿性关节炎已 15 年，时轻时剧，迄未根除。近年来日益加剧，关节木僵肿痛、活动障碍，入暮不能安卧，恒服激素及抗风湿类药以缓其苦。抗链球菌溶血素"O"833 IU，血沉 40mm/1h 末。苔白腻，脉细涩。此为寒湿袭踞经隧之顽痹，予麝香圆治之，每服 7 粒，每日 2 次。服后疼痛即减，连服 1 周而痛定。继以温经通络，益肾养血之品善后巩固之。1 个月后复查抗链球菌溶血素"O"、血沉均在正常值内，1 年多未复发。

8. 乙型病毒性肝炎　肖才松[2]在辨证论治基础上加用入肝经的地龙、蜈蚣、蝉蜕等祛风通络、解毒散结之虫类药治疗乙型病毒性肝炎，收到了较好的效果。部分病人服药 1～3 个月后 HBeAg 转阴。同时，还发现单用虫类药亦可促使 HBsAg 转阴，但对黄疸消退、肝功能恢复，疗效不显著。

9. 高热惊搐　凡热性病高热而见惊搐谵妄者，均可于辨证用药中加入地龙，以泄热定惊。儿科用之，尤称应手。如乙脑、流脑高热持续不退而昏厥较甚者，还可取新鲜地龙5～6条洗净，加入皂矾2g，捣烂，敷于患儿囟门（头发剪去）。5小时后如热仍不下挫，可洗去续敷一次，多能收效。朱老多次用于配合乙脑高热昏迷者的治疗，颇收助益。此外，用红地龙120g，红糖适量，捣烂敷脐上，亦能退小儿高热。唯脉软、便泄者忌用，应予注意。

10. 流行性腮腺炎　好发于小儿，症见寒热、腮肿而痛。外用地龙白糖浸出液，一般可在1～2日退热，1～3日消肿。制法：新鲜地龙10条，弃去体外污泥（勿用水洗，以免丧失其体内黏液，降低疗效），置玻璃杯中加等量白糖搅拌，0.5～1小时后即成糊状棕灰色之"地龙白糖浸出液"。然后将其盛玻璃瓶中，置于阴凉处或2～8℃的冰箱内（储存期不宜超过2周）。用法：将纱布蘸地龙白糖浸出液贴敷于患处，每3～4小时换1次（以0.9%氯化钠溶液洗净局部后再行敷贴）。浙江建德县芝峰卫生所用此法治疗120例，轻者1日愈，重者3日愈，足证其奏效之速。朱老早年在农村巡回医疗时，多次嘱患儿家属采用，均获佳效。

11. 小儿麻痹症　本病属于温病范畴，相似于"软脚瘟""痿疫"之类。各地分型意见不一，主要可划分两个阶段：一是麻痹前期，也就是进展期。治宜清化湿热，舒筋活络。可用地龙、赤芍各6g，当归、木瓜、牛膝、黄芩、僵蚕各9g，桃仁、红花各3g，川续断7.5g。肢软加党参、黄芪；汗多加龙骨、牡蛎。二是瘫痪与后遗症期，可在清理余邪的基础上益气养血、滋补肝肾、舒筋通络。药如炙黄芪15g，当归、淫羊藿、赤芍各6g，地龙、川芎、桃仁、乌梢蛇各4.5g。因为地龙既能泄热解毒，又能通络舒筋，所以始终适用。

12. 小儿鹅口疮　取地龙2条（洗净），撒白糖适量，片刻即有渗出液。用棉签蘸此液搽患处，每日2～3次，收效甚速。

13. 小儿夜啼　❶内服法：取鲜地龙5～7条洗净，放于清洁容器中，加入适量白糖浸泡。30分钟后取出浸出液，置入小号砂锅内，加水20mL，文火煮沸约 5 分钟，每日 1 剂，分数次频服。❷外敷法：取鲜地龙 2～3 条，洗净捣烂成糊备用。待按摩患儿腹部后，将地龙糊纳入病人脐部，绷带固定。共治疗 30 例患儿，其中 25 例 1～2 日治愈，4 例 3～4 日治愈，1 例无效。[3]

14. 产后乳汁不行　邱业健[4]报道内服地龙颗粒 20g，加入低度白酒 10mL，温开水冲服，每日 2 次，配合拔火罐法治疗产后乳汁不行，取得令人满意的效果。主要取其通络之功，配以白酒则增强其通络作用，乳络通则乳汁自然流畅。

15. 阳痿　张东明[5]从肝论治阳痿，在辨证基础上常加地龙、荔枝核。地龙咸寒入肝下行走窜，长于通络，为治痿之良药。荔枝核辛温入肝，其性下行入睾丸，故用之能引诸药达于阴茎而起事半功倍之效。

16. 早泄　地龙 10 条（剖开洗净），和韭菜汁捣烂，热酒冲兑，每日服 1 次。对于体气不太亏虚者，连服数日可效。

17. 尿路结石　小红地龙、大蒜子、红薯叶各适量，捣烂敷肚脐处，每日 1 次，有促进排石作用。

18. 脊髓外伤性早期瘫痪　脊髓外伤性瘫痪的病情比较复杂，有部分性横断和完全性横断之分，后者治疗尤为棘手。一般在早期如有手术指征者，应及早施行手术治疗。中药治疗应辨证论治，灵活掌握。如骨折瘫痪者，可以活血化瘀，疏通督脉，续筋接骨；如属于弛缓型瘫痪者，可补肾健脾，温经通络；如瘫痪呈痉挛性者，可滋补肝肾，疏通经络，祛风定痉。同时应结合针灸、穴位注射以及功能锻炼。

北京市中医院战截瘫医疗组介绍的早期瘫痪方，适用于脊髓损伤在 3 个月以内，损伤平面以下感觉运动功能丧失，二便不能控制，损伤部位疼痛的病人。其方：地龙、骨碎补、自然铜、狗脊、藏红花、桃仁、当归、丹参、䗪虫、制乳香、制没药、三七粉（分冲）各 6g，煎服。加减：体虚气弱者加人参、麦冬、五味子各 9g，去自然铜、桃仁；颈椎损伤者加葛根 15g；疼痛剧烈者加延胡索 9g；食欲不佳者加砂仁 5g、焦神曲 12g；便秘数日不解者加郁李仁、火麻仁各 30g，去骨碎补、制乳香、制没药。

1976 年秋，朱老曾参加唐山震区来通截瘫伤员的治疗工作。对弛缓型者，用温壮肾督的乌梢蛇、蜂房、淫羊藿等；痉挛型者，用祛风定痉的地龙、全蝎、蜈蚣（研吞）等。后来为了便于服用，又拟订了"龙马起废片"（制马钱子 0.06g，乌梢蛇 1g，鹿角片 0.4g，炙䗪虫 1g，地龙 1.5g，蜂房 1.5g，如法制片），每片 0.3g。上为一日量，分 3 次服，能益肾壮督，振颓起废，有一定的疗效。

19. **丹毒**　鲜地龙 5 份，白糖 1 份，加适量凉开水，使溶成糊状以之涂搽患处。每日 3 次，一般 2～3 日可愈。

20. **血管栓塞性疼痛**　如血栓闭塞性脉管炎之类，用活地龙加白糖少许，捣烂外敷，可使疼痛渐减。

21. **下肢溃疡**　局部清洗后，以纱布蘸地龙浸出液敷贴于患处，每日换 3 次，创面肉芽可渐变红润，溃疡可逐步缩小乃至愈合。此地龙浸出液与治疗腮腺炎之制法相同。

22. **烧伤**　有作者[6]报道用"地龙浸出液"治疗烧伤。配制及应用：采集活地龙适量，用清水洗净体表污物，置清水中存放，让其自行排泄。经数次处理，待消化腔内污物排净，再用无菌水清洗体表及消化腔 3～5 次。将洁净虫体置于消毒的玻璃器皿中，放入等量的精制白糖，将其体内液体脱出。浸出液经过滤器过滤后，紫外线照射 0.5～1 小时，装入特制的喷雾装置内。用时直接喷洒于烧伤创面，每 1～2 小时 1 次。地龙浸出液对控制表面疼痛、感染、渗出有明显疗效，且能够缩短烧伤创面的愈合过程。

23. **骨折**　河南省正骨医院介绍，地龙对骨折病人具有明显的止痛消肿、促进骨痂生长和加速骨折愈合的作用。一般用后 1 小时止痛，24 小时消肿。X 线摄片：早期骨痂形成，最短为 17 日，最长为 62 日，平均为 38.7 日。其处方有：❶地龙浆：鲜地龙数十条，洗净捣成糊，加白糖或冰片少许，敷伤处，每日 1～2 次。❷地龙散：广地龙 30g，冰片 5g，取 3

份，加白糖 1 份，和适量凡士林调成膏状外敷，每日换 1 次。❸地龙接骨丸：广地龙研细末，水泛为丸，如梧子大，山药粉为衣，每次服 6g，每日 2 次。

24. 跌打损伤　凡跌打损伤、瘀血肿痛者，可取鲜地龙洗净，焙干，研末，每次服 6g，用黄酒送下，每日 1～2 次。能止痛消肿，散瘀和络。

25. 荨麻疹　荨麻疹证属营血郁热者，用广地龙、甘草各 9g 煎服，每日 1 剂，连服 2～3 日可效。对顽固性荨麻疹[7]，可肌内注射 100% 地龙注射液，每次 2mL，每日 1 次，10 次为 1 个疗程。疗程之间需间歇 3～5 日，疗效多在 5～8 次后产生，一般经 1～2 个疗程可愈，有效率为 84%。

26. 固定性红斑型药疹　张伟生[8]以地龙液外用治疗固定性红斑型药疹，特别是用于唇部和外生殖器等处出现的疱疹溃疡，疗效显著。方法：常规将患处洗净，用消毒纱布蘸地龙液湿敷于患处。纱布稍干即滴上药液，使之保持湿润。每日换药纱布 1 次，直至痊愈。若用地龙白糖浸液，则用鲜地龙 100 条加白糖 50g 搅拌，静置 2 小时后将地龙弃去，取浸液照上述方法外用。1974 年以来，朱老共用此法治 15 例，其中 11 例皮损在包皮处，2 例在口唇，2 例在右上肢肘部，均有不同程度起泡溃烂，一般都在 2～4 次换药后痊愈。

27. 带状疱疹　取活的地龙适量洗净，装入干净的碗内，加入白糖适量。待地龙化成液体后，用棉签蘸取此液涂抹于患处，每日 4～5 次，直到病愈止。结果 28 例中 3 日治愈者有 12 例，6 日治愈者有 14 例，另外 2 例因年龄偏大，病史超过 1 周而未愈，治愈率为 93%。[9]

28. 沙眼　用白颈地龙数条，放冷开水中反复洗涤，放入玻璃杯中，加 0.9% 氯化钠溶液，地龙体液即行渗出。半小时后除去地龙，将体液过滤，再在 60℃ 的温水中进行间歇水浴加温，每次 30 分钟，反复 3～4 次即可，冷却后放低温处或冰箱储藏。每日滴眼 2～3 次，平均 10.4 日治愈。

29. 中耳炎　治疗组使用鲜地龙水，组成：活地龙 30g，白糖 20g。制法：将 30 条地龙用冷开水洗净泥土后装瓶，然后向瓶内加白糖 20g，盖上瓶口待化成橙黄色透明黏液后，再用单层纱布过滤即可。用法：先以 3% 过氧化氢溶液清洁外耳道及内耳，再用干棉球拭干。然后将地龙水吸入干净的眼药瓶内滴用，每次 2～3 滴，每日 3～4 次。滴入后，在外耳道口塞一无菌干棉球。结果治愈 96 例，显效 3 例，无效 1 例，总有效率 96%。[10]

30. 牙痛 成积玉[11]应用自拟龙花蜂汤治风火牙痛 5 例，服药最少 4 次，最多 12 次，全部治愈。龙花蜂汤组成：花椒 20 粒（去目），地龙 15g，蜂蜜 18g。用水适量先将花椒和地龙煎 10 分钟后，再放入蜂蜜，将两次煎好的药液混合后，早晚各服 1 次。

【病例】姚某，女，56 岁。1987 年 11 月 21 日诊：牙痛 28 日，曾用土霉素及中药治疗，其痛未减，又在某市医院拔牙 2 颗，当晚右残根部疼痛不已。刻诊：牙龈红肿，遇热凉饮食后牙痛更甚，苔薄黄，脉细数。给予龙花蜂汤 2 剂后，牙痛大减，肿块消失，晚上已能安睡。再进 1 剂，疼痛若失，饮食恢复，牙痛治愈。

【按语】地龙味咸，性寒，归肝、肺、肾经。有清热止痉、平肝熄风、通经活络、平喘利尿之功，是一味应用广泛的搜风解毒虫类药物。

临床实践证明，地龙对于哮喘、顿咳、痉挛性咳嗽有良好的疗效，既可治疗热性咳喘，又可通过药物配伍，治疗虚性、寒性咳喘。治疗中风偏瘫，清代王清任的著名方剂补阳还五汤用地龙，取其振颓起废、活血通络之功，善治半身不遂等中风后遗症。肝阳上亢、脉弦劲而血压升高持久不降，或已服诸药而效不显者，于平肝潜阳剂中加广地龙，每可使血压显著下降，并能消除头胀痛、不眠烦躁等症。与黄芪相配伍，具有益气化瘀、利尿消肿、降低血压等多种作用。在辨证论治的前提下，以两药为主组成方剂治疗慢性肾炎，可取得消退浮肿、高血压趋于正常、尿蛋白转阴的效果。

由于地龙具有泄热解毒作用，故凡斑疹为火邪所遏，内陷而色紫黑者；出血性斑疹而呈血热征象者；热性病高热、谵妄、躁烦，甚则搐搦惊厥，如乙脑惊厥等，均可用之。又因其功能走窜通络，凡痹证偏热而体气尚实者，用之亦效。

本品还可促进溃疡愈合，适用于消化性溃疡以阴虚胃热为主，或活动期合并出血，以及慢性下肢溃疡或烧伤等症。

《名医别录》谓其善治"大腹黄疸"。朱老认为，本品不仅可以用治一般湿热黄疸，而且可试治"急黄"之邪入心包（重症肝炎见急性黄色肝萎缩）或出现腹水，偏于胃实而见高热口干，谵妄躁越，神识不清，腹膨胀满，大便秘结，苔黄厚，脉洪大数疾等症。

然地龙性寒，凡脉虚弱而便溏者慎服用，孕妇体弱者忌用。

参考文献

［1］《中华本草》编委会主编. 中华本草. 上海：上海科技出版社，1998. 2344-2347.

［2］肖才松. 湖南中医杂志，1987，3：9.

［3］褚付英. 中国民间疗法，2003，9（11）：20.

［4］邱业健. 中医外科杂志，2004，2（13）：17.

［5］张东明. 实用中医内科杂志，1989，2（3）：34.

［6］曾凡举，贺子岑，刘士平，等. 国医论坛，2001，1（16）：36.

［7］李振基. 新医学，1976，4：178.

［8］张伟生. 新医学，1976，7.

［9］侯洪领，隋秀梅. 时珍国医国药，2004，15（11）：776.

［10］薛向上，徐文利. 河南中医，2006，11（26）：70.

［11］成积玉. 四川中医，1989，3：42.

〔陈达灿　朱海莉　刘俊峰　刘　炽　黄楚君 整理〕

7
开窍慧脑药

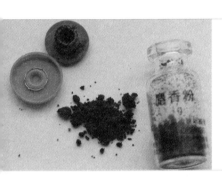

麝　香 （《神农本草经》）

　　麝香，别名遗香、脐香、心结香（《雷公炮炙论》），生香（《本草经集注》），麝脐香（《本草纲目》），四味臭（《东医宝鉴》），元寸香（《药材学》）等，为脊椎动物门哺乳纲偶蹄目鹿科动物林麝、马麝、原麝成熟雄体香囊中的干燥分泌物。分布于山西、陕西、宁夏、甘肃、青海、新疆、西藏、四川、云南、贵州、湖北、黑龙江、吉林、河北等地。

　　麝香经蒸汽蒸馏得暗棕色挥发油，再经精制后得无色黏性油液，称为麝香酮，具特异强烈的香气，是麝香的主要成分，并含脂肪、树脂、蛋白质、无机盐类等。对中枢神经系统作用呈双向性，小剂量兴奋中枢，大剂量则抑制；对心血管系统具有强心作用和类 β 受体兴奋作用；其抗炎、解热、镇痛作用表现在对正常及蛋白胨致发热动物有解热效果；对免疫系统作用为水溶性物质能增强体液免疫和细胞免疫；对生殖系统作用提示具雄激素样活性和抗早孕作用。此外，麝香混悬液可防治胃溃疡。

　　【炮制】野生麝多在冬季至次春猎取，以 11 月间猎得者质量较佳，此时分泌物浓厚。猎取后，将雄麝脐部腺囊连皮割下，拣净皮毛等杂质，阴干，然后将毛剪短，即为整香，习称"毛壳麝香"。用时剖开香囊，除去囊壳，挖取内中香仁称散香。人工驯养麝多用手术取香，直接从香囊中取出麝香仁，阴干。四川马尔康饲养场试行 3 种活麝取香的方法，即捅槽取香、手术取香及等压法。取香后生长正常并能继续再生麝香，生长速度也较快。本品应密闭、避光储存。

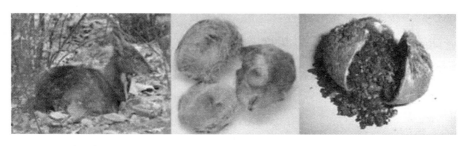

林　麝　　　　　　麝香香囊外形图

【药性】辛，温。归心、脾经。

【功效】❶开窍醒神：用于热病神昏，中风痰厥，气郁暴厥，中恶昏迷。❷活血通经：用于经闭，癥瘕。❸止痛：用于心腹暴痛，痈肿瘰疬，咽喉肿痛，跌仆伤痛，痹痛麻木。❹催产：用于难产死胎。

【用量】内服入丸散，每次 0.06～0.1g，外用适量。注意不宜入煎剂。

【禁忌】阴虚体弱及孕妇忌用。

【前贤论述】❶《神农本草经》：味辛，温。主辟恶气，杀鬼精物、温疟、蛊毒、痫痓，去三虫。久服除邪，不梦寤魇寐。❷《名医别录》：中恶，心腹暴痛胀急，痞满，风毒，妇人产难，堕胎，去面䵟，目中肤翳。❸《本草纲目》：通诸窍，开经络，透肌骨，解酒毒，消瓜果食积。治中风、中气、中恶、痰厥、积聚癥瘕。❹《药性论》：除心痛，小儿惊痫、客忤，镇心安神，以当门子一粒，细研，热水灌下，止小便利。能蚀一切痈疮脓。❺《日华子本草》：杀脏腑虫，制蛇、蚕咬，沙虱、溪、瘴毒，吐风痰。纳子宫暖水脏，止冷带疾。❻《仁斋直指方》：能化阳通腠理。能引药透达。❼王好古：疗鼻塞不闻香臭。❽《本草正》：除一切恶疮痔漏肿痛，脓水腐肉，面䵟（gǎn）斑疹。凡气滞为病者，俱宜用之。若鼠咬、虫咬成疮，以麝香封之。❾《本草备要》：治耳聋，目翳，阴冷。❿《开宝本草》：味辛，温，无毒。疗诸凶邪鬼气，中恶，心腹暴痛胀急，痞满，风毒，妇人产难，堕胎，去面𩏩，目中肤翳。⓫《本草经疏》：主辟恶气，杀鬼精物凶邪、蛊毒、温疟，中恶心腹暴痛，胀急痞满，风毒诸证。⓬《本草蒙筌》：味辛，气温。无毒。辟蛇虺，诛蛔虫，蛊疰痫痓总却；杀鬼精，驱疫瘴，胀急痞满咸消。催生堕胎，通关利窍。除恍惚惊悸，镇心安神；疗痈肿疮疽，蚀脓逐血。吐风痰不梦寤魇寐，点目疾去翳膜泪眵。⓭《药性解》：味辛，性温，无毒，入十二经。主恶气、鬼邪、蛇虺蛊毒、惊悸痫疰、中恶心腹暴痛胀满、目中翳膜泪眵、风毒温疟痫痓，通关窍，杀虫虺，催生堕胎。忌大蒜。⓮《景岳全书》：味苦辛，性温。能开诸窍，通经络，透肌骨，解酒毒，吐风痰，消积聚癥瘕，散诸恶浊气，除心腹暴痛胀急，杀鬼物邪气魇寐、脏腑虫积、蛇虫毒、蛊毒、瘴毒、沙虱毒，及妇人难产，尤善堕胎。⓯《本草备要》：宣，通窍。辛温香窜。开经络，通诸窍，透肌骨，暖水脏。治卒中，诸风诸气，诸血诸痛，痰厥惊痫。⓰《本经逢原》：麝香辛温芳烈，为通关利窍之专药。⓱《本草分经》：辛，温，香窜。开经络，通诸窍，内透骨髓，外彻皮毛，搜风，治诸风、诸气、诸血、果积、酒积，辟邪解毒杀虫。

【应用】

1. 冠心病　崔英等[1]用麝香保心丸（蟾酥、人参等组成）联合曲美他嗪治疗冠心病稳定型心绞痛，与曲美他嗪对照。治疗期间原则上停用其他治疗冠心病心绞痛的药物，疗程为12周。治疗组在缓解心绞痛，提高病人生活质量等方面明显优于对照组。

陈广等[2]用麝香保心丸治疗冠心病心绞痛36例，并与硝酸异山梨酯治疗的24例进行临床对照观察。治疗组采用麝香保心丸，每次2粒，每日3次口服；对照组采用硝酸异山梨酯每次5～10mg，每日3次口服，均14日为1个疗程，心绞痛发作时均含服硝酸甘油并计算其用量。研究证明，麝香保心丸组虽在心电图上与硝酸异山梨酯组相比无明显差别，但在降低心绞痛发作频率、减少硝酸甘油日耗量及心电图ST段的改善方面均明显优于硝酸异山梨酯组，且无毒性及不良反应，认为是治疗冠心病心绞痛的理想药物。

2. **慢性支气管炎、支气管哮喘** 袁华英等[3]采用麝香保心丸穴位贴敷治疗慢性支气管炎 53 例、支气管哮喘 75 例。方法：用乙醇棉球清洗耳郭去除油脂，用麝香保心丸每穴半粒或 1 粒，以伤湿止痛膏 0.5cm×0.5cm固定耳穴，1cm×1cm 固定体穴贴敷。贴敷后加压刺激，使局部轻度疼痛、热胀、红润即可。并嘱病人每日加压刺激穴位 3 次。保留 5 日为 1 次，4次为 1 个疗程。个别病人局部皮肤会出现痒痛或小水泡，停敷后能恢复正常。取穴原则：❶临床发作期，痰热壅肺型，以宣通肺气、退热止咳、平喘为主。耳穴取肺、气管、平喘、肾上腺、神门、耳尖、内分泌；体穴取大椎、肺俞、膻中、丰隆。❷临床缓解期，肺脾肾虚型，以补肾健脾化湿、宽胸理气为主。耳穴取交感、气管、肾、皮质下、神门；体穴取肾俞、膻中、中脘、足三里。128 例均采用穴位贴敷，急性期加常规治疗，治疗 1.5 个疗程统计疗效。显效 32 例（25%），好转 82 例（64%），无效14 例（11%），有效率 89%。

3. **卒中** 南征等[4]报道采用刘冠军教授验方麝香抗栓胶囊治疗脑卒中562 例，取得较好疗效。药物组成：水蛭、麝香、三七、天麻、乌梢蛇、黄芪、赤芍、当归尾等。每粒 0.5g，每次 4 粒，早、午、晚各口服 1 次，温开水送下，1 个月为 1 个疗程，连续 2~3 个疗程。观察期间停用其他与本病治疗有关的一切药物和疗法。结果：治愈 117 例（20.81%），显效243 例（43.23%），总有效率 92.88%。本药对口眼㖞斜、言语不利、半身不遂、肢体活动不灵、疼痛等症状具有较满意的疗效，尤其是对气滞血瘀所致的中风（脑血栓形成）有明显疗效。

杨文丽[5]对 126 例急性脑梗死病人分为治疗组 64 例，对照组 62 例，均给予静脉滴注灯盏花素，伴有脑水肿者常规给予甘油果糖治疗。治疗组采用复方麝香注射液（由石菖蒲、人工麝香、冰片、郁金、广藿香、薄荷脑组成）10mL 加入 5%葡萄糖注射液 250mL 静脉滴注，14 日为 1 个疗程；对照组采用胞磷胆碱 0.5g 加入 5％葡萄糖注射液 250mL 静脉滴注，每日 1 次，14 日为 1 个疗程。治疗组总有效率 89.1％，对照组总有效率 75.8％，两组差异有统计学意义（$P < 0.01$）。治疗组与对照组神经功能缺失总积分比较差异有统计学意义（$P < 0.01$）。

4. 脑病 孟学君[6]采用复方麝香注射液治疗小儿肺炎中毒性脑病，所有病例均给予吸氧、抗感染、甘露醇脱水降颅压及对症处理，治疗组采用复方麝香注射液每日 2～4mL 加入适量 10％葡萄糖注射液静脉滴注，对照组以三磷腺苷（ATP）40mg、辅酶 A（CoA）100U、维生素 C 1g、胞磷胆碱（CDPC）15mg/kg 加入 10％葡萄糖注射液静脉滴注辅助治疗。两组疗效比较，治疗组显效 48 例，好转 16 例，无效 4 例，总有效率为 94.1％；对照组显效 18 例，好转 12 例，无效 14 例，总有效率为 68.2％。治疗组总有效率高于对照组。

刘艳辉[7]采用麝香注射液联合黄芪注射液治疗新生儿缺氧缺血性脑病 58 例，并与西药治疗 40 例对照观察。治疗组予复方麝香注射液 1～2mL，黄芪注射液 5mL，分别加入适量 10％葡萄糖注射液中，每日 1 次静脉滴注；对照组予胞磷胆碱 100～125mg，细胞色素 C 15mg，ATP 10mg，CoA 25～50U 加入适量 10％葡萄糖注射液中，每日 1 次静脉滴注。两组病例均给予吸氧，抗感染，适量脱水剂，采用苯巴比妥抗惊厥等基础治疗，对症处理并发症，严重窒息患儿酌情加纳洛酮，2 周为 1 个疗程。治疗组有效率 94.83％，对照组有效率 85％。

崔芳等[8]用麝香注射液治疗 31 例肺性脑病病人的意识障碍，在氧疗、抗感染、祛痰、平喘、强心、利尿、纠正水与电解质及酸碱平衡紊乱等综合治疗基础上，治疗组病人加用麝香注射液 20mL。结果对意识障碍有较好的改善作用，临床治愈及显效病例多于对照组，总有效率 90.4％，优于对照组的 66.7％，对肺性脑病意识障碍的治疗奏效时间短于对照组。

张天益[9]等探讨复方麝香注射液与补阳还五汤联合应用在重型颅脑损伤治疗中的疗效及作用机制。伤者入院后均采取脱水、营养脑细胞、止血、保持呼吸道通畅及对症处理等常规治疗，有手术指征者行开颅血肿清除，部分去骨瓣减压。治疗组加用复方麝香注射液 20mL 溶于 5％葡萄糖注射液 250mL 中静脉滴注，每日 2 次，并于入院后 3 日开始鼻饲中药补阳还五汤（黄芪 50g，赤芍 8g，川芎 10g，当归尾 8g，地龙、桃仁各 10g，红花 6g，水煎），每日 1 剂，连用 15～30 日。治疗组生命体征较平稳，觉醒时间明显缩短，神经功能障碍及病死率、致残率亦明显降低。两组入院时格拉斯哥昏迷评分（GCS）差异无统计学意义，12 日后治疗组明显高于对照组（$P<0.05$），3 个月后随访 GCS 评分，治疗组高于对照组（$P<0.05$），说明治疗组疗效较优。

5. **面瘫** 唐鲁峰等[10]治疗 46 例面瘫，方法：泼尼松龙 5～25mg 患侧面神经管封闭，1 周 1 次，同时将患侧嘴角处用消毒刀片轻轻划一约 0.5mm 长的切口，以微出血为度。然后取米粒大小的一块麝香外敷于切口出血处，再用输液贴或胶布固定，每日 1 次，直到症状消失为止。1 周内症状体征完全消失恢复正常者 25 例（54.3％），2～3 周症状体征消失恢复正常者 16 例（34.5％），4 周症状体征完全消失恢复正常者 5 例（10.8％）。

李民兰等[11]采用麝香灸治疗面瘫 320 例，取穴：下关、阳白、颧髎、地仓、四白、迎香、牵正、颊车穴。每次选 5 穴，直刺或斜刺15～25mm，得气后出针。取麝香约半粒绿豆大小（约 0.1g），放置于针孔处，上扣自制直径 2～3cm、厚 0.5～1cm 面团，面团上放置蚕豆大小艾炷，点燃艾炷施灸，待 1 壮燃尽，易炷再灸，每次灸 7～9 壮。此时病人自觉穴位处有吹风感伴灼热感，或蚁行感伴灼热感，可停止燃艾，待自然冷却后去掉面团，施灸处麝香气味散去，灸处皮肤潮红，用 2％碘伏清洁皮肤，术毕。每日 1 次，12 日为 1 个疗程。320 例中，治愈 294 例（91.9％），显效 14 例（4.4％），无效 12 例（3.7％），总有效率达 96.3％。

6. **呃逆** 崔亚红报道[12]取一片麝香追风膏，用火或磁疗灯烘热，贴敷于神阙穴，再用手掌做顺时针按摩，以促进血液循环，治疗顽固性呃逆。一般 3～5 分钟呃逆减轻，10 分钟后基本消失。严重者配合针刺双侧内关穴，用泻法。

7. **小儿发热** 徐同生等[13]采用复方麝香注射液治疗小儿发热 50 例，方法：复方麝香注射液每日 0.5～1mL/kg，用葡萄糖注射液或氯化钠注射液 250mL 稀释后静脉滴注。结果：注射当天体温出现不同程度的下降，第 2 天，体温开始恢复正常 48 例（96%）；有效 2 例（4%）。

8. **肩周炎** 温乃元等[14]报道用火针焠刺麝香治疗肩周炎，方法：主穴：肩部阿是穴、肩三针（肩前、肩髃、肩贞）、天宗；配穴：手三里、合谷。每次取 3～5 穴，主、配穴均取患侧。消毒后，左手拿麝香，右手持针（选用师氏单头火针），将针烧红插入麝香中，然后快速拔出并迅速将针刺入所选穴位，疾速出针，再在穴位上涂抹万花油。针刺深度根据病情、体质、年龄及针刺部位而定，一般可刺入 0.5～1 寸，隔日 1 次，5 次为 1 个疗程。对照组取穴同治疗组，常规消毒穴位，进针得气后，接上 G6805 型电针治疗仪，用疏密波，电流强度以病人能忍受为度，导电 20～30 分钟，每日 1 次，10 次为 1 个疗程。两组疗程间隔均为 5 日，2 个疗程内进行疗效评定。本观察结果表明，治疗组治愈率为 61.4%，而对照组治愈率为 43.6%，治疗组的疗效优于对照组。

9. **乳腺小叶增生** 王有录等[15]运用"慈菇麝香丸"治疗 82 例。方药：山慈菇、夏枯草、蜂房、䗪虫、天花粉、穿山甲、王不留行、莪术、僵蚕、白花蛇舌草、皂角刺、制乳没、麝香。制法：泛黄豆大小水丸，百草霜为衣。观察组采用逍遥散加减，制法同慈菇麝香丸。两种丸药外形一样，同称"乳腺增生丸"，给药时采取单盲法，每次 10g，每日 3 次。观察组平均 36 日，平均服药总量 1080g；对照组平均 38 日，平均服药总量 1140g。观察组治愈 26 例，显效 31 例，好转 22 例，无效 3 例，总有效率 96.34%。对照组治愈 9 例，显效 24 例，好转 33 例，无效 14 例，总有效率 82.50%。两组对比，观察组疗效明显高于对照组，治愈率和总有效率差异有统计学意义（$P<0.01$）。

10. 感染性创面　许振南[16]采用马应龙麝香痔疮膏（含冰片、炉甘石、硼砂、麝香、琥珀、珍珠、炉甘石、凡士林、羊毛脂等）治疗小面积感染创面病人 56 例共 60 处，取得较好的疗效。治疗方法：面积在 2cm×2cm 以下感染未深及皮下组织者，直接涂马应龙麝香痔疮膏，并用无菌脱脂棉敷盖包扎，每日 1 次。所涂药膏以均匀覆盖整个创面厚度约 3mm 为准，大于 2cm×2cm 或感染深及皮下组织者，先清除渗出物及脓液，切除坏死组织，再将药膏均匀涂在创面上使其充分接触，外用无菌脱脂棉覆盖。坏死组织界限不清时，可先涂马应龙麝香痔疮膏去腐收敛生肌，换药时便能较容易地清除坏死组织，再涂马应龙麝香痔疮膏，并不断用止血钳夹取再生皮，使其与肉芽组织生长保持一致。待肉芽组织逐渐与周围组织相平时，不再限制再生皮的生长，否则，易造成创面愈后局部出现凹陷不平。本组病例中，除感染严重全身应用抗生素及必要支持治疗外，采用马应龙痔疮膏外敷均能达到控制创面感染的目的，使创面获愈合，愈合时间最短 12 日，最长 48 日，平均 30 日。

11. 宫颈糜烂　王云玲[17]采用马应龙麝香痔疮膏外用治疗宫颈糜烂，在月经干净 3～5 日后进行，以防术后感染。病人取膀胱截石位，先用 1：5000 高锰酸钾溶液冲洗外阴，用窥阴器扩张阴道，充分暴露子宫颈溃疡面。然后用 0.1‰苯扎溴铵常规消毒溃疡面，用棉签蘸马应龙麝香痔疮膏，均匀地涂擦所有溃疡面，每 2 日 1 次，连续使用 7 次，治疗后注意外阴清洁且禁止坐浴及性接触 1 个月。本组治疗 28 例均治愈，跟踪随访 6 个月未见复发。

【按语】麝香为成熟雄麝香囊中的干燥分泌物，性温、味辛，归心、脾经。功效开窍醒神，活血通经，并能止痛、催产。

现代常用于冠心病，最为著名的如麝香保心丸，既可作为心绞痛发作时的急救用药舌下含服，又能长期口服，具有治疗性新生血管作用。因其开窍醒神作用常用于缺血性中风及中毒性、缺血缺氧性脑病以及其他神经系统疾病。因其止痛作用较强，用于各种外伤肿痛、咽喉疼痛、肿瘤剧痛等，如麝香追风膏、六神丸等。妇科常用于闭经、死胎难产等症，也常外用治疗疮疡等。

由麝香组成的中成药：

（1）紫金散：由麝香、五倍子、拳参、雄黄、朱砂、山慈菇、红大戟（制）、千金子霜等8味组成，功效辟瘟解毒。用于时疫头晕、恶心呕吐，泻痢腹痛，疮疡肿毒。

（2）犀黄丸：由麝香、牛黄、乳香、没药组成，功效解毒散痈化结。用于乳岩、瘰疬、肺痈、流注等。

（3）醒消丸：由麝香、雄黄、乳香、没药组成，功能消肿止痛。用于痈毒初起，坚硬疼痛。

（4）红灵散：由麝香、雄黄、朱砂、硼砂、礞石（煅）、硝石（精制）、冰片组成，功效祛暑、开窍、辟瘟、解毒。用于中暑昏厥，头晕胸闷，恶心呕吐，腹痛泄泻等症。

（5）通窍散：由麝香、闹羊花、灯草灰、蟾酥、硼砂（煅）、细辛、荆芥（炭）、猪牙皂、冰片组成，功能通关开窍，解暑辟秽。用于受暑中恶，头目眩晕，气闭昏厥，神志不清，四肢厥冷，关窍不通。

由于麝为国家一级保护野生动物，药源紧张。有关机构对麝香中各类成分的化学组成及其相对含量进行了研究，确定了这些成分具有的药理作用。在此基础上开发了人工麝香，并经Ⅱ期、Ⅲ期临床研究，表明其主要药理作用与天然麝香基本相同，物理性状相似，临床疗效确切，两者安全性一致。业已作为国家一类新药，与天然麝香等同配方使用。

参考文献

[1] 崔英，等. 陕西中医，2006，27（2）：141.

[2] 陈广，林丽明. 国医论坛，2006，21（6）：23.

[3] 袁华英，等. 中国针灸，1997，（9）：539.

[4] 南征，等. 临床与实验研究，2005，21（1）：11-12.

〔5〕杨文丽. 中原医刊，2005，32（5）：38.

〔6〕孟学君. 右江医学，2007，35（6）：665.

〔7〕刘艳辉. 河北中医. 2009；29（5）：454.

〔8〕崔芳，等. 中国医学研究与临床，2005，3（8）：48.

〔9〕张天益，等. 中国中医药科技，2004，11（6）：367.

〔10〕唐鲁峰，等. 中华今日医学杂志，2003，3（21）：87.

〔11〕李民兰，刘建玉. 中国针灸，2004，24（10）：708.

〔12〕崔亚红. 中国民间疗法，2006，14（1）：27.

〔13〕徐同生，等. 时珍国医国药，2004，15（10）：680.

〔14〕温乃元，等. 新中医，2001，33（4）：43.

〔15〕王有录，孙传章，唐家绪. 河北中医，1992，14（5）：35.

〔16〕许振南. 现代中医药，2008，28（1）：17.

〔17〕王云玲. 海峡药学，2006，18（4）：189.

〔张锋莉　高　想　胡世云　孙玉芝 整理〕

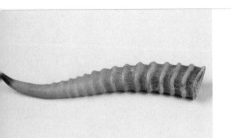

羚羊角 （《神农本草经》）

羚羊主要栖息于半沙漠地区，群栖。夏季多居于空旷的荒漠地带，晚秋至冬季则在盐沼半荒漠地带，分布于新疆等地。

羚羊角为牛科动物赛加羚羊的角，药用需研粉。羚羊角含磷酸钙、角蛋白和不溶性无机盐，锌、锰、溴等17种微量元素，以及赖氨酸、苯丙氨酸等多种氨基酸。药理研究表明，羚羊角具有抗惊厥、镇静、解热、降压、抗菌、抗病毒及促进免疫功能等作用。

【炮制】全年均可捕捉，捕捉后锯下角，以从茎部锯为好。一年中以8～10月锯角为佳。

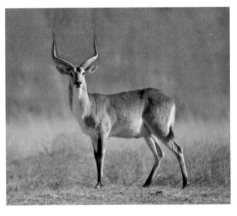

【药性】味咸，性寒。归肝、心经。

【功效】❶平肝熄风、镇惊安神，临床广泛用于肝风内动之惊痫搐搦，热病而致神昏惊厥、谵语发狂，每日 1.2g 分吞，皆有镇惊之显效。❷清肝明目，凡肝阳上亢之头痛眩晕、高血压病、肝火上炎之目赤翳膜，均有平肝潜阳、明目消翳之功。❸清里透表、退热，无论外感内伤，虚热实热，凡以发热为主，皆可用之。❹解毒凉血散血，凡湿热疫毒型肝病，因血热而致出血、发斑、疮疡肿毒、肺热咳喘等加用本品皆获佳效。

【用量】内服：磨汁 1～1.5g，煎汤 1.5～3g，或研作散剂冲服。

【禁忌】脾肾阳虚无内风者忌用。

【前贤论述】❶《神农本草经》：主明目，益气起阴，去恶血注下，避蛊毒恶鬼不祥，安心气，常不厌寐。❷《名医别录》：味苦，微寒，无毒。疗伤寒，时气寒热，热在肌肤，温风注毒伏在骨间，除郁、惊梦、狂越、避谬及食噎不通。久服强筋骨，轻身，起阴，益气，利丈夫。❸《开宝本草》：疗伤寒，时气寒热，热在肌肤，温风注毒伏在骨间，除郁，惊梦，狂越，僻谬，及食噎不通。❹《本草纲目》：平肝舒筋，定风安魂，散血下气，辟恶解毒，治子痫痉疾。❺《景岳全书》：能清肝定风，行血行气，辟鬼疰邪毒，安魂魄，定惊狂，祛魇寐，疗伤寒邪热，一切邪毒，中恶毒风，卒死昏不知人，及妇人子痫强痉，小儿惊悸烦闷，痰火不清。俱宜为末，蜜水调服，或烧脆研末，酒调服之。若治肿毒恶疮，磨水涂之亦可。❻《本草纲目拾遗》：主溪毒及惊悸，烦闷，卧不安，心胸间恶气毒，瘰病。❼《药性论》：治一切热毒风攻注，中恶毒风卒死，昏乱不识人。❽《本经逢原》："诸角皆能入肝，散血解毒，而犀角为之首推，故痘疮之血热毒盛者，为之必需。若痘疮之毒，并在气分，而正面稠密，不能起发者，又须羚羊角以分解其势，使恶血流于他处，此非犀角之所能也。"

【应用】

1. 发热　羚羊角善治热病，无论外感内伤，实热或虚热，凡以发热为主者，皆可用之。近贤张锡纯用羚羊角治疗温热病，认为羚羊角既善清里，又善透表，能引脏腑间热毒达于肌肤而外出。疹之未出，或已出而速回者，皆可以此表之，为麻疹托表之妙药。即表之不出而毒气内陷者，服之亦可内消。用羚羊角治小儿疹毒鸥张，高热惊厥者，用量少则 3g，多则 9g，煎汤分次徐服，疗效显著。瘟疫表里俱热，头面肿痛，其肿或连项及胸，张氏用羚羊角与石膏、荷叶、连翘等相配组成青盂汤，大能透发温疫斑疹之毒火郁热，消除头面处肿痛。张氏认为羚羊角虽为挽回险症之良药，但价格昂贵。他临证细心品验，若须用羚羊角，多以鲜茅根、生石膏或阿司匹林并用代之，服用时将前两味煎汤一大碗，分次服阿司匹林，其清热之力不亚于羚羊角。[1]

山西省儿童医院[2]采用羚羊角胶囊治疗小儿高热30例，其既能退热又能镇静抗惊厥，具有疗效确切，无不良反应的优点，值得进一步研究。

高士贤等[3]治高热神昏，用羚羊角粉、黄芩、栀子、黄连、升麻、枳壳等份共研细末，炼蜜为3g重蜜丸，每服1丸，每日2次。或用羚羊角、黄芩、犀角各0.5g，麦冬30g水煎服治疗小儿急惊高热。

朱老常用羚羊角粉配人工牛黄、青黛等份治疗成人斯蒂尔病中的高热不退，另配以扶正蠲痹胶囊以调节免疫功能。

中晚期恶性肿瘤癌性发热，因病人体质虚弱，发热很难控制，无确切感染灶，使用抗生素无效。由于肿瘤细胞的浸润，造成血浆中游离原胆烷醇酮的增高而激活白细胞释放致热原，或由于癌肿组织变性坏死的代谢产物所致发热，故单纯用作解热镇痛剂疗效欠佳。这类发热多数是有规律地在午后或者傍晚开始发热，次日凌晨发热自动缓解。朱老用羚羊角粉配人工牛黄用于治疗肿瘤发热屡用屡验，病人于每天上午9时、下午4时各服用1次，其量根据前一次发热情况而定：体温高于38℃，每次0.9g；高于39℃，每次1.2g；高于40℃，每次1.5g。无热可防，发热可退，热退身安，不会大汗淋漓。出汗太多，复发率高，并且容易引起消化道出血。朱老认为，恶性肿瘤晚期病人机体阴阳失调，气阴两虚，热入血分，邪入气分，故邪热缠绵经久不退。朱老创订"犀羚散"凉血清热，镇静镇痛，结合舌脉体征辨证论治辅以中药汤剂，扶正祛邪，标本兼治，具有良好的退热效果，降温维持时间长。停药后体温回升率低，且无明显不良反应。

感染性疾病引起的高热抽搐，本品配钩藤、生地黄、菊花等有良效。对肝阴不足的孕妇子痫之抽搐，本品配麦冬、桑寄生等也有明显疗效。冯石松[4]曾治一姜姓小孩，7岁，高热，体温持续在39.8℃以上5日，咳嗽、抽搐。静脉补液、青霉素钠盐结合解热、镇痉、止咳等药物治疗。4日后，体温仍不下降，反致抽搐更甚。查其舌质红、苔黄干、脉弦数。此属肝经热郁不解，热极生风之证。用《通俗伤寒论》羚羊角钩藤汤加水牛角、地骨皮，1剂，水煎，每日分3次服。药后抽搐渐止，2剂药后热退身凉、脉静。更投沙参麦冬汤调养而愈。

2. 肝炎　朱老临证，在清热利湿退黄之剂中加入羚羊角，既能清肝泄热、助利湿退黄之功，又具有保护肝脏的作用。用茵陈蒿汤加羚羊角、赤芍、五味子等治疗急性肝炎，无论有无黄疸，都有直接降转氨酶和退黄疸的作用，能缩短病程，提高疗效。

冯石松认为[4]，肝火之证多因肝郁不疏，郁而化火，气火上逆，出现冲激上逆现象，即《本草纲目》"相火寄于肝胆，在气为怒，病则烦懑气逆，噎塞不通。寒热及伤寒伏热，而羚羊角能平之"。《宣明论方》用羚羊角汤治阳厥、气逆，亦取其本品平肝清热之功。肝郁化火之胸胁疼痛、烦闷、头胀痛、吐血等症，轻则柴胡清肝散，重则龙胆泻肝汤，加羚羊角都能提高清肝泻火的功效。

3. 流行性脑炎　若出现惊痫及痉挛、角弓反张、撮口等症状时，中医辨证为肝风内动，羚羊角善治之。在治疗脑炎过程中，当病人出现高热无汗，四肢抽搐时应用羚羊角加味，收效颇速。宋旭明[5]撰文介绍选用羚羊角粉、钩藤、焦栀子、麦冬等清热生津、祛风通络之药治疗乙脑后遗症，取得较好疗效。冯石松[4]曾用白虎汤加羚羊角、葛根等治疗流脑8例。

4. 破伤风　羚羊角对破伤风亦有很好的解毒熄风止痉作用，破伤风表现的角弓反张诸症属中医肝风内动范畴。冯石松[4]用止痉散加羚羊角等治愈破伤风2例，均取本品的熄风止痉、开窍醒脑和对中枢神经的抑制作用。

5. 高血压病　林健[6]用羚羊角粉治疗原发性2级高血压30例，治疗前停用降压药1～2周后服羚羊角粉，每日2次，每次0.6g，3周为1个疗程。对照组16例，服硝苯地平片，每口3次，每次10mg，3周为1个疗程。全部治疗对象在治疗期间停用其他降压药物，但饮食、生活习惯不变。结果：羚羊角组显效20例，有效8例，无效2例；对照组显效10例，有效5例，无效1例。认为羚羊角粉与硝苯地平治疗效果相当。

【病例】王某，女66岁。初诊。病人有高血压病史10余年，平素长期服用降压药物。3天前因吵架而情绪波动，自诉头晕头痛，视物模糊，心悸不安，口干且苦，夜寐欠安，舌质暗红、苔薄黄，脉细弦。测血压190/100mmHg，诊为高血压病，属肝火亢盛型。予羚羊角粉0.6g口服，每日2次。2周后，血压已降至正常范围，临床症状基本消失。

6. 痹证　山西省榆阳区中医院王小平[7]以黄芪配穿山甲，羚羊角配桂枝治疗风湿性关节炎、风湿性心脏病、类风湿关节炎等各型顽痹，疗效显著。按病因病机把痹证分为风邪偏胜、寒邪偏胜、湿邪偏胜、湿热并存、寒热错杂、热邪偏胜、痰浊痹阻、瘀阻络通、气血两虚、肝肾两亏10个证型论治。审证求因，随证加入黄芪、穿山甲、羚羊角、桂枝四药相伍，治疗顽痹有相得益彰之妙。

【病例】陈某，女，42岁，工人。游走性关节疼痛13年。每逢气候变化或劳累后加重。一周前外感风寒，继而发热，关节疼痛，痛无定处，服感冒药不效。3天后出现心悸、胸闷、气短、全身大关节剧痛，苔薄腻，脉弦细而数。ECG示PR间期延长，P116次/min，ASO 125U，ESR 65mm/1h末。西医诊断为风湿热，风湿性关节炎，风湿性心肌炎。中医辨证属正气不足，风寒湿邪乘虚而入，流窜经络，阻滞关节，进而内舍于心之顽痹。处方：

黄芪45g	桂枝8g	穿山甲10g	秦艽10g
白芍10g	丹参15g	伸筋草15g	忍冬藤15g
鸡血藤15g	炙甘草5g	羚羊角粉1g（冲服）	

服药5剂，痹痛大减，心悸气短减轻，体温37.4℃，原方化裁，上述4味主药：黄芪、穿山甲、羚羊角、桂枝不变，连服15剂，体温、ASO、血沉、血常规、心电图均恢复正常，自觉症状消失。又配丸药

1剂以善其后。

〔按〕方中黄芪补气行血、通痹和络；穿山甲善窜通经络、直达病所；羚羊角祛风舒筋；桂枝温经祛寒、活血通脉；秦艽、忍冬藤清热祛风湿；白芍、鸡血藤、丹参、伸筋草活血通络。诸药合用，共奏扶正通络、祛风清热、舒筋蠲痹之效。

张爱国[8]等用清络祛风汤合五虫祛风散治疗痛风性关节炎，凸显滋阴清热、解毒化瘀、祛风除湿、通络止痛的治疗原则，临床疗效满意。共观察病例97例，多数病人为急性发病，临床表现均有不同程度手指、足趾及踝关节周围红肿热痛症状和反复发作等特点。

清络祛风汤组成：生地黄12～25g，知母10～20g，牡丹皮10--15g，金银花15～30g，连翘12～20g，山慈菇12～18g，苍术、虎杖各15～20g，土茯苓15～30g，薏苡仁30～50g，独活15～20g，炒白芥子10～15g，车前子10～20g，甘草梢6g，鲜鸡蛋（带皮煎）3个。以绿豆汤加童尿适量煎药，每日1剂，水煎3次，取汁400～500mL，分3次（先食鸡蛋）空腹服。连服2剂休息1日，共服6剂。

五虫祛风散组成：羚羊角粉6g，玳瑁、血竭、全蝎、炒僵蚕、炒地龙各12g，蜈蚣10条，壁虎7条，熟大黄10g，共研细粉，装空心胶囊，分成10份，每日1份，每份分3次于餐后1～2小时服。

连续治疗3个疗程。结果：显效61例，好转27例，无效9例，总有效率90.7%。本组无效的9例中，有3例明显好转，但因饮食不忌导致复发，继服清络祛风汤合五虫祛风散仍有效。

7. 原发性出血性紫癜　出血之因多由火盛气逆，羚羊角具有良好的清肝泄热之功效，其角质还能直接参与凝血因子作用。对鼻衄、咯血、肌衄、尿血等症，在辨证选方的基础上配伍本品，可提高止血疗效。对于出血甚多，有气随血脱之势者，前贤虽有"无形之气宜速固"之说，但若在补气固脱之方中配伍羚羊角，多可收到补气固脱、凉血止血之双重功效。若是用羚羊角粉兑入童便中服用，其凉血止血之功更著。

8. 食管癌术后呕吐 此症多与肝郁化火，肝火燔灼，横逆犯胃，胃失和降有关。朱承胜[9]应用近贤张锡纯羚羊角平肝和胃止呕法，配合重用牛膝主治，颇有效验。用羚羊角平肝火、肝气，牛膝味酸引肝火下行，胃气得以降逆。

【病例】张某，女，68岁。食管癌术后，每每子丑时呕吐必发，逾时自止。迭经治疗欠效。药用：

> 牛膝 15g　　　　赭石 30g　　　　姜半夏 10g　　　　炒黄芩 12g
> 炙枇杷叶 12g

上药：煎汁约300mL，去渣加入羚羊粉0.6g、生山药粉30g，再煮二三沸成粥状，和白糖食之。当夜吐止，续服5剂，呕吐痊愈。

9. 小儿哮喘 淄博市中医院张玲允等[10]使用新医散治疗小儿哮喘效佳。"新医散"由羚羊角粉400g，人工牛黄、天竺黄、黄连、朱砂、胆南星、白芷、雄黄各600g，冰片、川贝母各200g，天麻1500g，麦冬、玄参、琥珀、橘红、枳壳各1000g，硼砂400g，共17味药组成。先将天麻、黄连、麦冬、玄参、白芷、橘红、枳壳研成细粉，再同其他药物放入球磨机磨细，过120目筛，分装，每包1.5g。常用量：6个月以下每次1/5包，6个月至1岁1/4包，1～2岁1/3包，2～3岁1/2包，3～5岁1包，5～7岁1包半。乳汁或水化服。新医散中牛黄、冰片、川贝母、天竺黄、羚羊角粉、雄黄及天麻芳香开窍、清热化痰，又可熄风平肝；黄连、麦冬、玄参清热止渴，济水之上源；朱砂、琥珀、胆南星、僵蚕、白芷安神镇静、熄风定惊化痰，祛风止痉；橘红、枳壳二药，理脾化痰，行气导滞。诸药共奏清热化痰、镇惊熄风、通宣肺气、标本兼治之功。

10. 小儿支原体肺炎 支原体肺炎是由肺炎支原体引起的肺部急性炎症，约占小儿肺炎的22%。采用大环内酯类抗生素治疗，常伴有消化道不良反应。黄向红等[11]采用连休蜈蚣地龙汤（由黄连、细辛、重楼、地龙、法半夏、杏仁、羚羊角、桑白皮、地骨皮、蜈蚣、麻黄、丹参等组成）治疗小儿支气管肺炎65例，获得较好疗效。方中黄连、重楼、蜈蚣均有明显抗菌抑菌功效；地龙、法半夏、麻黄、杏仁、桑白皮、细辛有止咳平喘祛痰作用；地龙缓解支气管平滑肌痉挛；丹参能降低毛细血管通透性，减少渗出，改善肺循环，消除炎症；蜈蚣能增强机体的免疫功能，促使肌体康复；而羚羊角大清热毒，配合桑白皮、地骨皮清泻肺中伏火以消郁热。诸药合用，共奏清热祛邪、涤痰泻火之功。

11. 手足口病　这是一种病毒感染性皮肤病，主要侵犯儿童，通过飞沫由呼吸道直接传播，以发热，手、足、口腔黏膜出现疱疹或溃破成溃疡为主要临床特征。本病属于中医学温病、时疫等范畴，属实证、热证，病位在肺、脾、胃等脏腑，病邪多在气分、营分之间。黄向红等[12]用清热泻火汤治疗手足口病50例，内服清热泻火汤：羚羊角1g，石膏20g，大青叶、金银花、连翘、蒲公英、黄芩、赤芍各10g，甘草5g。3日为1个疗程。对照组44例，服用利巴韦林片，3日为1个疗程。结果：治疗组治愈45例，有效4例，无效1例，总有效率为98%；对照组治愈26例，有效8例，无效10例，总有效率77.27%。

清热泻火汤中的羚羊角清热镇惊，解毒凉血；金银花、蒲公英、连翘、大青叶清热解毒；赤芍配大青叶以凉血消斑；黄芩清热燥湿；石膏清热除烦，使热邪能透营转气；甘草调和诸药而解百毒。现代药理研究认为，羚羊角具有抗炎解毒、镇静镇痛作用；金银花、蒲公英、连翘、大青叶、黄芩具有广谱抗菌、抗病毒、抗炎的作用，其中蒲公英、连翘、大青叶还能增强机体的免疫功能，黄芩解热镇静、抗变态反应；赤芍对多种病原微生物有较强的抑制作用，并能抗炎、镇静、改善微循环；石膏具有抗病毒、解热作用；甘草具有抗病毒、抗变态反应、抗炎等作用。

12. 顽固性鼻出血　张宏鸣等[13]自订綦龙汤一方，治疗鼻出血100例，效果显著。临床表现为突发一侧或两侧鼻出血，检查鼻腔、全身及各种辅助检查无明显异常。綦龙汤：羚羊角0.3～4.5g，牡蛎15g，南沙参、麦冬（青黛拌）各12g，川贝母6g，夏枯草12g，牡丹皮10g，黑荆芥6g，薄荷炭3g，茜草根6g，牛膝10g，白茅根15g，藕节10g，水煎服，每日1剂。

结果：治愈 81 例，显效 12 例，有效 5 例，无效 2 例，总有效率为 98%。

【病例】马某，男，60 岁。1997 年 5 月 13 日初诊：反复鼻出血 10 余年，突发两天。右鼻孔出血不止，出血点看不清，往鼻腔填塞凡士林细纱条，血从后鼻孔下流，即改用后鼻孔填塞。血压 158/98mmHg，血、尿、大便常规检查未见明显异常，ECG 示 T 波低平，面红，舌苔黄腻，脉弦细数。证属肝阳上亢，治宜平肝潜阳、凉血止血。予蒌龙汤原方 3 剂煎服，药后血止，即除去鼻孔堵塞物。又服 5 剂，随访一年无复发。

13. 中心性视网膜脉络膜炎、玻璃体混浊眼底出血（飞蚊症）　贺立忠采[14]用羚羊青明汤治疗飞蚊症 10 例。主要症状：眼前黑点晃动或眼前雾花飞舞，眼前黑蝇伴头晕、头痛、眼胀耳鸣、口苦咽干、心烦难寐。临床上脉络膜炎、眼底病、玻璃体浑浊等均属于此范畴。羚羊青明汤：羚羊角粉 3g，青葙子、草决明、夏枯草、柴胡、石斛、蔓荆子、车前子、玄参、杭菊、地肤子、甘草各 10g，石决明、枸杞子各 20g，生地黄 30g，水煎服，15 日为 1 个疗程。高血压加钩藤，肾阴虚加山茱萸，头胀痛加白芷、藁本，寐欠宁加酸枣仁、夜交藤，飞蚊症加肉桂、红花。结果：本组治愈 6 例，显效 3 例，平均治疗时间为（50±5）日。有效 1 例，治疗时间为 60 日，总有效率 100%。

【病例】张某，女，56 岁，农民。平素体健，劳累后晨起头晕，眼前雪花飘舞，生活不能自理。舌质红、苔黄，脉弦数，为肾阴亏虚，阴不制阳，肝阳上扰所致。拟方羚羊青明汤加山茱萸 30g，夏枯草加至 30g，每日 1 剂，3 剂后，羚羊角粉改为每剂 0.5g 冲服，6 剂痊愈。

《本草纲目》指出："羚羊角，入厥阴肝经。肝开窍于目，其发病也，目睛障翳，而羚羊角能平之。"本品既能清肝泄热又能散瘀，故对目睛红肿疼痛，疗效尤佳。羚羊青明汤中，羚羊角、草决明、石决明平肝潜阳，清热明目；青葙子、夏枯草清肝泻火明目；柴胡疏肝明目；车前子清肝明目；白菊花平肝明目；地肤子除湿明目；玄参清热凉血养阴；石斛滋阴清热益肾；生地黄清热凉血，益肾养阴；枸杞子滋肾益精，养肝明目；协同达到滋阴补肾、平肝潜阳、益精明目的效果。

14. 虹膜睫状体炎　中医称之瞳神紧小症。该病病因复杂，易反复发作，治疗不当可并发白内障、青光眼或眼球萎缩而失明。在中医五轮学说中，虹膜属黑睛，内应于肝。肝主升发疏泄，需有肾水的滋养，肺金的制约，脾土的培育，其一有失，则肝木失其条达之性，肝经风热循经上攻头目而成本病。李熊飞[15]用羚羊地黄汤（羚羊角、龙胆、金银花、蒲公英、黄芩、桑白皮、栀子、蔓荆子、生甘草、芍药、生地黄、牡丹皮、茺蔚子）治疗该病，临床验治效佳。

方中羚羊角直入厥阴经，清利头目；龙胆为"凉肝猛将"，疗肝经邪热；金银花、蒲公英清热解毒，增强清肝之力；黄芩、桑白皮清上，俾肺金肃降以制肝木；栀子清三焦邪热，使热由小便而出；蔓荆子轻清上行，引药入病所；生甘草清热解毒缓其急，且以甘味济龙胆之大苦，使苦寒之品不伤胃气；芍药、生地黄、牡丹皮、茺蔚子养阴凉血散瘀。运用该方时，尚需随症加减。在服中药的同时，应尽早局部使用散瞳剂（如阿托品），防止虹膜后粘连并发症。治疗过程中，应禁食葱、蒜、酒等辛辣之品和鱼、虾、鸡、羊肉等发物，以防复发。

【病例】罗某，男，50岁，干部。9年前右眼患急性虹膜睫状炎，1个月前，旧病复发。检查：右眼视力0.7，睫状充血（＋），角膜透明，房水闪光阳性，虹膜纹理不清，瞳孔散大约为5mm（药物性），瞳孔缘9点处及晶体表面有少许渗出物，眼底未见异常。全身伴有双膝关节疼痛，口干苦，小溲赤，大便不畅，舌红、苔黄而糙，脉弦。诊断为慢性虹膜睫状体炎。予羚羊地黄汤加减：

羚羊角3～5g（另包）	生地黄15g	白芍10g	牡丹皮10g
栀子10g	黄芩10g	金银花20g	蒲公英30g
茺蔚子10g	蔓荆子10g	甘草5g	龙胆10g
桑白皮10g			

每日 1 剂，连服 1 周，即见好转，继服而愈。

【按语】羚羊角是一味常用的名贵中药，已有两千多年的药用历史。药用首载于《神农本草经》，被列为中品，曰："主明目，益气起阴，去恶血注下，辟蛊毒，恶鬼不祥，安心气，常不魇寐。"

羚羊角具有平肝熄风、镇惊安神、清肝明目等作用，广泛应用于肝火上炎、肝阳上亢、肝风内动诸证。对于阳亢风动或热极生风，尤为合拍。在平肝熄风的方中增入羚羊角，能熄风止痉、开窍醒脑，如镇肝熄风汤、大定风珠等方中少佐本品，可提高疗效。又有清里透表、退热之功，善治热病，无论外感内伤，凡以发热为主，皆可选用。近贤张锡纯用羚羊角粉治疗温热病，既善清里，又善透表，为麻疹托表之妙药。高热神昏或小儿急惊高热，用羚羊角粉，皆能药到热退。朱老屡用羚羊角粉治疗肿瘤中晚期、结缔组织病之高热，疗效确切。其解毒凉血散血之功，对于湿热疫毒之肝病，血热络损之衄血、发斑，疮痈肿毒、肺热咳喘等均有显效。

羚羊角的临床疗效好，需求量屡增不减。为了保护稀缺的野外赛加羚羊资源，或以山羊角每日 30～60g 替代羚羊角治疗部分疾病，但重症危疾，仍以天然羚羊之效为佳。内蒙古医学院的研究发现鹅喉羚羊角具有与羚羊角类似的成分、药理作用和临床疗效，是一种很有应用前景的羚羊角代用品。

参考文献

[1] 孙浩，等. 江西中药，2006，37 (5)：17-18.

[2] 李学珍，等. 中国药物与临床，2005，5 (12)：951.

[3] 高士贤，等. 常用药用动物. 上海：上海科学技术出版社，1984.

[4] 冯石松. 四川中医，1995，(3)：18-19.

[5] 宋旭明. 四川中医，2006，24 (9)：6.

[6] 林健. 河南中医药学刊，1996，11 (5)：43.

[7] 王小平. 陕西中医，2003，24 (7)：671.

[8] 张爱国，等. 广州中医药大学学报，2007，24 (1)：22.

[9] 朱承胜. 浙江中医杂志，1995，30（12）：559.

[10] 张玲允，等. 山东中医杂志，2004，11（23）：695.

[11] 黄向红，等. 新中医，2007，1（39）：19.

[12] 黄向红，等. 新中医，2004，36（7）：27.

[13] 张宏鸣，等. 陕西中医药函授，1998，（6）：18.

[14] 贺立忠. 陕西中医，2004，25（12）：1103.

[15] 李熊飞. 老年健康，2004，（5）：25.

〔朱剑萍　马利杰　葛蔓萍 整理〕

8
清热解毒药

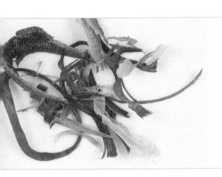

水牛角 《名医别录》

水牛角，别名牛角尖（《外科正宗》），为牛科动物水牛的双角，主产于华南、华东地区，多在宰牛场收集。水牛角入药已久，古籍中虽无以其代犀角之说，但因其功效似犀角，故有代犀角之用。1977年版《中国药典》始将其收载，作为犀角的类同品应用至今。

水牛角含甾醇类、氨基酸、肽类、胍基衍生物和蛋白质等成分，具有止血、强心、镇静、镇痛、降温及抗炎等作用，并使环磷酰胺所致免疫功能低下的小白鼠白细胞数升高及胸腺重量显著增加。

【炮制】牛角片劈开，用热水浸泡，捞出，镑片，晒干。

【药性】味苦咸，性寒。归心、肝、胃经。

【功效】❶清热解毒，善清血热，常用于温热病热入营血，热盛火炽的高热、神昏。❷凉血定惊，主要用于发斑发疹，吐血衄血，惊风，癫狂。

【用量】入煎剂，取其镑片或镑丝15～30g，病情重者可用至30～60g，先煎。若冲服，则用其浓缩粉3～6g。

【禁忌】畏川乌、草乌。虚寒病人慎用。

【前贤论述】❶《名医别录》：水牛者燔之，治时气寒热头痛。❷《日华子本草》：煎汁，治热毒风及壮热。❸《子母秘录》：血上逆心，烦闷刺痛。水牛角烧灰，酒服方寸匕。❹《本草纲目》：将其附于牛项下，用其治淋破血。❺《本草拾遗》：牛有数种，《神农本草经》不言黄牛、水牛，但言牛尔。南人以水牛为牛，北人以黄牛、乌牛为牛。牛种既殊，入药当别。❻《陆川本草》：凉血解毒，止衄。

【应用】

1. 特发性血小板减少性紫癜、过敏性紫癜　系自身免疫性出血性疾病，以自身抗体介导的破坏性血小板减少为特征。王俊荣[1]报道，水牛角粉治疗难治性特发性血小板减少性紫癜效果显著，不易复发，且安全无毒性及不良反应。水牛角粉有抑制免疫反应的作用，治疗后血小板上升至正常，血小板相关免疫球蛋白较治疗前明显降低，从而使血小板破坏减少。

康景华[2]在犀角地黄汤中以水牛角代犀牛角为主药，佐以黄芩、黄连等，诸药合用，既有激素样作用（但无激素不良反应），又具有抗炎、抗病毒、抗过敏、止血、提高机体免疫力等多方面作用。

耿笑雁[3]认为，过敏性紫癜多由于时邪、热毒外侵，热毒郁蒸于肌肤，邪热伤及血络，血溢于肌肤所致，应为阳证。且小儿为纯阳之体，疾病易从热化，故以热毒熏灼血络、血热妄行论治，血溢脉外成瘀。同时加以凉血化瘀。用犀角地黄汤加减（水牛角代犀角）治疗效果较好，避免了用肾上腺皮质激素治疗出现的不良反应和病情反复，体现了中医药治疗的优势。

2. 自体免疫性溶血性贫血　万廷信[4]认为自体免疫性溶血性贫血发病机制为热毒内蕴化火，侵扰血分，耗伤营血，导致贫血。湿热毒邪搏结，交蒸于肝胆，肝失疏泄，胆汁外溢或下注膀胱而致黄疸或酱油色尿。用犀角地黄汤加味清热凉血治疗溶血性贫血数例，疗效满意。

3. 血液病高热及出血　白血病病人化疗后及重症再障病人由于白细胞和血小板质和量的低下，常合并严重感染而出现高热和出血倾向。连国英[5]经临床观察发现，此类病人除高热出血外均有舌质红、脉细数等热入血分的证候，试用牛角地黄汤加减治疗 10 例病人，取得良好疗效。

4. 脑出血 本病多因风阳上窜，痰火内扰，气血逆乱，或因头颅受伤，内生脑瘤，使络脉破损，血溢于外所致，以突然昏仆、头痛、失语、偏瘫等为主要表现的中枢神经系统疾病。由于本病总以风火相扇、血热络伤、血溢脉外为关键，遵循陈自明"治风先治血，血行风自灭"及叶天士"入血就恐耗血动血，直须凉血散血"的教诲，王小娟等[6]在临床每遇脑出血急性期，便采用犀角（水牛角）地黄汤加忍冬藤以清热和解、凉血散血。至于兼夹痰热内蕴，或肝阳上亢，或肝火亢盛，或神昏窍闭等，则可在本方的基础上选用清热化痰，或平肝潜阳，或清热泻肝，或醒脑开窍之剂，如黄连温胆汤、羚羊钩藤汤、龙胆泻肝汤之类，或可配合服至宝丹、安宫牛黄丸，或以清开灵、醒脑静注射液静脉滴注等。

5. 慢性胃炎 刘勤等[7]在长期的临床中，运用水牛角治疗慢性胃炎有黏膜糜烂出血或充血者，发现该药能够止血并能修复胃黏膜，促使慢性胃炎早日痊愈。在辨证用药的基础上均加用水牛角 20～25g（出血严重加至30g），治疗慢性胃炎有黏膜糜烂出血或充血病人 56 例，治疗 25 日后复查胃镜，黏膜糜烂、出血及充血全部消失者 35 例，好转 18 例，无效 3 例。

6. 肝病低蛋白血症 窦传斌[8]应用三七及水牛角粉治疗 37 例肝病低蛋白血症病人，取得了较好效果。药物用三七与水牛角粉等量，研细后混装空心胶囊，每日口服 3 次，每次 1g，1 个月为 1 个疗程。37 例病人中 21 例显效或有效，7 例近愈，总有效率 75.7%，无效 9 例（24.3%）。水牛角咸寒归肝经，具有平肝熄风、凉血之功效，现代医学研究其富含氨基酸，可降低球蛋白。与三七合用，活血凉血相益，升降相依，既可升高清蛋白，又可降低球蛋白，达到恢复肝脏功能之效。

7. 鼻出血 吴先龙[9]自拟牛角石膏煎治疗顽固性鼻出血 15 例，除 1 例仅服药 1 剂即自行中止服药，另 1 例肝热型病人服药后鼻出血减轻至半年后出血止外，其余 13 例均在服药 5～10 日内出血止。随访无 1 例复发。

8. **皮肤瘙痒症** 瞿伟[10]等用中药犀角地黄汤加味治疗糖尿病皮肤瘙痒症45例，疗效满意。药用：生地黄、赤芍、牡丹皮、僵蚕、刺蒺藜各10g，水牛角、地肤子各30g。便干者加全瓜蒌、决明子各15g，枳实10g；热盛者加龙胆6g；手足麻木者加丹参、络石藤各15g。水煎，每日1剂，早晚分服，治疗1个月为1个疗程。

王文兰[11]认为，凡属血分郁热、化瘀生风、肝肾阴虚、虚火内生所致的顽固性皮肤瘙痒症均可用犀角地黄汤（方中水牛角替代犀角）辨证加味治疗，如血风疮、风瘙、外阴瘙痒等。

9. **痤疮** 痤疮主要是由于血热瘀滞、热毒蕴结于面部肌肤所致。郑建本[12]等治疗该症用加味犀角地黄汤加减（水牛角代犀角）。全方凉血解毒，活血消肿，清热疏风，能针对痤疮的主要病机血热瘀滞、热毒蕴结而治，故疗效较好。治疗80例，2周为1个疗程，1～3个疗程后治愈48例，好转28例，总有效率95%。

10. **带状疱疹** 赵明华[13]等认为服用犀角地黄汤治疗带状疱疹内外兼治比单纯的内服中药效果要好，疑难顽症，关键之药（水牛角）剂量一定要到位（方中水牛角用50g），否则就会无功而返。治该病以泻肝火、凉心血为主，以犀角地黄汤加减治疗。方中水牛角粉凉心血、泻肝火、清营血之热，诸药合用，共奏凉心平肝、解毒散瘀之效。治疗80例，总有效率98.75%。

11. **玫瑰糠疹** 中医认为本病主要是由于机体有热，外感风邪，致风热客于肌肤，闭塞腠理而发病。发病初期以血热风盛为主。胡世俊[14]重用水牛角凉血消斑而获良效。

12. **银屑病** 银屑病病因尚不十分明确，治疗上习惯用焦油疗法、抗癌药、激素类外用、内服，长期使用有使病情加重之虑。中医认为，本病与风、燥、热毒有关。银屑病进行期重用水牛角，可降低毛细血管通透性，兴奋肾上腺皮质系统，从而控制病情。[15]

13. **急性荨麻疹** 《三因极一病证方论·瘾疹证治》中说："世医治瘾

疹，无不谓是皮肤间风。"又"治风先治血，血行风自灭"。郭奕好[16]重用水牛角，合用其余消风、凉血之品而收效。

【按语】 水牛角，味苦咸，性寒，归心肝经，专入血分，善清心肝胃三经之火而有凉血解毒之功，为治血热毒盛之要药。本品功擅清心凉营，常用于温热病热入营血、热盛火炽的高热、神昏，又有凉血、定惊之功，主要用于发斑发疹、吐血衄血、惊风、癫狂。

水牛角与犀牛角，性味相同，成分亦基本一致。其清热凉血解毒之功与犀牛角相似而药力较缓，可作犀牛角的代用品，但用量较犀牛角为大，约为犀牛角10倍。饮片提取时间较长，用药时间需长。黄牛角为牛科动物黄牛的角，与水牛角功效相当，可以替换使用。

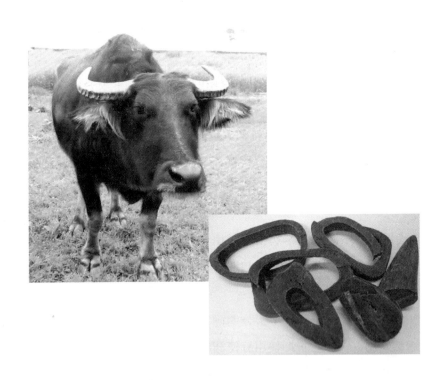

参考文献

［1］王俊荣，李宗清，贾俊民．滨州医学院学报，1995，18（4）：57.

［2］康景华．天津中医，2001，18（3）：47.

［3］耿笑雁．河北中医，2002，24（3）：196.

［4］万廷信．实用中医药杂志，2002，18（1）：50.

［5］连国英．海峡药学，1996，8（1）：58.

［6］王小娟，范金茹，王行宽，等．中国中药杂志，2001，7（26）：499.

［7］刘勤，张全良．黑龙江中医药，1996，6：47.

［8］窦传斌．内蒙古中医药，2005，5：24.

［9］吴先龙．中国民间疗法，2002，11（10）：45.

［10］瞿伟，陆雨林．实用中医药杂志，2002，9（18）：10.

［11］土文兰．四川中医，2002，20（1）：68.

［12］郑建本，王光富．实用中医药杂志，2004，20（1）：18.

［13］赵明华，成肇炎，沈鸿斌．安徽中医临床杂志，2003，15（4）：33.

［14］胡世俊．四川中医，1995，10：17.

［15］张少波．辽宁中医学院学报，2001，1（8）：69.

［16］郭奕好，吴军．吉林中医药，2006，7（26）：42.

〔陈达灿　朱海莉　刘俊峰　刘　炽　黄楚君　整理〕

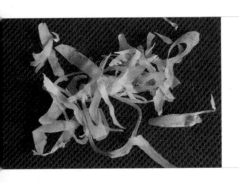

山羊角 《本草新编》

山羊角为牛科动物青羊、北山羊的角。

山羊角含有角蛋白、多肽、多种氨基酸、甾族及磷脂等成分。药理研究表明其有解热、镇静、抗惊厥、镇痛、抗病毒等作用，对心血管系统的作用表现为正性肌力、负性传导、负性频率和降压作用；对免疫功能的影响表现为增强体液免疫功能，并似有延长细胞寿命作用。

【炮制】捕得后，锯取羊角，干燥。

【药性】味咸，性寒。归心、肝经。

【功效】❶清热，主治发热。❷镇惊，主治小儿发热惊痫。❸散瘀止痛，主治头痛，产后腹痛，痛经。

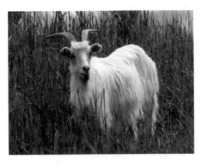

【用量】❶内服：煎汤，30～50g，或磨粉，或烧焦研末，3～6g。❷外用：0.6～0.9g，研末吹耳中。

【前贤论述】❶《本草新编》：专活死血，磨山羊角一分，入酒中送下。❷《医林纂要》：功用近羚羊角。❸《吉林中草药》：镇静，退热，明目，止血。治小儿惊痫，头痛，产后腹痛，经痛。

【应用】

1. 发热　山羊角等羊角为原料制成的注射液对发热疾病有一定疗效。

2. **头痛** 山羊角在治疗头痛方面显示出良好疗效。梁淑云[1]运用山羊角治疗经行头痛，取得满意疗效。药用山羊角、钩藤、刺蒺藜、僵蚕、枸杞子、牡蛎、地龙干等为主，功效平肝熄风，清热泻火，益阴潜阳，滋补肝肾。

3. **高血压** 山羊角用于降压的病例不多，但使用效果令人满意，与药理实验结果相吻合。

4. **肌肉抽搐** 顾勇刚[2]用知柏地黄丸合天麻钩藤饮加减以滋水涵木，平肝熄风，以山羊角代替羚羊角治疗肌肉抽搐等病症。

【病例】 刘某，女，56岁。2003年4月16日初诊。颈部、腰背部及四肢肌肉不自主抽搐1年余，近1个月抽搐频繁发作，每日5～6次，不能外出活动和家务劳动，十分痛苦。某院神经内科给予苯妥英钠等治疗，开始能减少肌肉抽搐的发作次数，但治疗3个月后疗效越来越差。症见形体稍瘦，性情急躁，全身乏力，面红目赤，头目眩晕，口苦咽干，心中烦热，夜眠不佳，腰膝酸软，大便干结，小便黄赤，舌质干红，脉弦数。情绪激动时抽搐突发，颈项两侧、腰背部及四肢等处的肌肉频繁抽搐，颜面及口唇肌肉亦有轻微抽动，讲话时语音颤抖。血压正常，血、尿、粪三大常规及心电图、肝肾功能基本正常，肝脏B超及颅脑CT均无异常。辨证：肝肾阴虚，阳亢化风。治法：滋阴清热，平肝熄风。处方：知柏地黄丸合天麻钩藤饮加减：

太子参 30g	钩藤 30g	石决明 30g	山羊角片 30g
珍珠母 30g	生白芍 30g	丹参 30g	麦冬 20g
生地黄 20g	枸杞子 20g	桑寄生 20g	熟女贞子 20g
知母 15g	焦黄柏 15g	生栀子 15g	天麻 10g
杭菊花 10g	甘草 10g		

每日1剂，水煎3次，每次取汁200mL，3次混合后分早、中、晚服。服7剂后肌肉抽搐发作次数渐减，精神较爽。上方再服14剂后，肌肉抽搐已停止发作5日，精神愉快，晚间能安眠，头目眩晕及腰酸基本

消失，大便变软，舌质红润，脉弦细数。予原方减珍珠母、山羊角片、生栀子，再服14剂后诸症全消，外出活动及家务劳动时均不再发作。予杞菊地黄丸口服，随访6个月，未见复发。

5. 癫痫　张鸿祥认为"痫病多痰，颤动属风"。治疗癫痫喜用山羊角、刺蒺藜、钩藤、全蝎、僵蚕、地龙等[3]。

【病例】汪某，男，27岁。1984年10月17日初诊。曾患先天性脑积水，手足肢短畸形。1976年底发病，以后每3～4个月大发作一次，今年剧发已3次。最近发作在半个月前，发时口吐白沫，四肢抽搐，口唇色紫，人事不省，遗尿，大腿跌伤。昏仆醒后，曾有一次表现为烦躁狂奔，两次精神失常，屡掐他人头颈。目前烦躁，痰多，口颊黏膜糜碎，口觉干苦，脉细弦，苔厚腻、舌质红、边有齿印。痫病属痰，抖动属肝，肝风内动，风痰上扰清窍。治拟平肝熄风，化痰清脑。处方：

山羊角30g（先煎）	钩藤18g	当归9g	赤白芍9g
炒僵蚕9g	刺蒺藜9g	全蝎粉2g（吞）	
地龙9g	石菖蒲各9g	茯苓10g	硼砂6g
指迷茯苓丸12g（包）			

11月14日二诊：症情稳定，前方加太子参15g。

11月30日三诊：经治以来，病症未发，怪动作亦消失。以后仍守原方出入。

6. 小儿肺炎　崔秀川[4]用黄芩3～6g，山羊角0.3～1.5g（另包，磨粉用药液冲服），金银花、连翘、鱼腥草各5～10g，川贝母3～6g，甘草3g，收到较好疗效。

【按语】山羊角味咸性寒，有清热、镇惊、散瘀、止痛之功，现代药理证实具有解热、镇静镇痛、抗惊厥、降压、抗病毒、增强免疫的作用。与羚羊角的功效类似，可作羚羊角的代用品，以减轻病人经济负担。

参考文献

〔1〕梁淑云. 中医药信息，1986，6：21.

〔2〕顾勇刚. 实用中医药杂志，2004，6（20）：319.

〔3〕陆林芳. 上海中医药杂志，1986，7：10.

〔4〕崔秀川，王梅. 中医研究，2007，1（20）：35.

〔陈达灿　朱海莉　刘俊峰　刘　炽　黄楚君 整理〕

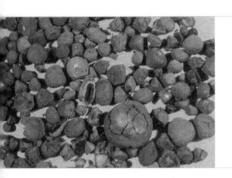

牛　黄 《神农本草经》

牛黄，别名犀黄（《外科全生集》），丑宝（《本草纲目》）等，为牛科动物黄牛或水牛的胆囊、胆管或肝管中的结石，全年均产。本品大多取于胆囊者形较圆，称为"胆黄"或"蛋黄"。取于胆管、肝管者，呈管状，称为"管黄"。

天然牛黄中含有胆红素，胆汁酸，脱氧胆酸，胆汁酸盐，胆甾醇，麦角甾醇，脂肪酸，卵磷脂，维生素 D，无机元素钙、钠、铁、钾、铜、镁、磷等，以及多种氨基酸及酸性肽类成分。药理研究表明，具有中枢镇静、催眠、抗惊厥、解热作用；对心血管的作用能增强心肌收缩力，有扩张微血管的作用和较强的降压作用；对消化系统的作用表现在利胆和平滑肌解痉作用；对血液系统的影响可使红细胞显著增加；对呼吸系统具有兴奋呼吸作用；对免疫功能的影响，天然牛黄与人工合成牛黄均有显著提高吞噬功能的作用，这可能是其治疗小儿高热惊厥、抗炎、抗感染的基本机制之一。

【炮制】宰牛时注意牛的胆囊、胆管及肝管中有无硬块，如有即为牛黄，应立即滤去胆汁，将牛黄取出（迟则为胆汁浸润而变黑）。除净外部薄膜，先裹以灯心草或通草丝，外面再包以白布或毛边纸，置阴凉处阴干。研为极细粉末，即可入药。干燥时，切忌风吹、日晒、火烘，以防破裂或变色。

【药性】味苦甘，性凉。归心、肝经。

【功效】❶清心凉肝利胆，治热病神昏发黄。❷豁痰开窍镇惊，治中风窍闭，癫痫发狂，惊痫抽搐，小儿急惊。❸清热解毒，治咽喉肿烂，口舌生疮，痈疽疔毒。

【用量】❶内服：0.15～0.35g，多入丸散用。❷外用适量，研末敷患处。

【禁忌】脾虚便溏及孕妇慎服。

【前贤论述】❶《神农本草经》：主惊痫，寒热，热盛狂痉。❷《名医别录》：疗小儿诸痫热，口不开；大人狂癫。又堕胎。❸孙思邈：益肝胆，定精神，除热，止惊痫，辟恶气。❹《日华子本草》：疗中风失音，口噤，妇人血噤，惊悸，天行时疾，健忘虚乏。❺《日用本草》：治惊病搐搦烦热之疾，清心化热，利痰凉惊。

【应用】

1. 高热神昏　多见于疾病的严重阶段，如流行性乙型脑炎、急性重症肝炎、中毒性菌痢、肺炎、败血症、高血压脑出血、结缔组织病、恶性肿瘤等严重疾病在一定阶段均可出现高热神昏的表现。辨证属邪热炽盛者，可使用牛黄清热开窍。在临床上本品常和清热解毒通腑药如黄连、黄芩、栀子、大黄、芒硝等配伍冲服。安宫牛黄丸为以牛黄冠名的经典中成药，最长于清热豁痰，开窍醒神，属中医"凉开三宝"之首，临床上常用于热入心包、神昏闭窍之危症的抢救，应用得当，可奏奇效。

2. 冠心病、中风　牛黄具有明确的镇静、降血压、耐缺氧、降低胆固醇、抗血栓及抗动脉硬化等药理作用，近年来常用于治疗冠心病心绞痛、高血压病及其他心脑血管疾病。朱老常用六神丸治疗冠心病心绞痛，取麝香、牛黄、冰片皆具芳香温通之功。用于临床，屡获良效，且取效甚捷。牛黄清热豁痰开窍，治疗中风属于痰热蒙蔽清窍者，常需配伍麝香、郁金、石菖蒲、冰片等开窍药以加强开窍醒神之力，共成凉开之剂。对于热结便秘者可配伍大承气汤以通腑。由传统牛黄制剂安宫牛黄丸改变剂型制成的中成药有清开灵、醒脑静等静脉制剂，广泛用于心脑血管病及其他火毒偏重之病。醒脑静注射液是在古方安宫牛黄丸的基础上改制而成的水溶性静脉注射液，静脉给药，可以通过血脑屏障，直接作用于中枢神经系统而发挥作用，本药用于脑出血、脑梗死急性期较为恰当。[1]

【病例】李某，男，59 岁，干部。近几年来，心前区经常憋闷而痛，劳累、拂逆或天气阴沉时易致诱发。经医院检查，确诊为冠心病心绞痛。顷因情绪激动，突然剧烈心绞痛，四肢厥冷，苔白质紫黯，脉微欲绝。此心阳式微，心脉闭阻，阳虚欲脱，为"心肌梗死"之征。急服六神丸 15 粒，并予独参汤缓缓饮服，服后疼痛即有所缓解，10分钟后续服 10 粒，心绞痛即定。继以温阳益气、活血通脉汤剂善后之。

3. 癫狂、痴呆　李复发等[2]利用安宫牛黄丸的镇静、抗惊厥作用，在用量上打破常规，加大剂量。采用 1 次 1 丸，每日 2 次，连服 15 日为 1 个疗程，治疗癫痫 9 例，经 1 个疗程全部治愈，随访 2～7 年无 1 例复发。

熊曼琪等利用安宫牛黄丸豁痰开窍之功，在辨证治疗的基础上配合安宫牛黄丸治疗大脑发育不全患儿及脑膜炎后遗症症见手足震颤、反应迟钝、记忆力减退者效果显著。

孙建平等用小柴胡汤配合安宫牛黄丸治疗火毒阳邪所致的精神疾病获得较好疗效。

4. 支气管哮喘　姜春华教授[3]认为，热喘宜用牛黄解毒丸，而不宜用砒矾丸。因砒为热性药，最适宜于寒喘，如热喘者用之，非但无效，反易引发喘病，或使喘促加剧。

5. 热病呼衰　热病之危重阶段常出现呼吸衰竭，既可见邪热弥漫、痰涎壅盛、气机窒塞的邪实征象，又可见肺肾气绝的正虚恶候，此际扶正则碍邪，清热涤痰，又虑正气不支，邪未去而正先脱。朱老常用六神丸通神明，开机窍，兴奋中枢，强心升压，对早期的呼吸衰竭有较好疗效。

【病例】何某，男，5岁。暑温闭证，面色苍白，昏迷惊厥，唇指发绀，逐步加重，呼吸困难，节律不整，苔厚腻，脉沉细而数。此乙脑极期，将出现呼吸衰竭之征。除中西两法结合以抢救之外，再予六神丸，每次8粒，开水溶化后鼻饲之，3小时服1次。连服2次后，呼吸困难即见好转，心律已齐整，次日渐趋稳定，调治而愈。

6. 恶性肿瘤　犀黄丸是清代名医王洪绪的家传秘方，出自《外科证治全生集·卷四》，由麝香、牛黄、炙乳香、炙没药组成，其主要功能为消坚化结、解毒散痈、消肿止痛，为治疗乳岩、瘰疬、痰核、肺痈之名方，现代主要用于各种恶性肿瘤等疾病的治疗，取得了较好的治疗效果。[4]那显臣报道用犀黄丸加味治疗乳腺癌1例，经6年随访，病人癌肿完全消失，获得满意疗效。

马凤友用犀黄丸治疗原发性肝癌数十例，取得较好疗效。一般病例口服6次，每日1次，米醋20mL送下；较重病例每次6g，每日3次；局部疼痛较重者，可用犀黄丸12g研末加米醋调成糊状，外敷于肝区，每日1次；苦于服药者，可用本药6g加30mL水化开，保留灌肠，每日1次。结果用犀黄丸治疗2周后，病人疼痛明显减轻，食欲增加，腹胀消失，体力增加，各种出血症状减轻，转移率降低，不同程度延长生存期。犀黄丸治疗晚期肝、胆管癌和胰腺癌、鼻咽癌、肺癌、胃癌、乳腺癌、慢性淋巴细胞白血病均有不同程度的缓解作用。体外实验证明犀黄丸对多种人肿瘤细胞生长确有明显抑制作用，但不同的恶性肿瘤细胞株对其敏感性存在较大的差异，并以人乳腺癌细胞株反应最为敏感，提示犀黄丸抑瘤作用具有一定的选择性。

7. 一氧化碳中毒、地西泮类药物中毒　邓铁涛教授[5]曾用安宫牛黄丸点舌法加灌肠法抢救一氧化碳中毒严重昏迷和脑出血较危重之病人，均获奇效。

潘华新等[2]用醒脑静注射液治疗40例急性地西泮类药物中毒，可明显缩短苏醒所需的时间，疗效明显优于对照组。醒脑静注射液通过静脉给药治疗药物中毒，可通过血脑屏障，直接作用于中枢神经系统，可改善呼吸循环功能，防止休克、肺水肿和呼吸抑制的发生。

8. 小儿惊风 虞坚尔等[6]认为安宫牛黄丸有确切的解热、抗感染、镇静抗惊厥、保肝解毒作用，从而将其广泛用于具有痰、热、惊、风等证候的儿科疾病340例，如扁桃体炎、哮喘、急性肾炎、夏季热、传染性单核细胞增多症、癫痫、川崎病、急性淋巴细胞性白血病、紫癜、胰腺炎等，均取得显著疗效。一般热证服药20～30分钟后出汗增多，逐渐热退；惊证服药30～40分钟后，患儿转为安静，很少躁动，睡眠亦安。

9. 咽喉肿痛、口腔溃疡、目赤肿痛 牛黄为清热解毒要药，对热毒引起的咽喉肿痛、疮痈肿痛及一些外科疾患属于阳证者都可应用，常配合青黛、冰片等治咽喉肿痛；配金银花、重楼、甘草等治疮疡。

临床常用的牛黄上清丸源于明代《医学入门》，内含牛黄、大黄、黄连、黄芩、黄柏、栀子、连翘、石膏、薄荷、菊花、荆芥穗、冰片等19味中药，具有清热泻火、散风止痛的功效，用于里热上攻，热毒蕴蓄之咽喉肿痛、目赤、鼻窦炎、口舌生疮、牙龈肿痛等病证。

10. 银屑病 纯中药制剂牛黄乌蛇散治疗银屑病取得了较为满意的疗效[7]。方药：牛黄40g，乌梢蛇300g，川贝母、白鲜皮、白花蛇、白扁豆、山慈菇100g等，上药除牛黄外，烘干粉碎成细粉，然后过120目筛与牛黄搅拌均匀即可。治疗期间停用其他内外用药，成人服牛黄乌蛇散每次8g，每日3次，餐后15分钟温开水冲服，30日为1个疗程。治疗血热型、血燥型银屑病有明显的近期疗效，总有效率达92.3%，总有效率选99.4%。起效时间大多数为1周左右，表现为皮损由红色转暗红，鳞屑减少，瘙痒减轻，部分病人起效时间在20～30日。

【按语】牛黄传统应用于热病神昏、中风痰迷、惊痫抽搐、癫痫发狂、咽喉肿痛、口舌生疮及痈肿疔疮等症。药理研究显示牛黄有镇静中枢、解热、抗惊厥、强心、降血压、利胆保肝、增加红细胞及血红蛋白等作用。经现代医家不断探索，已经突破了牛黄"引邪入内"的传统认识，其临床应用范围已经扩展渗透到临床各科疾病，其中既有危急重症，又有疑难杂症，还有一般病症。对有神昏或神昏先兆者可用牛黄，对无发热或神识清楚者，只要病情需要，亦可投之以豁痰清热开窍。我国目前4500种中成药，约有650种含有牛黄。其中安宫牛黄丸、至宝丹、六神丸、牛黄清心丸均是疗效卓越之经典药物。

朱老通过近80年丰富的临床实践，对六神丸的临床应用更有独到认识。他指出：六神丸方中的牛黄不仅有清热解毒、芳香开窍、利痰镇惊之功，而且有强心、促使红细胞新生的作用。牛黄配麝香，其强心作用增强；牛黄配蟾酥，其抑制作用增强。朱老常用六神丸治疗急性热病引起的休克及心衰、早期呼吸衰竭、哮喘每收佳效，用于冠心病、癌症、白血病，往往亦取得意想不到的效果。

牛黄的内服剂量通常为0.15～0.35g，多入丸散用。外用适量，研末敷患处。对于成人病情危急，体质较强者，用量可加大，用药次数亦可适当增加。牛黄为珍稀药材，我国每年需求量约500吨，天然牛黄的供给远远不能满足要求。近年来发展的休外培育牛黄的药理、药效、临床疗效与天然牛黄基本一致，指纹图谱结果显示与天然牛黄成分相近，且质量标准稳定，安全性与天然牛黄也相当一致，可与天然牛黄等同使用。

参考文献

[1] 张京春，陈可冀. 中国临床医药实用杂志，2004 (7)：60-61.

[2] 潘华新，王培训，王宁生. 新中医，2001 (12)：64-66.

[3] 王佩芳，姜光华. 辽宁中医杂志，1992，(9)：1-3.

[4] 金沈锐，祝彼得，秦旭华. 中成药，2007，29 (4)：570-573.

[5] 吴玉生. 广东医学，1987 (5)：33-34.

[6] 虞坚尔，邱根祥，李晓葵，等. 上海中医药杂志，1994，(5)：18-19.

[7] 马国明，周宏. 中华皮肤科杂志，1994 (3)：171-172.

〔陈达灿　刘　炽　刘俊峰　朱海莉　黄楚君 整理〕

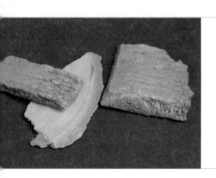

人中白 《日华子本草》

人中白，别名溺白垽（《名医别录》），溺垽（《本草经集注》），白秋霜（《积善堂验方》），秋白霜（《医学入门》）等，为健康人尿自然沉结的固体物。含尿酸盐、碳酸盐、磷酸盐等。

【炮制】铲取年久的尿壶、便桶等内面沉结的尿垢，除去杂质，晒干。人中白：置清水中漂洗 4～7 日，经常换水，取出，刮去杂质，日晒夜露15 日，每日上下翻动一次，以无臭为度。包括：❶明煅人中白：取人中白置坩锅内，炭火煅至红色，取出，放凉。❷飞人中白：取人中白研成细末，再水飞至无声为度。

【药性】味咸，性寒。无毒。入肺、心、膀胱经。

【功效】❶清热解毒，对于咽喉肿痛，或牙疳口疮、喉痹等证，可配合黄连、黄柏、儿茶、青黛、冰片、硼砂等药，研末外敷。❷止血，人中白能祛瘀止血，亦能凉血止血，对血热所引起的咯血、衄血等证，可配合侧柏叶、大蓟、小蓟、藕节炭等同用。

【用量】❶内服：入散剂 3～6g。❷外用：研末吹或调敷患处。

【禁忌】《本草从新》：阳虚无火，食不消、肠不实者忌之。

【前贤论述】❶《名医别录》：疗鼻衄、汤火伤。❷《日华子本草》：治劳热，肺痿，心膈热，鼻洪吐血，羸瘦渴疾。❸《本草衍义补遗》：能泻肝火，散阴火。❹《本草蒙筌》：止肺痈唾血。❺《本草纲目》：降火消瘀血，治咽喉口齿生疮，痔瘻（ni），诸窍出血，肌肤汗血。❻《本草正》：烧研为末，大治诸湿溃烂，下疳恶疮，生肌长肉，善解热毒。

【应用】

1. 口疳、口疮 《本草纲目》曰："人中白，降相火，消瘀血，盖咸能润下走血故也。今人病口舌诸疮，用之有效，降火之验也。"《外科正宗》云："小儿口内生疮，必用人中白散。"上海中医学院附属曙光医院陆昌圣老中医，以人中白为主治疗复发性口腔溃疡取得较好疗效。[1]针对顽固性复发性口腔溃疡的不同病因病机，不论寒热虚实，只要辨证得当，人中白用之，疗效可靠。朱老在治疗口疮时亦常在辨证方中加入本品，收效颇佳。

2. 慢性咽炎 慢性咽炎中医属"喉痹"范畴，多系肺肾阴虚，津枯液燥，致虚火上炎、热结痰瘀所致。人中白性寒能清热降火，味咸能清瘀散结，是治疗慢性咽炎的良好外用药。黄时浩[2]以人中白为主药外用，辨证内服中药治疗慢性咽炎取得良好疗效。外用药物组成：人中白、冰片各30g、柿霜、黄柏、半夏各15g。研成细末，装瓶备用。用药方法：先用白纸卷成纸管，在纸管一头装上少许药物，医生或家属将药末吹入咽喉部，每日6～8次，吹入病人咽部即有清凉感觉。上药10日为1个疗程。同时可根据病人的临床症状采用滋阴降火、消痰止咳、化瘀散结的治法，随证施用。

3. 消化性溃疡 殷尧琴[3]报道灭幽愈溃散治疗幽门螺杆菌（HP）阳性消化性溃疡病30例，取得了较满意的效果。方药由人中白、煅石膏、赤石脂、白及、黄连等组成，用10mL蜂蜜或温开水调服，每次服3g，每日3次，早、中餐后及睡前各服1次。服后2小时内勿大量饮水。连服4周为1个疗程，未愈者行第2疗程治疗。结果：20例经1个疗程，10例经2个疗程，胃镜复查溃疡均愈合，HP检查阴性而愈。治疗过程中未发现毒性及不良反应。

4. 血证

（1）肺结核咯血：药物组成及用法：人中白、生白及各等份，研磨过筛，每日 3 次，每次 20g，用童便 50mL 加温冲服。咯血甚者夜间零时左右加服 1 次，老人和儿童药量酌减。[4]

（2）拔牙后出血：陈彦平[5]报道采用人中白外用于口腔手术后创面止血取得较好疗效。将人中白粉碎研末并过筛，装入小瓶内高压消毒后备用。用法：拔牙后出血的创腔，刮除肉芽组织，清除牙石、碎牙后以小纱布卷铺撒人中白粉压迫止血，半小时后吐掉。

（3）血淋：血淋之治，有通有塞，若有瘀积塞住溺管者，宜疏通；无瘀积而虚滑者，宜峻补。血淋每多夹瘀，故以人中白为主，佐入行血理气、通瘀宣窍之品，人中白不只降火止血，且同气相求，引诸药直达病所。《三家医案合刻》载一男子血淋成块，尿出痛，医治 1 年无效，以人中白、琥珀、沉香、牵牛子、黄柏、韭菜汁丸治之而愈。

（4）外伤：《正体类要·序》云："肢体损于外，则气血伤于内，荣卫有所不贯，脏腑由之不和。"故外伤会致内损，导致伤气伤血，轻则造成气行不畅，血脉阻滞，重则气滞血瘀，脏腑受损。在治疗上应疏通气血，活血化瘀，去除病灶，使损伤得以修复。人中白除有"消瘀血"作用，另外还有引经作用，临床配伍使用则祛病疗伤效果更速。福建少林寺藏无名氏手抄本《古人皇帝之经》专列伤科经穴引药 30 余条，如"气门穴广木香引""心窝天针人中白引"等。木香辛温，行气止痛，善引脘腹；人中白咸寒，祛瘀止血，引药下行，起到消肿止痛作用。故使活血化瘀诸药迅即到达病所，筋脉通，气血行，瘀得去。[6]

5. 痛风　中医学认为，痛风与过量饮酒和过食膏粱厚味，湿热之邪蕴结于肾所致，治疗上一是清化湿热，二是补肝肾。人中白既有消肿化瘀止痛作用，也有咸寒补肾之效，临床配伍治疗痛风可以收到较好疗效。陈小燕报道[7]以人中白为主药治疗痛风 17 例取得满意疗效。方药：煅人中白 30g，蝉蜕 20g，蜂房 30g，川黄柏 12g，生薏苡仁 30g，制苍术 15g，炒牡丹皮、车前子（包煎）各 10g，白芷、苍耳子各 30g，生石膏 60g，桑寄生、生白芍各 10g，生地黄 20g，山茱萸、土茯苓各 10g，粉萆薢 20g，知母 10g。结果除 6 例没有遵医嘱，时常应酬和饮酒而不能坚持服中药外，其余 11 例病人 2 个月后均治愈。

【按语】人中白味咸性寒，入肺、心、膀胱经，能清热，降火，消瘀。《本草正》曰："烧研为末，大治诸湿溃烂，下疳恶疮，生肌长肉，善解热毒。"人中白不但清实热，而且清虚火，且有生肌作用，故适用于反复发作的口腔溃疡、慢性咽炎及胃溃疡等的治疗。其既可祛瘀止血，又能凉血止血，对血热所引起的咯血、衄血、吐血、血淋、外伤出血等血证尤为适用。另有入肾补肾之效，消肿化瘀止痛之功，临床配伍可以用来治疗痛风。

参考文献

［1］叶榜生. 上海中医药杂志，1984，9：29.

［2］黄时浩. 实用中医内科杂志，2003，4 (17)：294.

［3］殷尧琴. 中国民间疗法，1999，9：20.

［4］王家树. 中国乡村医生杂志，1996，25-26.

［5］陈彦平，滕国梁，赵俊铭. 实用中西医结合杂志，1997，(4)：45.

［6］涂怀浩. 实用中西医结合临床，2003，3 (2) 43.

［7］陈小燕. 中华实用中西医杂志，2002，1 (15)：74.

〔陈达灿 刘俊峰 刘 炽 朱海莉 黄楚君 整理〕

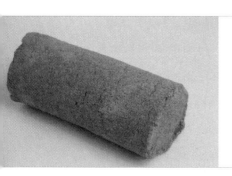

人中黄 《《日华子本草》》

人中黄，别名甘草黄（《医林纂要》），甘中黄（《现代实用中药》）。为甘草末置竹筒内，于人粪坑中浸渍一定时间后的制成品。

【炮制】用甘草磨成粗粉，装入刮去篾青，一端有节的竹筒内，另一端用布塞紧，松香封口，浸入清水粪坑中2～3个月。一般多于冬季浸入40余天后，至翌春取出，用清水漂2～3周，每日换水1次，至无臭为度。悬临风处阴干，劈破竹筒，取出甘草，晒干备用。

【药性】味甘咸，性寒。入心、胃经。

【功效】清热解毒。用于热病发斑，血热毒盛，斑疹紫暗，或高热发狂，以及咽喉肿痛、丹毒等症，可配合清热解毒药物如石膏、黄连、连翘、玄参等同用。

【用量】内服：煎汤（布包）6～10g，或入丸、散。

【禁忌】非实热性热病者禁用。《本草经疏》：伤寒温疫非阳明实热者不宜用；痘疮非火热郁滞因而紫黑干陷倒靥者不宜用。

【前贤论述】❶《日华子本草》：治天行热疾。❷《本草蒙筌》：治疫毒。❸《本草经疏》：解胃家热毒。❹《本草备要》：泻热，清痰火，消食积，大解五脏实热。治天行热狂，痘疮血热，黑陷不起。❺《本经逢原》：解天行狂热，温毒发斑。

238

【应用】

1. 白喉　董治能[1]报道人中黄外用治疗白喉有较好疗效。具体配制方法：选白色小黄瓜一条，用刀纵剖成两瓣，去内瓤，将100g硝石填于黄瓜心内合齐，用线拴紧，放1个月左右，黄瓜外面起一层白霜，将白霜扫于白纸上；人中黄、人中白各30g放于铁锅内焙干，碾成细末；取白霜10g，人中白、人中黄各30g，麝香0.1g，冰片粉1.2g，硼砂粉0.6g，朱砂粉2g，牛黄末0.9g，混匀，放入玻璃瓶中盖紧备用。用上述黄瓜散吹口腔、鼻、咽喉处，每日5～7次。

2. 风疹　朱鸿全[2]采用"升降散"为主方加人中黄等药物，治疗风疹40余例，有效率达95%以上。药物组成：人中黄、僵蚕、蝉蜕、姜黄、熟大黄、生山楂、赤芍、茯苓皮、连翘、银花藤、绿豆衣。如病人恶寒发热而表实未解者，可先用麻黄连翘赤小豆汤以解其外，表解而疹不透者，再投以本方。如腹痛便结者，舌苔黄滞者加大黄，去茯苓皮、赤芍。

3. 乙型病毒性肝炎　乙型肝炎病毒乃阴湿疫毒，最易伤及清阳，需用温燥芳香之品以胜阴霾湿浊之邪，入血解毒增进免疫功能，健脾消食化积。人中黄性寒味甘，可解多种血中之毒，且不伤脾胃，配伍温燥芳香之品治疗乙型肝炎有一定疗效。周世明[3]采用家传秘方"草果人中黄汤"治疗乙型肝炎94例，取得满意效果。基本方：草果40g（去壳取仁，用生姜汁加清水拌炒），人中黄60g，地骨皮60g，并随症加入疏肝、理气、清热、化湿、退黄、祛瘀之品，水煎服，每日1剂（编者注：此方剂量似过大，用时需适当减量为是）。亦可研末服用，每次10g，每日1次。结果：治愈59例，好转29例，无效6例，总有效率91.37%，HBsAg转阴率62.65%。

4. 慢性胃炎　《本草求真》谓人中黄"功专入胃解毒，以其味甘故也。其解五脏实热，以其气寒故也。"周世明[4]采用胃灵丹加人中黄等药物治疗慢性胃炎192例，结果：治愈168例，显效1例，有效16例，无效7例，治愈率87.5%。加味胃灵丹药物组成：海螵蛸、鸡内金各75g，羌活、九香虫各40g，白术、人中黄各30g，共研末制成冲剂。每日早上餐前、晚上餐后，温开水兑服6～9g，7日为1个疗程。

5. 血管性头痛　周世明[5]运用人中黄配伍治疗血管性头痛，疗效满意。药物组成：人中黄15g，生、炙甘草各50g，防风、羌活、柴胡、升麻各25g、酒炙地黄、酒知母、酒黄柏各20g，黄芪15g。如风热上扰者加天麻、蔓荆子、川芎，黄芩；颠顶痛者加藁本；血瘀头痛者加桃仁、红花、没药、乳香；风寒头痛者加麻黄、细辛、附子；头痛呕吐者加半夏；久痛不止者加水蛭、蜈蚣、全蝎、九香虫。

6. 丹毒　《现代实用中药》记载用人中黄6g，金银花、牡丹皮各4.5g，生栀子6g治疗丹毒。水煎，每日3次分服。

【按语】人中黄味甘咸性寒，入心、胃经，具有清火解毒之功。《本草蒙筌》言其"治疫毒"，可解多种血中之毒，故临床上常用来配合治疗乙型肝炎、白喉、风疹等疾病。对于血管性头痛、胃炎配合补虚调脾健胃之药治疗也有较好疗效。

参考文献

[1] 董治能. 四川中医，1985，1：54.
[2] 朱鸿全. 四川中医，1985，5：43.
[3] 周世明. 陕西中医，1991，9（12）：391.
[4] 周世明. 光明中医，2007，3（22）：81-82.
[5] 周世明. 陕西中医，1990，7（11）：299.

〔陈达灿　刘俊峰　刘　炽　朱海莉　黄楚君 整理〕

夜明沙 《神农本草经》

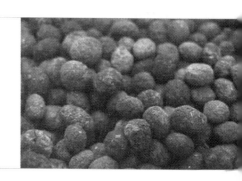

夜明沙，别名天鼠屎、鼠法、石肝（《神农本草经》），黑砂星（《本草纲目》），为蝙蝠科动物蝙蝠、大管鼻蝠、普通伏翼、大耳蝠、华南大棕蝠、蹄蝠科动物大马蹄蝠及菊头蝠科动物马铁菊头蝠等的粪便。

夜明沙含尿素、尿酸、胆甾醇及少量维生素 A 等。

【炮制】全年均可采收，以夏季为宜。为长椭圆形颗粒，两端微尖，长 5～7mm，直径约 2mm，表面粗糙，棕褐色或灰棕色。常有破碎者，呈小颗粒状或粉末状，以身干、无沙土、色棕褐、质轻、嚼之无沙感并有小亮点者为佳。放大镜下观察，可见棕色或黄棕色有光泽的昆虫头、眼及小翅。取本品粉末封藏在水合氯醛及甘油溶液中于显微镜下观察，可见有昆虫类碎断的残骸，如碎断的膜翅、鞘翅、外骨骼、足、复眼、触角、爪及各种毛等。由于产地、季节、蝙蝠种类及其所食昆虫有异，所含之昆虫残骸亦有所有不同。除去泥土，拣去杂质，晒干，储干燥容器中，置通风干燥处。

【药性】味辛，性寒。归肝经。

【功效】❶清肝明目，主治青盲，雀目，目赤肿痛，白睛溢血，内外翳障。❷散瘀消积，主治小儿疳积，瘰疬，疟疾。

【用量】❶内服：煎汤，布包，3～10g，或研末，每次 1～3g。❷外

241

用：适量，研末调涂。

【禁忌】目疾无瘀滞者及孕妇慎服。《得配本草》谓"产妇禁用"。《本草经集注》言其"恶白蔹、白薇"。

【前贤论述】❶《神农本草经》：主面痈肿，皮肤洗洗时痛，腹中血气，破寒热积聚，除惊悸。❷《新修本草》：主子死腹中。❸《本草纲目》：夜明沙及蝙蝠皆厥阴肝经血分药也，能活血消积，故所治目翳盲障，疟疾疳惊，淋带，瘰疬，痈肿，皆厥阴之病也。治目盲，障翳，明目，除疟。❹《本草经疏》：夜明沙，今人主明目，治目盲障翳。其味辛寒，乃入足厥阴经药，《神农本草经》所主诸证，总属是经所发，取其辛能散内外结滞，寒能除血热气壅故也。然主疗虽多，性有专属，明目之外，余皆可略。❺《本草衍义》：合痔药。❻《得配本草》：和朱砂、麝香末，治五疟；猪胆丸米饮下，治雀目；掺猪肝，治翳障；酒送末，下死胎。❼《日华子本草》：炒服治瘰疬。❽《名医别录》：去面黑。

【应用】

1. 夜盲症 《中国动物药》[1]载，夜明沙 10g，鸡肝 1 具。将夜明沙用纱布包好，与鸡肝同煮，肝熟，饮汤食肝，连服 1 个月。《本草纲目》以夜明沙炒研，猪胆汁和丸绿豆大。每以米饮下 5 丸，治小儿雀目。

2. 角膜云翳 《中国动物药》用夜明沙、白菊花、决明子、谷精草各10g。水煎服，每日 2 次。

3. 青盲 《太平圣惠方》明目柏叶丸：侧柏叶 30g（微炙），夜明沙30g（以糯米炒令黄）。上药为末，以牛胆汁拌和，糊丸如梧桐子大。每晚临卧，以竹叶汤下 20 丸，到五更初，以米饮下 20 丸。

4. 内外翳障 《仁斋直指方论》以夜明沙为末，化入猪胆内，煮食饮汁，治内外翳障。

5. 赤眼成内障 据《本草纲目》载，夜明沙（洗净）、当归、蝉蜕、木贼（去节）各 30g，为末，黑羊肝 120g，煮烂和丸梧子大。食后熟水下50 丸。

6. 瘰疬（颈淋巴结核）　《方脉正宗》用夜明沙 9g，白蛤粉 15g（火煅），共研细末，米饮为丸，如绿豆大，每晚服 6g，白汤下，治瘰疬延缠。

7. 溃疡脓肿　《仁斋直指方论》以夜明沙 30g，桂 15g，乳香 0.3g，为末，入干砂糖 15g，井水调敷，用于溃肿排脓。《全幼心鉴》用夜明沙 15g，入瓦瓶内，精猪肉 90g，薄切，入瓶内同煮熟，令儿食肉饮汁，取下腹中胎毒。次用生姜 120g，和皮切炒，同黄连末 30g，糊丸黍米大。米饮服下一丸，每日 3 次，治一切疳毒。

8. 腹中积聚、寒热　《方脉正宗》治腹中积聚，寒热，以夜明沙 9g，阿魏 12g，花椒 15g，红曲 18g，俱研细末。每服 6g，清晨白汤下。

9. 久疟　《太平圣惠方》以夜明沙 50 粒，朱砂 15g，麝香 0.3g。上药细研，以软糯米饭和丸，如绿豆大。未发时以暖水下 10 丸，治疟发无时，经久不瘥。

10. 狐臭　夜明沙末，豉汁调涂（《本草纲目》），治腋下狐臭。

11. 小儿厌食症　小儿肠胃康颗粒（主要成分：鸡眼草、龙胆、谷精草、夜明沙、蚕沙、蝉蜕、谷芽、麦冬、赤芍、甘草）治疗厌食症 120 例，与对照组（消食片）比较，总有效率 96.7%，显效率 80.8%，明显优于对照组。[2]

【按语】夜明沙味辛，性寒，归肝经。功效清肝明目，散瘀消积。主治青盲、雀目、目赤肿痛、白睛溢血、内外翳障，以及小儿疳积、瘰疬、疟疾。治肝肾不足，阴血不能上承而致青盲者，每与熟地黄、枸杞子、女贞子等养肝滋肾药同用，如《审视瑶函》之复明丸。治疗雀目，常与猪肝、羊肝同用，并配伍石决明、谷精草等清肝明目药。治疗内外翳障，若因肝经风热实邪所致者，可配菊花、夏枯草、谷精草等清肝泻火之品；若肝肾阴血不足，可与地黄、枸杞子、石斛等补精益血之品同用。治疗目赤肿痛或白睛出血，可适当选配黄芩、菊花、生地黄、牡丹皮等清热、凉血、祛瘀药。

治疗小儿疳积，常配伍使君子、黄连、槟榔等清热杀虫、理气消积之品；治疗腹中积聚寒热，可配伍阿魏、红曲、花椒等软坚化积、行气消胀之品；治疗瘰疬，《方脉正宗》以本品配以咸寒软坚之海蛤壳，以增强其清肝泻火，散瘀消积之功。

参考文献

[1] 邓明鲁，等. 中国动物药. 长春：吉林人民出版社，1981.

[2] 包晓锐，等. 吉林医学，2005，26（12）：1346.

〔高　想　整理〕

9
消痈散肿药

田　螺（《本草经集注》）

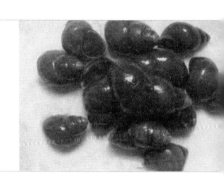

田螺，别名黄螺（《医林纂要》），为田螺科动物中国圆田螺或同属动物的全体，我国大部地区均有分布。

田螺含蛋白质、脂肪、糖类，以及钙、磷、铁等多种微量元素和维生素 B_1、维生素 B_2、尼克酸等维生素类，具有利尿和生肌作用。

【炮制】四季均可捕捉，全体入药，鲜用，或晒干、研磨。

【药性】甘咸，寒。无毒。归肝、脾、膀胱、小肠、胃经。

【功效】❶解毒消痈，治疗目赤肿痛、疗疮肿毒、痔疮、热结小便不通、黄疸等症。❷清热利水，治疗多种原因所致水肿、尿潴留。

【用量】❶内服：煎汤、取涎或煅存性研末。❷外用：取涎涂或捣敷。

【禁忌】《本草经疏》言其"目病非关风热者不宜用"；《本经逢原》则曰"过食，令人腹痛泄泻，急磨木香酒解之。"

【前贤论述】❶《名医别录》：汁：主目热赤痛，止渴。❷陶弘景：煮汁疗热，醒酒，止渴。❸《本草拾遗》：煮食之，利大小便，去腹中结热，目下黄，脚气冲上，小腹结硬，小便赤涩，脚手浮肿；生浸取汁饮之，止消渴；碎其肉敷热疮。❹《本草纲目》：利湿热，治黄疸；捣烂贴脐，引热下行，止噤口痢，下水气淋闭；取水搽痔疮、狐臭，烧研治瘰疬、癣疮。

【应用】

1. 腹水

（1）肾性腹水：取鲜田螺 2～3 只洗净，和食盐 3 茶匙捣烂，摊于约 9cm×9cm 的玻璃纸上。敷脐，外以纱布覆盖，每日 1 次，以腹水消失为止。对肾性腹水有效，并使尿蛋白、红细胞等减少或转阴。[1]

（2）肝硬化腹水：用鲜中国圆田螺 60～80g，去壳取肉，捣成糊状，用煮沸黄酒 150～200mL 趁热冲服，每日 1 次，15 日为 1 个疗程，间歇 3 日后进行下一疗程。与对照组保肝、降低门静脉压力、改善微循环、补充蛋白质、促进蛋白质代谢和利尿等治疗对照。治疗组 20 例中，11 例获显效，7 例有效，2 例无效，总有效率为 90％；对照组总有效率为 65％，两组比较差异有统计学意义。[2]

2. 便秘 《中国动物药》记载，治疗便秘用田螺 3 个、大黄 9g，将 2 味药捣烂，每晚 1 次敷神阙穴，外以纱布固定；或取田螺 3～5 个，去壳，加青盐 1g，捣成糊状，贴于气海穴，纱布覆盖。

3. 黄汗症 黄汗症即黄疸时流出的黄色汗液，多由于风、水、湿、热交蒸所致。田螺可利湿清热，利大小便，治脚气黄疸，泻目热赤痛。用生田螺 10 个，洗净连壳捣烂，与经露宿玉米棒 1 个炖 30 分钟，取汁饮服，连服 3 次，止黄汗效果良好。[3]

4. 产后尿潴留 产后尿潴留属中医癃闭范畴，多为年轻产妇于产后 30 小时内突然发病。乃因分娩时用力过度，致三焦气化失常所致。周翔等[4]用本品治疗产后尿潴留，简便易行。方法：新鲜田螺 250g，捣破去壳，鲜葱白 100g，共捣烂成糊状，用纱布包好。嘱产妇平卧，双腿自然外展，先用热毛巾热敷下腹部 5 分钟，然后将捣好的田螺葱白糊敷于产妇的神阙穴，再用纱布条固定。治疗 61 例，46 例在用药后 30 分钟内排尿，8 例在 30～50 分钟内排尿，5 例超过 60 分钟排尿，均一次性成功。2 例无效，行导尿处理。成功率为 96.7％。

5. **烧烫伤** 张忠发报道[5]用"螺矾汁"外涂治疗烧烫伤，收到满意的疗效。方法：取活田螺 10 个（视烧伤面大小来定个数）、白矾 10g（研极细末）。将田螺外壳洗净，清水漂养 20～30 分钟，然后用针刺破外壳加入白矾细末，过 30 分钟后除去田螺外壳，用羽毛或棉球蘸其汁涂擦患处。烧伤每日 2 次，烫伤每日 1 次，一般 3 日即愈。此方法简单，收效明显，止痛效果尤为显著。

6. **腋臭** 取巴豆 3 粒，胆矾 9g，麝香 0.9g，研碎混和，分放于 3 个活田螺中，稍搅拌，用原田螺盖盖密，静置 24 小时。待化成淡绿色水液时，以胶布封口（防其蒸发），置冰箱中备用。用法：每日用田螺 1 个，分早、晚以棉花棒涂搽腋下，随即用手擦至微红即可。3 日为 1 个疗程，可连续 2～3 个疗程。据报道，[6]疗效达 90％以上。

7. **痔疮** 刘兴奎[7]报道取大田螺 10 个，生大黄、五倍子各 50g，生川乌 10g，冰片、白矾末适量。用法：先将生大黄、五倍子、生川乌研细末备用，再将田螺洗净去盖，放入少许冰片和白矾末。经一夜后取螺水调湿药末，用医用凡士林调成软膏，涂敷患处，每日 2 次。治疗内痔嵌顿肿痛、血栓性外痔、炎性外痔、术后肛缘水肿、肛门瘙痒症等，总有效率达 97％，一般换药四五次即显效。

崔艳等[8]则以活田螺 21 个，用瓦片焙干，研细末分成 3 包，每晚睡前洗净肛门，取 1 包田螺粉，用拇、示、中三指捏田螺粉填入肛门内 1～2cm 处，每晚 1 次，3 日为 1 个疗程，治疗各种内痔、外痔、混合痔总有效率为 98％。

8. **脱肛** 用大田螺 7 个，冷开水洗净，将备好的冰片 0.9g，麝香 0.03g，待螺眼张开时，撒入螺内。稍待片刻，螺内即有淡紫色液体流出，收集备用。用法：以脱脂棉蘸上述液体涂搽患处，每日 2～3 次。经用此法治疗 5 例，均见效，轻者 3 日，重者 7 日治愈。[9]

9. **结膜炎** 本病系猝感时气邪毒兼有肺胃积热所致。田螺汁甘大寒，清热泻火解毒，故用之甚效。取鲜活田螺若干只，用消毒注射器经螺壳插入螺体内，抽取螺汁约 1mL，滴入眼内，每日 3～5 次。[10]

10. 中耳炎　用明矾、冰片少许，放入鲜螺内，化成汁后，先用 3％过氧化氢溶液冲洗外耳道，棉球擦干，然后用上述水滴入耳内，每日 2 次。

【按语】田螺，甘寒无毒。功擅清热利水，解毒消痈，主治热结小便不通、黄疸、脚气、消渴、痔疮便血、目赤肿痛，疔疮肿毒诸症。田螺有较强利尿作用，因而对肝硬化腹水、心衰水肿、肾病综合征水肿利尿效果好；在配伍外用治疗各种肛肠疾病如内痔、外痔、混合痔、痔疮术后、脱肛等也有较好疗效。

参考文献

[1] 沙县医院中医科. 福建中医药，1960，5（9）：44.

[2] 王云众，张英英. 中国民间疗法，2005，7（13）：31.

[3] 相鲁闽，邱卡仪. 中国民间疗法，1999，8：47.

[4] 周翔，许月娥. 成都中医药大学学报，1997，2：20.

[5] 张忠发. 江西中医药，1991，2（2）：64.

[6] 刘国纲. 江苏中医药，1959，11：20.

[7] 刘兴奎. 四川中医，1990，11：39.

[8] 崔艳，于方英. 河南中医，1999，19（1）：49.

[9] 邹德全. 中国医刊，1966，7：462.

[10] 邓汉成. 四川中医，1988，8：47.

〔陈达灿　刘俊峰　刘　炽　朱海莉　黄楚君 整理〕

蜒蚰 《救急方》

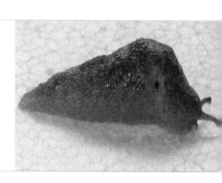

蜒蚰，又名鼻涕虫、土蜗、附蜗（《名医别录》），托胎虫（《铁围山丛谈》），蛞蜗（《品汇精要》），蛞蝓、陵蠡（《神农本草经》），黄蛞蝓、蜒蚰螺（《本草纲目》）等，为蛞蝓科动物黄蛞蝓、野蛞蝓或双线黏液蛞蝓的全体，生活在阴暗、潮湿、腐植质多的地方，是农业的害虫，分布较广。

蜒蚰含蛋白质及黏液，一种特殊的凝集素——唾液酸，药理研究表明其具有抗肿瘤作用。

【炮制】四季捕捉，随用随捕。春至秋于雨后在住宅附近潮湿的墙边沟沿捕捉，冬季到室内地板下或温室木制花盆下收集。

【药性】味咸，性寒。无毒。归肺、肝、脾、大肠经。

【功效】清热解毒，消肿平喘，破瘀通经，软坚理疝，定惊祛风止痛。主治中风㖞僻，筋脉拘挛，咽肿喉痹，惊痫，哮喘喘息，痰核，痔疮肿痛，脱肛，疝气，丹毒，经闭，癥瘕，疮肿诸疾。解蜈蚣、全蝎毒等。

【用量】❶内服：煎剂 5～9 条，焙干研末或研烂为丸 1～2 条。❷外用：研末或捣敷，适量。

【禁忌】病非属实热者及脾胃虚寒者慎服。

【前贤论述】❶《神农本草经》：主贼风㖞僻，转筋及脱肛，惊痫挛缩。❷《本草衍义》：治蜈蚣、蝎毒。❸《本草纲目》：治肿毒焮热，热疮肿痛。

❹《本草汇言》：善治一切火热风燥为眚，一切风热火痰为病。❺《本草崇原》：主定惊清热，解毒舒筋。治咽喉肿痛，风热喉痹。纳入喉中，令吞下。❻《得配本草》：消痰核。❼《吉林中草药》：疏风，镇惊，固脱。治热疮肿痛，支气管炎，脱肛。❽《本草经疏》：蚯蚓，味咸，气寒，无毒。《经》曰：清静则肉腠闭拒，虽大风苛毒，弗能害也。如阴血亏竭，阳气躁扰，则腠理不密，贼风乘虚而入。风主摇动，中于经络，故喎僻、挛缩、转筋、筋急所自来矣。又风为阳邪，筋脉得之皆燥急，咸寒能益阴润燥软坚，则筋脉舒缓，经络通达而诸症除矣。惊痫者，风热也；脱肛者，大肠热也；跮跌者，血脉伤，必发热也。咸寒总除诸热，所以主之。

【应用】

1. 支气管哮喘　哮喘之偏热、偏实者，用民间验方"玉蜒丹"最为合适：蚯蚓100条，冷开水洗去泥垢，加浙贝母适量，同捣如泥，捻丸如绿豆大，每服1.5g，早、晚各1次，温开水送下。姜春华先生[1]临床观察64例病人，有效率81.2％。他认为，玉蜒丹对支气管哮喘的即时疗效并不显著，远期疗效甚好。在不发作时，可单用玉蜒丹减轻或减少以后的发作，以至永不发作。朱老的经验，玉蜒丹对各型发作性哮喘（除肾不纳气者外）均有助益，多数病例服后喘促减缓，咳痰爽利，症状改善。连续服用，辅以培本之品，可以逐步治愈。

陈前鉴氏亦用蚯蚓治疗支气管哮喘，其制服方法是：❶胶囊制剂：将洗净的蚯蚓放在旧瓦上焙干，研末，用适量薄荷脑防腐，装成一粒0.2～0.4g的胶囊。每日3次，每次0.4g，餐前服；待症状减轻后，逐渐减少用量至喘息停止为度。❷黏液制剂：每次取10～15条洗净之蚯蚓，撒上白糖或食盐，使溶化为黏液，于临睡时顿服。连服10晚后，可适当减量至喘息停止为度。陈氏指出：蚯蚓内服可以缓解支气管痉挛，使呼吸道畅通，分泌物大量排出。凡内服蚯蚓之病人，均谓服后痰量增多，咽头有紧迫感。越数日痰量减少，咽头紧迫感即消失，随之喘息停止发作。一般治喘的药物，不论注射还是外用，其疗效均不如蚯蚓内服之显著，且持续疗效时间长，而又无不良反应。

【病例】潘某，男，52岁，军人。患慢性支气管炎、支气管哮喘、肺气肿已多年，病情日益增剧。作报告时，只能坚持半小时，必服激素及静脉注射氨茶碱始能继续讲话，否则即感气促，不能持续。迭经中西药物治疗，暂时好转，均未能根治。嗣来院请朱老诊治，要求根治。因其体秉较强，眠食正常，苔薄黄，质红，脉小弦。即径予蚯蚓糖浆治之。由卫生所军医捕捉蚯蚓，嘱用冷开水洗净后，第一日用20条，加白糖100g溶化成糖浆后服之，以后每日加10条，加至60条即不再增加，维持服用2周后停服。间隔10日再由小量递加续服。因为卫生所一次捕捉较多，即先制100条，置冰箱中，嘱每日按量递加。病人因其味甜适口，第一日即饮去其半（50条），第二日又服50条，自觉甚适，痰易咳出。自嘱军医每日加20条，情况良好，但增至180条时，服后胸部有窒闷感。当即电话联系如何处理。如此大剂量服用，未有前例，当即嘱军医注意血压及心律，知无变化，嘱暂停服用。隔一周后，又如法续服1个疗程。从此劳累、受寒及作达3小时之报告，亦无变化。这一例大剂量的显著疗效，是病人自己突破常规创造的。一般仍以每日10～60条为宜。

高士贤治支气管哮喘方法：蚯蚓20～30条，茯苓75g，生麻黄25g（小儿剂量酌减），先将蚯蚓水漂，加茯苓共捣烂，焙干研末，再用麻黄煎水做丸，每日3次，每次2.5g，连服7～10日（《常见药用动物》）；吉林医科大学第四临床医院中药教研组治支气管哮喘方法：蚯蚓10条，以清水洗净，加适量白糖，捣成蛋清状，1次服，每日2次（《东北动物药》）。

2. 百日咳　❶蚯蚓2条，浙贝母10g，水煎服。（中医研究院《常见病验方研究参考资料》）❷蚯蚓大者2～3条，用清水漂净，加白糖10g，加水煎沸，去渣取汁，于清晨热服。（何时新《浙江药用动物》）

3. 癌症　高震[2]报道用蚯蚓30多条，以食盐分3次去黏液，放在清水中洗净，除去破碎的蚯蚓，合瘦肉150g，加水煮2小时，浓缩后服汁，每日 1 次，忌鲜辣及发物等。治疗 23 例癌症病人，服药最长 4 个月，最短仅数日，可使症状缓解，减少痛苦，甚至可使病情稳定。

〔按〕据临床观察，肿瘤以火热证型多，兼夹痰瘀者众，凡虫类多有搜剔之功，而蛴螬以其寒滑之性，清热消痰为其专长，故可祛肿瘤之痰热瘀火，缓缓斡旋，徐徐收功。但需注意辨证，属寒证者不宜单独用。

4. **肾炎** 邓明鲁主编《中国动物药》记载，以蛴螬 7 条（焙炭研末），生地龙 3 条（研如糊），混合，白糖水送服，每日 1 次，连服 7 日。

5. **闭经、痛经** 《泉州本草》记载，闭经、痛经属瘀血者，以蛴螬（醋炙）为末，泡酒服，每次 3g，有一定疗效。

6. **小儿惊风** 蛴螬 1 条，加白糖少许，捣烂外敷小儿囟门，再用针挑四缝穴。

7. **下肢溃疡、丹毒、烫伤** 周嵘[3]用"蛴螬寒黛散"治疗臁疮 48 例取得较好疗效。方药及配制：蛴螬 30 条，寒水石 30g，青黛 3g，香油适量。先将寒水石研成细末，然后与蛴螬共捣烂，烘干，再加入青黛混合拌匀，备用。用法：先用 3％过氧化氢溶液、0.9％氯化钠溶液清洗创面，用消毒纱布将水吸干，然后取蛴螬寒黛散加香油调匀，涂于患处，每日 4 次。共治疗 48 例病人，疮面 3.0cm×5.0cm 34 例，15 日全部治愈；疮面 6.5cm×10cm 10 例，35 日治愈；疮面 10cm×13cm 以上 4 例，65 日治愈，治愈率 100％。另有报道用蛴螬 10 条，焙、研，菜油调敷，对下腿溃烂臭秽者甚效。

林乾良主编《动物药验方集成》载：活蛴螬数只，醋浸捣烂，入冰片少许敷患处可治疗丹毒。

林吕何主编《广西药用动物》记载治疗烫火灼伤，以蛴螬 10 条，麻油适量，一同放进玻璃瓶内浸泡。蛴螬溶化后，用鸭毛蘸药液涂患处，干了再涂，到痊愈为止。

8. **瘰疬** 蛴螬七八条，紫铜钱三四枚，同捣（现在紫铜钱较难觅，考虑用紫铜片代替），即粉碎如泥。以之敷贴瘰疬，可以软坚消核。凡瘰疬核肿，久而不消，尚未化脓者，敷之多能消散。朱老曾试治数例，确有效果。

9. 肛肠疾患　凡外痔肿痛，以蚯蚓四五条捣烂外敷，可立即缓痛，肿胀渐消。未全消除者，可续敷之。"点痔药"验方（大蚯蚓 3 条，金银花、密陀僧、黄丹、飞雄黄各 3g，共打和为饼，加炼乳香、炼没药、龙骨各 3g，同研末）水调外敷，可使痔疮渐枯，一般数次可愈，内外痔皆可用。痔热肿痛者，以蚯蚓、京墨研涂。脱肛者，用麻油浸蚯蚓，置瓷器内埋土中，经久取用，每日数次涂于患处。

10. 疔疱　民间验方用蚯蚓 1～2 条捣敷患处，或以盐化蚯蚓水外搽，或以明矾 6g 捣烂敷患处。治疗毒，以蚯蚓烧黑研末，调麻油成糊状，涂敷患处。治疗疮，蚯蚓 3 条，乌梅肉 3 个，雄黄 3g，共捣敷，可拔疔出。

11. 疥癣　疥癣肿物取干蚯蚓加水煎成汤剂，每日 1 条，每日 3 次饮服。治各种疣，以蚯蚓黏液涂局部。

12. 咽喉疾病　验方"寒蚓散"有泻热解毒作用，凡白喉、喉痈腐烂而白腐难脱者用之，腐即剥脱，奏效甚捷。处方：蚯蚓适量，寒水石 30g（研细），同捣如泥，晒干，研细，再加飞青黛 3g，和匀；外用吹喉，每日 4～5 次。凡痈疽腐肉不易脱落，以其外用亦有祛腐生新之功。

扁桃体炎、急慢性咽喉炎等，可以❶蚯蚓 2 条（洗净），乌梅 3 枚，煎服；对于喉蛾轻症，可一服而愈，此法简便易行。❷江西省新余市渝水县医院严肃取蚯蚓数只入瓶，加乌梅肉（等量）压之，密封，待化为水后，取少许滴喉，立效。❸青脆梅子百枚，活蚯蚓一二百条，同放瓦罐中，每日将梅取出晒后仍入罐中，明日再晒，以收干汁为度，再用微火烘干，用则以一个嚼化，或炙脆研末，加入诸药内。治一切痰火风喉症。（清叶天士《临床证指南医案·种福堂公选良方》）

〔按〕梅性酸敛，又兼生津，酸敛可消咽喉部充血水肿，生津可疗咽喉干燥。喉症多火，以肺胃实热多见，兼见肾虚阴火上冲，梅性偏

253

温，得蜣蜋之寒滑之性可清火润燥、消肿解毒，无论肺胃实热、肾虚阴火均可涤荡而无温热之弊矣。

【按语】蜣蜋咸寒，归肺、肝、脾、大肠经。功于清热祛风，消肿解毒，平喘软坚，破瘀通经。内服长于治疗中风㖞僻、筋脉拘挛、咽肿、经闭、咳喘、疝气。外用宜于治疗疮肿、丹毒烫伤、肛脱、疣等。并能解蜈蚣、全蝎毒。近人发现本品有抗癌作用，并被药理研究所证实。

地龙与蜣蜋同为咸寒之品，两者均能清热解毒，消肿定痛，平喘定咳。然同中有异，盖地龙之平肝潜阳、镇惊蠲痹有其特长，而蜣蜋于痔肿疝痛、毒虫蜇伤别具佳效。在临证应用之际，须加选择，以尽其用。

叶天士亦喜用蜣蜋，其《临证指南医案·种福堂公选良方》中之验案甚多，可以选用。

相传多服蜣蜋，令人阳痿。但朱老曾用之治疗一哮喘病人（见病例），病人自行加大剂量，连续每日服用140～180条达2周之久，除偶感胸闷外，未见其他反应，只能说明其无毒，但仍不宜使用如此特大剂量也。

总之，蜣蜋之治，在于火、热、瘀、毒、痰，以其性寒滑之故也。

参考文献

[1] 姜春华，等. 上海中医杂志，1959，(3)：10-12.

[2] 高震. 中医药学报，1986，(5)：27.

[3] 周嵘. 江西中医学院学报，2002，(2)：45.

〔马璇卿 整理〕

10
收敛生肌药

五倍子 《本草拾遗》

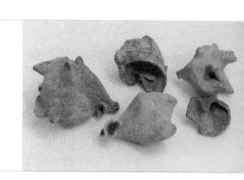

五倍子，别名五倍、五棓、角倍、肚倍、棓子、文蛤、百虫仓（《开宝本草》），百草虫、木附子（《现代实用中医》）及盐麸叶上毬子（《日华子本草》），为漆树科植物盐肤木、青麸杨或红麸杨叶上的虫瘿，主要由五倍子蚜寄生而形成。

五倍子含有大量鞣酸，以及树脂、脂肪、蜡质、淀粉，药理研究表明其具有收敛、抗菌、杀灭精子和抗肿瘤作用，并能抑制体内亚硝胺生成。

【炮制】秋季摘下虫瘿，煮死内中寄生虫，干燥，生用。❶五倍子：《和剂局方》：劈破。《伤寒总病论》：去内中虫。现行：取原药材，敲开，除去虫垢及杂质，捣碎。❷炒五倍子：《医学入门》：汤药生用，丸、散略炒；染发（煎汤洗头用以染发）炒至烟起，以浓茶泼之，再炒至烟净。《本草纲目》：炒黄。现行：取净五倍子，置锅内，用文火炒至微黄色，取出放凉，用时敲开，除去虫卵。储干燥容器内，置通风干燥处。

【药性】味酸涩，性寒。归肺、大肠、肾经。

【功效】❶敛肺止咳，用于肺虚久咳。❷涩肠止泻，用于慢性泄泻。❸固经止血，对各种出血均有效。❹止汗固精，用于盗汗、自汗及遗精滑泄。❺收提脱坠，用于脱肛、子宫脱垂等症。❻解毒医疮，用于诸种疮癣肿毒、赤眼及皮肤湿烂，并可解河豚鱼毒。

【用量】❶内服：一般宜作丸、散剂使用，每日 2～5g。❷外用：煎汤熏洗或研末外敷。

【禁忌】湿热泻痢者忌用，外感风寒或肺有实热之咳嗽，以及积滞未尽之泻痢禁服。

【前贤论述】❶《本草拾遗》：肠虚泻痢，为末熟汤服之。❷《本草纲目》：敛肺降火，化痰饮，止咳嗽、消渴、盗汗、呕吐、失血、久痢、黄病、心腹痛、小儿夜啼，治眼赤湿烂，消肿毒、喉痹，敛溃疮金疮，收脱肛子肠坠下。其味酸咸，能敛肺止血，化痰止渴收汗；其气寒，能散热毒疮肿；其性收，能除泻痢湿烂。❸《本草经疏》：五倍子……取其苦能杀虫，酸平能敛浮热，性燥能主风湿、疮痒脓水。❹《本草衍义》：口疮，以末掺之便可饮食。❺《陕西中药志》：治肺虚咳嗽，痔疮下血，子宫出血，赤白带下，皮肤湿疮，中耳炎等症。

【应用】

1. 自汗、盗汗　自汗、盗汗之病因甚多，自当审证求因，分别施治。由于本品既能止渴收汗，又善降火生津，故阴虚者最为适宜，如肺结核盗汗、小儿自汗等均可用之。法以五倍子研细末，每取 3g，温开水调如糊状，填于脐部，以纱布覆盖固定，连用 3～5 日，得效即可停用。

【病例】单某，男，37 岁，工人。患肺结核已 4 年余，经常自汗、盗汗，苔薄质微红，脉细小弦。此阴不摄阳之咎，予五倍子粉敷脐法以敛阴降火，而止其汗。3 日后即见好转，继用 2 日而愈。

2. 肺虚久咳　久咳不已，肺气虚散，需补敛兼施，宜五倍子、五味子并用。朱丹溪曰："五倍子属金与水，喻之善收顽痰，解热毒，佐他药尤良。黄昏咳嗽，乃火气浮入肺中，不宜用凉药，宜五倍、五味敛而降之。"此多属慢性支气管炎之候，新感暴咳不宜用之。

【病例】杨某，女，62 岁，工人。旧有慢性支气管炎，经常举发，咳呛频仍，气逆痰少。苔少质淡，脉细而虚散，气失降纳之候，治宜敛肺定咳。五倍子、五味子、核桃仁各 150g，共研细，蜜丸如绿豆大，早晚各服 6g，每日 3 次。连服 5 日，咳呛略稀，继服旬日渐复。嗣后虽仍偶见发作，继服上丸亦效。

3. 支气管哮喘　取五倍子 120g，水煎 30 分钟，取汁凉后放入 10 个鸡蛋。浸泡 7 日后，每晨空腹时用麻油煎 1 个鸡蛋食用，10 日为 1 个疗程。根据病情，可连续服用数个疗程，直至症状完全消失。对于停服后再次发作者，用本法治疗仍然有效。[1]

4. 胃炎　李永堂等[2]重用五倍子治疗慢性胃炎，采用自拟"胃炎 1 号方"：党参、白术、茯苓、高良姜各 15g，制半夏、陈皮、香附、麦芽各 10g，五倍子 20g，炙甘草 6g，每日 1 剂。并设立对照组：除方药中不用五倍子外，其他治疗方法与治疗组相同。结果：治疗组总有效率明显高于对照组（$P<0.05$）。五倍子有收涩敛疮止血之功，能使黏膜组织蛋白凝固而形成一层保护膜，同时压迫血管而止血，还能使腺细胞的蛋白质凝固而抑制其分泌。因此重用五倍子，配合健脾温胃药治疗慢性胃炎有较好疗效。本方法尤其适宜于对胃酸分泌正常及偏高者的治疗。

5. 胃下垂　高庆凤报道[2]用五倍子研粉，与蓖麻仁捣烂，调成糊状，外敷百会穴，每日换药 1 次，1 周为 1 个疗程，能迅速缓解症状。因百会穴属督脉经，有升阳举陷之功，胃下垂系中气下陷、升提乏力所致，五倍子敷于百会穴，具有升提中气作用，使下陷之气上升，以解除临床症状。

【病例】周某，女，48 岁，患胃下垂 10 余年，消瘦、纳差、脘腹作胀、嗳气，餐后尤甚，神疲乏力，服用多潘立酮、维酶素等药效果不好。胃镜检查黏膜无特殊异常，X 线钡餐检查，提示胃下垂，无其他器质性病变。给予五倍子蓖麻仁糊外敷百会穴，用药 1 周后，症状明显减轻，纳谷增加，续用 1 个月。停药观察，症状全部缓解，随访 1 年未再复发。

6. 慢性泻痢　泻痢初起，属实属热，宜清宜导；而久泻久痢，则宜收宜敛。五倍子不仅性收敛，且有抗菌作用，故与慢性泻痢之治甚为合拍。《本草纲目》以之治泄痢之附方即有6首之多，其中以脾泄久痢方，配伍精当，临床应用，颇收佳效。对于非特异性结肠炎，亦有一定效果。

【病例】胡某，男，48岁，干部。有痢疾史，饮食不节或受寒即发作，作则腹痛隐隐，肠鸣便泄，日四五行，质稀、间杂黏液。苔薄白，脉细软。此脾虚久痢也，予脾泄久痢方观察之：

五倍子60g（炒）	仓米90g（炒）	白丁香9g	细辛9g
木香9g	花椒12g		

上药为末，每服3g，米汤下，每日2次。连服3日，腹痛痢下次数有所减轻，继服5日，已基本正常。后以香砂六君丸善后之。（注：仓米即陈米）

7. 糖尿病 《金匮要略·消渴小便不利淋病》篇云："渴欲饮水者，文蛤散主之。"五倍子异名即为文蛤，《本草书目》谓其生津液。据现代文献记载，五倍子有明显降低血糖的作用。桑梅[4]采用自拟五倍子汤治疗糖尿病。方药：黄芪、玄参各30g，山药、益母草各20g，丹参25g，太子参、生地黄、五味子、葛根各15g，黄连、知母各10g，五倍子5g（冲服）。水煎服，每日1剂，分2次口服。

【病例】罗某，女，52岁，工人。糖尿病1年，曾服格列本脲等药物，效果不明显。现病人形瘦，口渴引饮，口中有甜味，纳食多，小便频数，腰膝酸软无力，双下肢麻木，皮肤瘙痒。舌质紫红、苔少而干、有裂纹，脉细数。空腹血糖17.3mmol/L，尿糖（++++），胆固醇7.3mmol/L，三酰甘油1.7mmol/L。西医诊断为2型糖尿病，中医辨证为消渴（气虚血瘀型），治宜益气活血，生津止渴。用五倍子汤原方加赤芍、生龙骨、生牡蛎各15g，苦参10g。服10剂后病情好转，2个疗程后，症状明显减轻，查空腹血糖6.2mmol/L，尿糖（-），血脂及血黏度均正常。后改服六味地黄丸，每次1丸，每日2次，连服3个月以巩固疗效，随访2年，未见复发。

8. **蛋白尿** 蛋白尿是慢性肾炎主要临床表现之一，短期内不易消失，且在治疗过程中容易反复出现。蛋白尿往往因肾气不足、失于闭藏而精微外泄所致。五倍子入肾与膀胱经，可摄精止遗固涩，在补肾固精辨证方中加入本品，对消除蛋白尿有较好疗效。

9. **遗尿** 多由于肾气不充，膀胱失约所致。本品配合桑螵蛸各等份，研末，每服4g，每日2次，有补肾、固涩、缩尿之功。

【病例】郭某，女，12岁。体禀素弱，面㿠神疲，腰腿酸软，经常遗尿。苔白质淡，脉细弱。肾气不充，治宜益肾培本，固涩缩尿。予五倍子、桑螵蛸各等份，研末，每服4g，每日2次。服用5日，即见效机，半月而愈。

10. **遗精** 遗精之无梦而遗为滑精，有梦而遗为梦泄。沈金鳌曰："滑精梦泄，固宜收涩，然必通而后能涩；《医学纲目》用五倍子一两、茯苓二两，以治虚而滑者，泻多涩少，诚尽制方之妙"，可以师法。亦可以五倍子研末，用唾液和调涂敷脐上，以纱布盖贴取效。但相火炽盛者，宜知柏地黄丸合水陆二仙丹以滋阴降火，以涩精气。

【病例】欧阳某，男，25岁，工人。有手淫史，嗣后经常遗泄，每2～3日1次，苔薄脉细。此肾虚而精关不固也，可予《医学纲目》丸方调之。用五倍子30g，茯苓60g，共研细末，泛丸如梧子大，每服50粒，每日2次。服丸5日，遗泄渐止，继服之，半月而瘥。

11. **早泄** 五倍子含有鞣酸，具有收敛作用，能使皮肤、黏膜的组织蛋白凝固。肖振辉[5]认为早泄病人一般龟头过于敏感，接触阴部即于排精，而用五倍子熏洗龟头后，能使龟头黏膜变粗变厚，降低其敏感性，故能达到治疗的目的。用五倍子煎汤熏洗治疗早泄，疗效肯定。方法：取五倍子20g文火煎熬半小时，再加入适量温开水，乘热熏蒸阴茎龟头数分钟，待水温下降全40℃左右时，可将龟头浸泡到药液中5～10分钟，每晚1次，15～20日为1个疗程，一般1～2个疗程待龟头黏膜变厚、变粗即可，在治疗期间禁止性交。

【病例】李某，男，32岁，干部。患早泄已1年余，曾在本县医院服补肾固精类中药疗效欠佳。近半年来，每次性交时即发生早泄，以至夫妻感情不好，精神苦闷，性交时精神紧张。检查：病人身体健壮，精神抑郁，时有失眠，记忆力减退，有时腰酸，舌淡红苔白，脉稍弦。予以精神安慰，嘱其禁止房事20日，用五倍子300g分成15次用，每次20g煎水熏洗龟头，每晚1次。1个月后，病人性功能恢复正常，2年后随访病人夫妻关系和睦。

12. 各种出血　五倍子含有丰富的鞣酸，能加速凝血而达到止血之效，内服、外敷均可。对于牙宣、咯血、吐血、崩漏、便血、尿血而无实火者，均可内服或外敷。一般单用五倍子或伍以半量之枯矾，共研细末，米粉糊为丸如梧子大，每服10～20粒，米汤饮下，每日3次，餐后服，有止血之效。牙宣可取末外搽。

【病例】谢某，男，38岁，工人。经常便血，或多或少。顷又发作，此肠风下血也，乃疏下方：五倍子、枯矾各15g，研细，水泛丸，如梧子大，每服12粒，每日2次，餐后服。药后便血渐少，4日而止逾半载又作，仍服该丸而愈。（注：枯矾，即炒枯的白矾，也称煅白矾，可加大收敛之功）

11. 肿瘤　大连市中医院邵世禅等用"肝癌止痛膏"外敷，对肝癌并发疼痛的23例病人进行了临床治疗观察，治疗后疼痛完全缓解占5例，部分缓解占16例。方法：仙人掌去刺、捣泥浆，五倍子、生大黄、冰片、制马钱子各50g，研末与仙人掌和为膏状药饼。视病人疼痛部位及范围大小外敷，隔日换药1次，每15日为1个疗程，休息3～5日，再进行另一疗程。

陈静凤等[6]用五倍子注射液治疗早期宫颈癌，收到较好疗效。方法：五倍子500g拣净捣碎，浸泡于52.5％乙醇500mL中，密封存放1～2个月，过滤后煮沸消毒备用。使用时皮肤常规消毒，1％利多卡因液棉片局部表面麻醉。采用6号针头刺入肿物约5mm深，根据瘤体大小局部注射药液 1~3mL，棉片止血。每周注射 2 次，4 周为 1 个疗程，一般注射 1~2 个疗程。

【病例】刘某，女，55 岁。病人绝经 4 年，突然阴道流血已半个月，血色粉红、味臭。在黑龙江省某医院做宫颈病理切片诊断：宫颈鳞状细胞癌Ⅰ期，因患严重冠心病不能手术及放化疗。检查：宫颈 4 点处见 1.5cm×2.5cm 溃疡面，接触出血，宫体无变化。局部注射五倍子注射液 2mL，每周 2 次，注射 4 周。宫颈局部溃疡消失。停止治疗后 2 个月随访未见复发。

〔按〕五倍子有广谱抗菌的作用，对多种杆菌、球菌、真菌均有抑制作用，能使皮肤、黏膜溃疡局部组织凝固形成保护膜，起止血收敛作用。直接作用肿瘤局部可使瘤体溶解、坏死、脱落。

12. 甲状腺肿　五倍子具有解毒敛疮、消肿止痛、化痰降火之功，与醋合用，对甲状腺肿有散结消核之功效。[7]

【病例】李某，女，27 岁。1985 年 7 月初发现甲状腺肿，如李子大，按之绵软，皮色如常，经多方治疗 2 个月余无效。乃嘱病人用五倍子不拘多少放入砂锅内炒黄，冷却后研成末，晚上睡觉前用米醋调成膏状敷于患处，次晨洗去。7 次为 1 个疗程，3 个疗程后消失，至今未见复发。

13. 血栓性外痔　这是外痔中最常见的一种，常因各种原因使痔外静脉破裂、血液外渗于肛管或肛缘外皮下，血块凝结而形成血栓。用加味五倍子汤熏洗配合清凉膏外敷治疗血栓性外痔 39 例，疗效满意。[8]方法：病人解完大便后，予加味五倍子汤（大黄、五倍子、朴硝、桑寄生、赤芍、荆芥、莲房、鱼腥草各 30g）煎汤熏洗。每次熏洗 15 分钟，早晚各 1 次，熏洗后再将清凉膏（含当归、紫竹、麻油）外敷于血栓性外痔上，待下次熏洗时取下。结果：39 例中，治愈 33 例，其中 1 周内治愈 27 例，2 周内治愈 6 例，有效 6 例。用手术摘除血栓者 4 例，2 例不愿手术而放弃。

【病例】吴某，男，38 岁，教师。因肛门部疼痛伴异物感前来就诊。

大便稍硬，每日1次，无出血。以往无类似病史，发病前两天曾发热39℃。体检：肛门左前、左后缘各有1枚约核桃大小肿块，水肿明显，肿块局部呈紫暗色，触痛。诊断为血栓性外痔，予加味五倍汤熏洗配合清凉膏外敷。1周后复诊，肿块疼痛及异物感消失，痔检血栓完全消散。

14. 痔疮肛裂　邢万林[9]用自拟五倍子汤熏洗治疗痔疮肛裂15例，获得良好疗效。五倍子汤由荆芥10g、五倍子30g、苦参15g、白矾10g组成。用水5000mL，煎至3000mL时，熏洗患处15～30分钟。每日熏洗1剂，每日3次，一般2剂后出血停止，疼痛缓解。

【病例】王某，男，33岁。半年前发现肛门处生一拇指大小痔核，因过劳、着凉时加重，经热敷休息治疗后痔核缩小。近一周复发，排便时疼痛难忍，且有出血（血色鲜红）。查体：肛门见有一核脱出，如核桃仁大小，肛门1点处肛裂。用五倍子汤熏洗2次后疼痛明显减轻，痔核缩小，坚持每日熏洗3次，3日后无疼痛及出血，痔核已消失，又熏洗3日，检查裂口处已基本愈合，经随访半年无复发。

15. 脱肛、子宫脱垂　脱肛和妇女子宫脱垂均由气虚不足，中气下陷而致，治当益气升举以治其本，敛涩固脱而治其标。在益气升提治疗中参入五倍子收敛固脱，标本并举，收效较佳。

【病例】万某，女，35岁，农民。素质羸弱，难产后气血亏损未复，又遭母丧，奔走辛劳，导致子肠经常坠迫，经妇科检查为子宫脱垂Ⅱ度。苔薄质淡，脉细软，清气下陷之候，法当益气升陷，收敛固脱。

❶外用：五倍子20g，研细，水煎，置盆中，先熏后洗。每日2次。

❷内服：补中益气丸250g。每早晚各服9g。1周后子宫脱垂明显好转，继续治疗10日而愈。

16. 宫颈糜烂　主症为带下绵绵，甚则腥臭，多见于慢性子宫颈炎病人。宫颈呈糜烂状，以倍矾散（五倍子、枯矾等份为末），取消毒纱布一块，蘸药末贴塞于宫颈部，每日换药1次。有消炎止带，收敛生肌之功，奏效较速。

【病例】戚某，女，39 岁，工人。患慢性宫颈炎已 2 年余，近数月带下绵注、色黄而腥臭，少腹微感坠痛，症见苔薄黄，脉小弦。经妇科检查为宫颈糜烂 II 度。此体虚而湿热下注者，先予倍矾散外用之。连用 3 日，带下显见减少，继用 1 周，带下已净，少腹亦不坠痛。经妇科检查宫颈糜烂已趋敛愈。

17. 口腔炎、齿龈炎　常由胃热火升而致，除予清胃降火之品内服外，另用倍黛散（五倍子、青黛等份研末）外搽，有消炎散肿、收敛止痛之功，可以加速治愈。

【病例】颜某，男，42 岁，工人。长期劳累过度，虚火上炎。以致口腔炎经常发作，伴见齿龈肿胀，苔微黄、质红，脉细数。治宜倍黛散外搽，另以决明子、知母各 10g，泡汤代茶饮之。药后 3 日好转，5 日痊复。

18. 牙痛　五倍子最能治牙痛，如龋齿、风热、胃火诸牙痛，特别是龋齿牙痛，皆用一味五倍子 10～30g 不等，水煎噙漱或研粉频频擦牙痛处，或贴敷腮颊红肿处，皆有即刻止痛的作用。[10]

【病例】朱某，女，42 岁。自述牙痛已 2 日，时轻时重，头及右耳亦痛剧。视之右下第 1、第 2 磨牙龋齿，牙龈红肿充血，右腮颊微红肿，口吐脓液腥臭，即取五倍子 30g，研为极细末，取 20g，冷水调膏贴敷腮颊红肿处。所剩粉剂，频频外搽牙痛处。稍待片刻，疼痛减轻，脓出减少。并不配合其他药物，以五倍子末频搽，每日 7～8 次，第 2 日肿消痛止而愈。更用乳香炙软充填龋洞中，未再复发。

19. 脓耳　梁波[11]用五倍子治疗脓耳，五倍子焙干存性，取等份枯矾、冰片加入共研细末，储瓶备用。方法：3% 过氧化氢溶液清洗耳内脓液后用消毒棉签拭干，随后将倍枯散适量置于外耳道口用直径 5mm 的竹管把药轻轻吹入耳中。

【病例】王某，男，7 岁。因游泳耳内灌水后左耳流脓，持续 3 个月余，时轻时重。检查耳膜下缘有小米大的一处穿孔，听力呈传导性耳聋。患儿自述伴有头晕、乏力、纳少等症。用外治吹耳法，经治 3 次耳内脓液干净。耳镜检查耳膜下缘穿孔消失，听力恢复而治愈。

20. **小儿鞘膜积液** 又称"水疝"，是男性婴幼儿的常见病。临床上常采用手术方法治疗，创伤大，且易感染。秦维康等[12]报道五倍子枯矾煎剂治疗本病有较好疗效。方法：五倍子、枯矾各 10g，加水约 300mL，煎半小时，晾至微温，以不烫皮肤为宜。先用温水洗净外阴部，将阴囊放入药液内浸洗，并用纱布湿敷患处，每日 2～3 次，每次 20～30 分钟。如下次用药仍需将药液加温。

【病例】李某，9 岁，学生。左侧阴囊增大年余，发现时如鸽卵大，以后渐增大如鸡卵，无痛。近来偶有轻度坠胀感，曾在某医院诊断为"睾丸鞘膜积液"，嘱其手术治疗，因故未能住院，而来我院求治。检查：阴茎发育正常，左侧阴囊大如鸡卵，压之稍有囊性感，透光试验阳性，右侧正常。用上法治疗 3 日即明显缩小，5 日积液全部消失，恢复正常。随访 3 年余，未见复发。

21. **软组织损伤** 李世纪等[13]用五倍子膏（五倍子、生大黄、生栀子按 5∶1∶1 的比例烘干研细末，陈醋调和成膏状）治疗踝关节扭伤，大多敷药 1 次，少数敷药 2～3 次扭伤治愈。郭瑞[14]取五倍子、赤小豆等量研细末，加入酸醋，调成糊状外敷患处，治疗外伤瘀血症效果理想。一般 1～2 日内即可肿消痛除。但皮肤有破损处忌敷。

22. **血管瘤** 天津虹桥卫生局中医继承小组介绍用血竭、当归尾各 6g，山慈菇 10g，苏木、红花、五倍子各 6g，乳香、没药各 10g，麝香 0.3g，大戟 15g，白花蛇舌草 10g，研细末醋调外敷患处，每日换药 1 次，随时以醋保持外敷药湿润。有化瘀消肿、收敛止痛作用。

23. **足跟痛** 足跟痛常以足跟脂肪垫点、足跟劳损、足跟骨刺等原因引起。刘华春[15]用吴茱萸、花椒、五倍子各 10g 研末，装于细棉布袜套垫于足底，5～6 日换药 1 次，温经散寒，除湿止痛，可解除足跟痛的症状。

24. 皮肤疾病

（1）瘢痕疙瘩：取五倍子、山豆根适量按 1∶1 比例研为细末，每次 3g，每日 3 次口服。同时取 30～50g 用蜂蜜调匀后敷于患处，每隔 3 日换药 1 次，1 个月为 1 个疗程，对轻症瘢痕疙瘩疗效满意。[16] 山豆根清热解毒、消肿散结；五倍子敛"溃疮、金疮"等散热毒疮肿，两药相伍，一收一敛，一散一涩共奏软坚散结之功。

（2）压疮：压疮是由于久病、瘫痪或受伤后卧床不起，压迫肌肤造成气血流行不畅，局部受压后经络不通，气滞血瘀，肌肤皮肉筋脉失去温煦濡养而致。张仁秀等[17] 取五倍子清热解毒，收敛生肌之功，配合活血化瘀药物治疗压疮。方法：以五倍子、龙骨各 30g，乳香、没药、大黄各 15g，血竭、冰片各 10g，共研细末装瓶备用。如压疮有水泡，先用注射器抽出其内渗液，再将五倍子散用麻油调为糊状，用棉棒均匀涂于红肿处，每日换药 2 次，有较好疗效。

（3）带状疱疹：李金春等[18] 以五倍子治疗带状疱疹，方法：取五倍子 1 份、牛大黄 2 份，黄柏 2 份，芒硝 1 份，共研细末，加凡士林按 7∶3 的比例调成膏备用。使用时将膏药涂在丝绵纸上，敷于病人皮损处，再敷纱布后用胶布或绷带固定，每日换药 1 次。局部皮肤有破溃和感染者，于敷药前先用 0.9% 氯化钠溶液清洗患处，脓液较多者可加用 3% 过氧化氢溶液清洗，然后再行敷药。结果：所有病人敷药第 2～3 日疼痛开始缓解，3～5 日皮疹开始结痂脱落，平均 13.4 日治愈。疗程最短者 5 日（为初起病者），疗程最长者 33 日（为一骶神经受累，腰骶及大腿大面积溃疡伴感染者）。

（4）尖锐湿疣：郝智等[19] 采用外洗治疗尖锐湿疣取得满意疗效。方法：鸦胆子 15g，五倍子、枯矾、板蓝根各 30g，加水 2000mL 浸泡 1 小时，用文火煎煮 10 分钟。取其药液外洗患处，每日早晚各洗 1 次，每次半小时，10 日为 1 个疗程，3 个疗程后判定疗效。结果：133 例中治愈 106 例，显效 27 例。治愈时间：33 例为 15 日，61 例为 20 日，12 例为 30 日。有 3 例复发，再用药 15 日痊愈。未见不良反应。

（5）糜烂性渗出性皮肤病：包佐义[20]用复方五倍子液（黄柏、地榆、枯矾、五倍子）治疗糜烂性渗出性皮肤病 53 例，用药液局部湿敷，结果全部治愈。

（6）毛囊炎：有报道[21]用五倍子单味治疗多发性化脓性毛囊炎 83 例，5 日内治愈 69 例，6～10 日内治愈 14 例，总有效率 100%。其治疗方法为五倍子研末，加醋为糊，涂于患处即可。本法亦可用于治疗蜂窝织炎。

（7）手足皲裂：五倍子 10g，紫草 4g，甘草粉 5g，共研细末，将药粉撒在裂口和周围的皮肤上，以胶布固定，治疗手足皲裂，3～4 日即愈。[22]

（8）花斑癣：梁宝慧等[23]外用五倍子治疗花斑癣病有较好疗效。药用五倍子 30g，硫黄 20g，白附子 10g，枯矾 15g，以上 4 种药物研细后，用醋调成糊状，调匀备用。方法：先将皮损处用清水洗净，拭干，而后每日用黄瓜蒂（若无，可改用生姜片）蘸药用力涂擦患处，每日 2 次。连用 10日后，每日涂擦 1 次，连用 2 周即愈。

（9）扁平疣：祛疣汤（五倍子、板蓝根、大青叶、夏枯草、地肤子、黄柏、苦参、补骨脂、墨旱莲各 30g，红花 15g，枯矾、鸦胆子各 6g），煎汤外洗皮损处。治疗扁平疣，有效率达 96.7%。

（10）银屑病：用"消癣灵"（五倍子、杨树叶、首乌、制硫黄、地肤子）涂于患处。治疗寻常型银屑病 85 例，显效 6 例，有效 20 例，认为与维 A 酸乳膏疗效相当，值得进一步观察。[24,25]

【按语】五倍子味酸涩，性寒，入肺、大肠、肾经。具有敛肺降火、涩肠止泻、固精止遗、敛汗止血、收湿敛疮之功效。其功效特点在于收敛，故临床习用于肺虚久咳、慢性泻痢、盗汗、遗精、血证崩漏、内脏下垂诸证。近年来五倍子的应用渐趋广泛，慢性胃炎、慢性肾炎、糖尿病、肿瘤等疾病，也在辨证论治基础上参用本品，取得一定疗效。此外，皮肤病的治疗，屡有报道，为进一步发掘其潜能，提供了经验和思路。

参考文献

[1] 牛坤香，林胜荣，李彩霞. 中国民间疗法，2001，6（9）：37.

［2］李永堂，周志华，刘剑. 中国中医急症，2005，11（14）：1057.

［3］高庆凤. 中国社区医师，1997，9：16.

［4］桑梅. 河北中医，1996，4（16）：11-12.

［5］肖振辉. 江西中医药，1982，(1)：53.

［6］陈静凤，刘妹，张国平. 黑龙江中医药，1996，1：10.

［7］覃秋. 四川中医，1989，(3)：25.

［8］周秀和. 内蒙古中医药，1993，14.

［9］邢万林. 黑龙江中医药，1997，6：38.

［10］赵宜群. 中医杂志，1998，2（39）：72.

［11］梁波. 陕西中医. 1988，3（9）：125.

［12］秦维康，袁九银，王槐三. 中医杂志，1981，10：34.

［13］李世纪，等. 河北中医药学报，1999，1（14）：26.

［14］郭瑞. 中国社区医师，2003，5（19）：35.

［15］刘华春，等. 中国民间疗法，2005，5（13）：21.

［16］关启文. 四川中医，1992，10：48.

［17］张仁秀，牛春安. 中国民间疗法，1999，8：39.

［18］李金春，唐民，刘红芸. 四川中医，2002，11（20）：55.

［19］郝智，刘新兰. 临床皮肤科杂志，1995，(2)：109.

［20］包佐义. 甘肃中医医学蒉学报，1995，(3)：27.

［21］徐培宏. 江西中医，1990，5（21）：33.

［22］傅春升，殷传，朱青. 中国药业，2000，9（6）：28.

［23］梁宝慧，李德峰，崔秀婷. 中医外治杂志，1999，8（2）：14.

［24］邢纪霞等. 中国民间疗法，1997，7：14.

［25］祝林登. 右江医学，2008，2（36）：231.

〔陈达灿　蒋　熙　整理〕

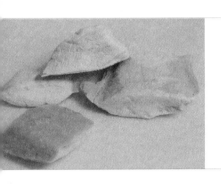

海螵蛸 《《本草纲目》》

海螵蛸，别名乌贼骨、乌贼鱼骨（《神农本草经》），乌鲗骨（《素问》），墨鱼骨、墨鱼盖（《中药志》），为乌鲗科动物曼氏吴针乌贼或乌鲗科动物金乌贼的干燥内壳。我国分布于南北沿海，以浙江、福建、山东等地产量最大。

海螵蛸含大量碳酸钙，其煅品含量增大，以及壳角质、黏液质，少量磷酸钙、氯化钠及镁、钾、锌、铜、铝等10多种无机元素。此外，内壳中含蛋氨酸、天冬氨酸、谷氨酸等17种氨基酸。药理研究表明具有骨缺损修复、抗辐射、抗肿瘤等作用，并通过中和胃酸、加强保护等途径来实现其修复溃疡作用。

【炮制】用清水漂洗至无明显咸味，干燥，去硬壳。砸成小块。❶醋海螵蛸：取净海螵蛸加醋拌匀，置锅内，用文火加热，炒至表面微黄色，取出，放凉。每100kg海螵蛸，用醋10g。❷炒海螵蛸：取净海螵蛸细块，置锅内，文火加热，炒至表面微黄色，取出，放凉。

【药性】味咸涩，性温。归肝、肾经。

【功效】❶收敛止血，凡吐血、呕血、崩漏、便血、衄血、创伤出血，内服外用，可增加止血效果。与淀粉可制成胶性海绵，用于手术及拔牙出血。研末后与生地黄汁调服，治血淋、尿血。❷固精止带，用于肾虚不

268

固，遗精滑泄，赤白带下。❸制酸止痛，对胃痛嘈杂，嗳气吞酸的溃疡痛有效。❹收湿敛疮，用于皮肤湿疹，慢性溃疡久不收口等。

【用量】❶内服：煎汤 10～30g；研末 1.5～3g。❷外用适量，研末撒，或调敷，或吹耳、鼻等。❸生用制酸止痛，收湿敛疮；炒用收敛止血，固精止带。

【禁忌】《本草经疏》：血病多热者勿用。一般阴虚多热者不宜多服，久服易致便秘，可适量配润肠药同用。《本草经集注》：恶白敛、白及、附子。

【前贤论述】❶《神农本草经》：女子赤白崩下，经汁血闭，阴蚀肿痛，寒热癥瘕，无子。❷《名医别录》：惊气入腹，腹痛环脐，丈夫阴中寒肿，令人有子，又止疮多脓汁不燥。❸《日华子本草》：疗血崩、杂虫。❹《本草纲目》：主女子枯血病，伤肝，唾血下血，治疟消瘿。研末，敷小儿疳疮，痘疮臭烂，丈夫阴疮，烫火伤，跌伤出血、血出如泉。同槐花末吹鼻，止衄血。同银朱吹鼻，治喉痹。同白矾吹鼻，治蝎蜇疼痛。同麝香吹耳，治聤耳有脓及耳聋。

【应用】

1. 胃及十二指肠球部溃疡　该病常见胃脘疼痛，空腹而作，嗳气反酸。治疗常需加入制酸止痛药物，海螵蛸甚为合拍。由本品组成的方剂：海螵蛸粉 85%，浙贝母粉 15%，混合，每次 2～5g，每日 3 次，餐前服。收录药典名为"乌贝散"，是胃及十二指肠球部溃疡的常用方。另有❶海螵蛸 500g、甘草、煅瓦楞子各 250g。❷海螵蛸、煅瓦楞子各 90g、炒白芍、甘草各 60g。❸海螵蛸、枯矾各 1200g，延胡索、炼蜜各 400g。❹海螵蛸 127.5kg，延胡索 31.25kg，白及 2.375kg，浙贝母 31.25kg。以上各组研粉制成散剂或片剂，均有制酸止痛的功效。

2. 上消化道出血　海螵蛸、生大黄粉等份研末，或海螵蛸 2 份、白及 1 份研末，对治疗胃及十二指肠球部溃疡等病引起的上消化道出血有效。

3. 溃疡性结肠炎　海螵蛸、藕粉、鸦胆子保留灌肠治疗溃疡性结炎。方法：将海螵蛸30g研细面，过200目筛，与藕粉30g混合均匀。鸦胆子50g加水500mL，煎至100～150mL，用药液与上两味药面调成糊状，其浓稠度以甘油注射器抽注顺利为准。灌肠前清洗结肠，糊状药液保留灌肠10分钟，每日1次，7日为1个疗程，疗程之间休息3日。治疗期间禁食生冷、油腻、辛辣等物。

4. **支气管哮喘** 海螵蛸粉500g，砂糖1000g混合，成人每次15～24g，儿童酌减，每日3次。用药期间禁食萝卜。治疗支气管哮喘病人8例，病史3～27年不等，服药后7例得到控制，经多次气候变化均未复发；好转1例，症状减轻，一般用药1～2周见效。[1]

5. **浅度溃疡期压疮** 黄玉英[2]报道用海螵蛸极细末（高压消毒后），在创面常规消毒后，将药粉撒在创面上，以撒满为度，覆盖纱布包好，每隔2～3日换药1次。共治100例，治愈83例，好转11例，总有效率94％，一般换药3～7次即愈。

6. **慢性下肢溃疡** 用0.1％高锰酸钾溶液洗净溃疡面后，消毒棉花擦干，撒上海螵蛸粉，纱布覆盖固定，每隔2～3日换药1次。用药后创面渗出液减少，肉芽生长，最后结痂而愈。

7. **血液病伴齿衄** 明双等[3]用海螵蛸、五倍子煎液含漱治疗白血病、再生障碍性贫血病人并发齿衄，取得较好疗效。取海螵蛸、五倍子各60g，加400mL温水浸泡1小时后，煎煮得药液200mL，用以含漱。每日7～10次，每次10～15分钟，直至齿衄停止。80例中，59例含漱3～6日齿衄即停止，21例含漱7～10日齿衄停止。

【按语】海螵蛸有收敛止血、涩精止带、制酸止痛、消瘿敛疮的功效。本品制酸止痛之功，常用于消化性溃疡，如乌贝散。其味咸而涩，咸能软坚，治疗瘿瘤结块，常与昆布、海藻、海蛤粉等配伍，如四海舒郁丸；涩可收敛，保留灌肠可治疗久泻，外敷创面可治压疮、下肢溃疡及湿疹；治崩漏，常与茜草、棕榈炭、五倍子等同用，如固冲汤；治吐血、便血，常与白及等同用；治外伤出血，可单用研末外敷。《素问·腹中论》以"四乌鲗骨一藘茹丸"治疗精血枯竭，月经闭止不来之"血枯"："胸胁支满者，妨于食，病至则先闻腥臊臭，出清液，先唾血，四肢轻，目眩，时时前后血。"

海螵蛸与桑螵蛸均有固精止遗作用，治疗肾虚精关不固之遗精、滑精等症，前者固涩之功较强，后者尚能补肾助阳。

参考文献

[1] 陈丽清，等. 江苏中医，1962，(10)：26.

[2] 黄玉英. 中西医结合杂志，1987，7 (11)：696.

[3] 明双，等. 中国民间疗法，2005，13 (8)：20.

〔朱婉华　蒋　恬 整理〕

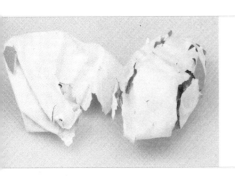

凤凰衣 《医学入门》

　　凤凰衣，别名鸡子白皮（孟诜《必效方》），凤凰退（《本草蒙筌》），鸡卵中白皮《名医别录》等，为雉科动物家鸡卵孵鸡后蛋壳内的卵膜。

　　凤凰衣主要成分为角蛋白，夹有少量黏蛋白纤维，为高度胶原化的纤维结缔组织，是一种良好的天然生物敷料，能为创面提供一种新的保护膜和屏障，使创面暂时封闭，减少水分蒸发及污染和感染的机会，使自然愈合过程不受干扰，愈合后创面光滑平整，减少瘢痕形成。

　　【炮制】随时可采收将孵出鸡雉的卵壳打碎剥出内膜，洗净阴干，储干燥容器内。置通风干燥处防霉、防蛀。

　　【药性】味甘淡，性平。归脾、胃、肺经。

　　【功效】❶养阴清肺，用于久咳气喘，咽痛失音。❷敛疮生肌，用于淋巴结核，溃疡不敛。❸消翳解毒，用于目生翳障，头目眩晕。❹接骨，用于创伤骨折等。

　　【用量】❶内服：煎汤 3～9g，或入散剂。❷外用：适量敷贴或研末外敷创面。

　　【禁忌】脾肾虚弱内有湿滞者慎用。

　　【前贤论述】❶《名医别录》：主久咳结气，得麻黄、紫菀和服之。❷《医学入门》：治小儿头身诸疮，烧灰猪脂调敷。❸《随息居饮食谱》：治劳腹（复）及小便不通，暨饮停痛，外治痘疮入目、白秃、聤耳、下疳、囊痈均为妙品。❹《分类草药性》：治小儿惊风肚痛，煅研图疮，生皮。❺《饮片新参》：清肺热、开声喑，治虚咳，生津。

【应用】

1. 胃溃疡、十二指肠球部溃疡、慢性萎缩性胃炎、肠上皮化生　朱老在治疗消化道疾病方中必加入 5～10g 凤凰衣作为药引，可显著提高疗效。与马勃同用，对胃酸过多、烧心嘈杂症，既能保护溃疡面，又能制酸，可明显改善症状。选用黄芪、莪术、炙刺猬皮、凤凰衣为主药，研极细末，制成胃安散用于临床近 20 年，功能益气和瘀、行气消滞、健胃护膜，主治萎缩性胃炎伴肠上皮化生、不典型增生及胃黏膜糜烂，疗效卓著。本品也可用于治疗消化不良、疳积等。

2. 慢性支气管炎、肺结核　慢性支气管炎可用凤凰衣、麻黄各 50g 研末，每日 2 次，每次 5g。[1] 久咳气喘者可用凤凰衣 2～5g 煎服。凤凰衣 7～10 个，荔枝 7 枚，红枣 5 枚，水蒸服，可治疗肺结核盗汗、自汗。

3. 急性皮肤损伤　巩永杰[2] 应用凤凰衣治疗急性皮肤损伤 300 例，取得良好疗效。方法：准备数个新鲜鸡蛋，清洗后浸泡于 0.1% 苯扎溴铵液中备用。对皮肤损伤处按常规方法清创消毒后，在无菌操作下从备用的鸡蛋壳内取出凤凰衣覆盖在伤口表面，覆盖面积超出创面边缘约 0.5cm。若使用的凤凰衣单块面积大于 2cm² 时，中央应剪出数个小孔，以利炎性渗出液的引流。最后外加无菌敷料包扎。3～4 日换药 1 次，换药时只更新敷料，不更换凤凰衣，至伤口干燥结痂，凤凰衣脱落为愈。对照组采用外科常规方法进行处理，即先以 0.9% 氯化钠溶液冲洗清洁创面，碘伏、乙醇消毒皮肤。如系皮肤擦伤则敷以呋喃西林纱条，敷料胶布包扎固定；如系撕裂伤或挫裂伤则在清创后，丝线间断缝合皮肤全层裂损处，再敷以呋喃西林纱条，敷料胶布包扎固定。3～4 日换药 1 次，直至愈合。治疗组皮肤擦伤感染率 0.61%，撕裂伤感染率 2.53%，挫裂伤感染率 12.7%；对照组皮肤擦伤感染率 10.87%，撕裂伤感染率 15.15%，挫裂伤感染率 19.05%，其中擦伤及撕裂伤的感染率两组比较差异有统计学意义（$P < 0.05$）。

4. 烫伤　邓中伟报道[3]治疗烫伤，取鲜鸡蛋数枚，打碎外壳，完整剥下凤凰衣。烫伤部位常规消毒干燥后，将凤凰衣呈叠瓦状覆盖于患处，带蛋清一面需朝外，面积以边缘超出患处 1cm 为宜。表面撒多酶片粉粒少许，在上覆塑料薄膜，薄膜与凤凰衣之间不宜留有空气，以防残留蛋清变性，再加纱布胶布固定。注意局部保暖，每日换药 1 次。

5. 皮肤慢性溃疡　魏一鸣等[4]治疗皮肤慢性溃疡，将凤凰衣置 75% 乙醇内储存 1 周，直接贴敷，加压包扎，24 小时后让其暴露，若 1 次不能愈合，可隔 2～4 日换贴 1 次。何时新[5]用凤凰衣、黄连等量，冰片少许研末，瓶储备用，治疗慢性溃疡效佳。

邓中伟[6]用西瓜霜、甲硝唑外敷合凤凰衣胶布缠缚法治疗臁疮 89 例（下肢慢性溃疡，俗称裙边疮、老烂腿等）取得较满意疗效。方法：根据病人创面的大小，常规消毒，待其干燥后，疮面撒西瓜霜 2.5g 加甲硝唑 0.1g 粉末，填至平溃疡周围皮肤面。取鲜鸡蛋数个，打碎后完整剥下凤凰衣，覆盖于患处（带蛋清面朝外）呈叠瓦状，其大小必须超过溃疡面 1cm，表面撒多酶片粉粒少许，外敷塑料薄膜（薄膜与凤凰衣之间不宜留有空气，以防止残留蛋清变性）。然后用长于患肢周长 3～4cm，宽 2cm 的胶布若干条，自溃疡面上缘 2cm 处开始固定。第 2 条胶布宽度的一半贴在第 1 条胶布上，另一半贴在塑料薄膜上，依次将创面封住，直到超过创面下缘 2cm 处。注意局部保暖，对于分泌物少者可每周换药 1 次，若分泌物多且有腥臭味者，应 2～3 日换药 1 次。治愈 28 例，显效 53 例，有效 8 例。本疗法方法简单，药源丰富，疗效尤佳，故得临床推广应用。

6. 压疮　用凤凰衣外敷治疗压疮，临床效验能加强局部组织营养，促进局部组织的易化扩散，增强神经与肌肉的兴奋性。具有明显的清热解毒、消炎生肌、促进愈合作用。

沈丽丽[7]用凤凰衣配庆大霉素注射液湿敷治疗中风瘫痪、长期卧床不起的Ⅲ度压疮有效。

门玉梅[8]予庆大霉素注射液 8 万～24 万 U 清洗压疮疮面，外敷凤凰衣，并用频谱治疗仪照射 30 分钟，均有一定疗效。

7. 冻伤　丁奎英[9]治疗冻疮 3 例，系双足多处Ⅱ度冻伤，面积达 0.5～1cm²，每年冬天反复发生，长达 4～6 年之久。局部用 3％过氧化氢溶液或 2％呋喃西林溶液清洗创面，去除溃疡坏死组织，并用艾条熏干。取新鲜洁净蛋壳内膜遮盖创面，使整个溃疡部分完全覆盖。根据创面愈合情况，必要时 2～3 日更换 1 次，直至痊愈。经用蛋壳内膜外敷治疗第 4 天创面渗出液明显减少，并长出新的肉芽组织，一般 10 日左右创面即可愈合。

8. 跌仆骨折　《中国动物药》[10]记载，用凤凰衣适量，研极细末，每服 5g 配合其他跌打损伤药同服，有促进骨折愈合作用。骨折迟缓愈合，凤凰衣焙干研粉，每日 3 次，每次 3g 内服，和维生素 D 同服效果更好。

9. 鼓膜穿孔　徐明怡[11]应用凤凰衣修补鼓膜取得满意疗效，共治疗 9 例病人，检查鼓膜穿孔多为紧张部中央性，不规则或圆形穿孔。方法：用 75％乙醇棉签消毒外耳道，用 1％丁卡因棉片贴于穿孔鼓膜上，10 分钟后取出棉片。用消毒细签蘸少量 50％三氯醋酸，在穿孔鼓膜周围涂一圈，见穿孔边缘发白即可。将一新鲜鸡蛋打开，用无菌手术剪修剪薄膜稍大于穿孔鼓膜形状，用文式枪状镊将凤凰衣有蛋清一面平整贴于穿孔的鼓膜上，用消毒棉球填塞外耳道。嘱病人半个月至 1 个月后来复查，在此期间不能感染、咳嗽，不能擤鼻，避免污水流入患耳内。结果 8 例 1 个月后鼓膜修复完整，1 例经 3 次修补未能修复。

10. 沙眼　凤凰衣 6 个，草决明、夜明沙、蝉蜕各 9g，以米醋将药煎汁洗眼，每日 2 次。或以凤凰衣、蛇蜕、蝉蜕各等份研极细末，点眼，每日 2 次。

11. 白内障　林吕何主编《广西药用动物》记载，凤凰衣 10 个，蛇蜕、蝉蜕、蚕纸各 25g，血余炭 15g 共烧成灰。每次 5g，每日 2 次，用熟猪肝拌食。

12. 角膜溃疡及鼻黏膜溃疡　杨仓良等编著《动物本草》记载，从新鲜鸡蛋中取出卵膜，放入 0.9％氯化钠溶液中。在患眼滴入 1％丁卡因表面麻醉后，以 0.9％氯化钠溶液冲洗结膜囊，再滴入 1∶2000U 的青霉素液，随即将剪成一定大小的卵膜，徐徐放入结膜囊中，单眼包扎。第 2 日取出卵膜，若溃疡未愈，重复再做，可治疗角膜溃疡。用此法治疗鼻黏膜溃疡，效果亦佳。

13. 鹅口疮、喉疳、乳蛾　可用凤凰衣或贴患处；或与人中白、儿茶等量，加冰片少许共研细末，吹搽患处。

14. 失音　凤凰衣 3g，桔梗、诃子肉各 6g，水煎服。[12]

15. 白喉　清王松堂《经验各种秘方辑要》载"凤凰散"治疗白喉，以凤凰衣 1.5g，青果炭、黄柏、川贝母（去心）、儿茶、薄荷 3g，各研细末，再入乳钵内研匀，加冰片 1.5g，研细和匀吹敷喉处。

16. 脚癣　新鲜鸡蛋 1 枚，取出凤凰衣，贴于洗净的脚趾缝破溃处，保留 12 小时连续 3～5 日，脚癣可愈。

17. 荨麻疹　《小儿外治疗法》蒜蝉汤：大蒜苗 30g，蝉蜕 3g，凤凰衣 10g，以水适量，同煎上药，去渣，取药液外搽。或凤凰衣研极细末，麻油调敷。

18. 带状疱疹　龙凤散：蛇蜕（烧灰）10g，凤凰衣 5g，龙须草席（烧灰）10g，研成细粉，混合均匀。取药粉适量，香油调成膏状，外涂患处。每日 2～3 次直至痊愈。多数病人用药 1 次灼痛感明显减轻，用药第 2 日皮疹停止发展，水泡干涸，3～5 日痊愈。

19. 习惯性流产　凤凰衣适量，瓦上文火焙黄，按前次流产月份提前几日用米汤冲服。每日 2 次，每次 10g，连服 5 日以上。[13]

【按语】凤凰衣是常人熟悉的鸡子白皮，功擅生肌敛疮，养阴清肺，外治多用于口疮、音哑、目翳、溃疡不愈等症。朱老则取其"以皮治皮"或"以膜治膜"之意，灵活运用于胃溃疡、十二指肠溃疡、慢性萎缩性胃炎、肠上皮化生、糜烂性胃炎、溃疡性结肠炎的治疗，在辨证论治的同时必加 8～10g 凤凰衣。如治疗胃溃疡、十二指肠溃疡有酸水者与马勃同用，既可以制酸又可保护溃疡面；如治疗慢性萎缩性胃炎与黄芪、莪术同用可益气和瘀、消滞护膜；如治疗肠上皮化生与刺猬皮同用，软坚消癥、健胃护膜；如治疗糜烂性胃炎、溃疡性结肠炎与玉蝴蝶、青黛、藤梨根同用，清热解毒、健胃护膜。总之，在治疗消化道疾病中灵活配伍均能显著提高疗效。

凤凰衣为高度胶原化纤维结缔组织，内含有高蛋白、抗生物素蛋白、抗胰蛋白酶溶解酶、多种维生素、无机物胶质及人体必需氨基酸的生物膜，且具有一定的通透性。直接贴敷于溃疡表面，能加强局部组织营养，促进局部组织的易化扩散，增加神经与肌肉的兴奋性，具有清热、解毒、止血、消炎和保护黏膜的作用，因而，它可用于治疗皮肤创伤、溃疡，可减轻创伤面的局部水肿，增加血液循环，促进肉芽组织和上皮组织生长，有利于创面愈合。

本品药源丰富、价格低廉，可充分应用。

参考文献

［1］上海中医学院. 中药临床手册. 上海：上海人民出版社，1970.

［2］巩永杰. 中西医结合杂志，2003，23（4）：271.

［3］邓中伟. 浙江中医杂志，1990，7：292.

［4］魏一鸣，等. 中医杂志，1987，28（6）：56.

［5］何时新. 浙江动物药. 浙江：金华地区卫生学校内部资料，1977.

［6］邓中伟，等. 中国民间疗法，2000，8（4）：24.

［7］沈丽丽，等. 中医外治杂志，1998，7（6）：30-31.

［8］门玉梅，等. 邯郸医学高等专科学校学报. 2004，17（4）：297-298.

［9］丁奎英. 上海预防医学杂志，1994，6（8）：41.

［10］邓明鲁，等. 中国动物药. 长春：吉林人民出版社，1981.

［11］徐明怡. 中国民族民间医药杂志，2001，（51）：220.

［12］内蒙古自治区革命委员会卫生局. 内蒙古中草药. 呼和浩特：内蒙古自治区人民出版社，1973.

［13］梅陇. 家庭中医药，2006（9）：66.

〔朱剑萍　马利杰　葛蔓萍 整理〕

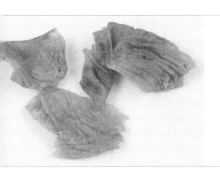

鸡内金 （《本草蒙筌》）

鸡内金，别名鸡肶胵里黄皮（《神农本草经》），鸡肶胵（《千金要方》），鸡肫内黄皮（《日华子本草》），鸡肫皮（《滇南本草》），系雉科动物家鸡的砂囊内壁。

鸡内金含胃激素、角蛋白、微量胃蛋白酶、淀粉酶和多种维生素、微量元素。药理研究显示其能使胃液分泌量、胃液酸度和消化力均增高，胃运动期延长，蠕动波增强，胃排空速率加快；动物实验显示：鸡内金生品、清炒品、砂烫品、醋制品和烘制品对小鼠胃肠推进功能有增强的趋势，提示鸡内金的消食作用并不是药物在胃内的局部作用或直接刺激肠胃运动引起的。此外，尚能加速放射性锶的排泄。

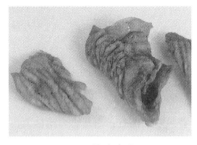

炒鸡内金

【炮制】杀鸡后，取出砂囊，剥下内膜，洗净，晒干。生用或炒用。❶砂炒鸡内金：先将砂子放入锅内用中火炒热，加入同等大小的鸡内金碎块，拌炒至棕黄色或焦黄色鼓起，酥脆，取出，放凉。❷炒鸡内金：取净鸡内金，整碎分开，置锅内，用中火加热，炒至表面呈黄色或焦黄色，取出，放凉。❸醋鸡内金：取洗净鸡内金，压碎，置锅内，用文火加热，炒至鼓起，喷醋，取出，干燥。每鸡内金 100kg，用米醋 15kg。

【药性】味甘，性平。归脾、胃、肾、膀胱经。

【功效】❶健脾消食，主治消化不良，饮食积滞，呕吐反胃，泄泻下痢，小儿疳积。❷涩精止遗，主治遗精，遗尿，小便频数。❸消癥化石，主治泌尿系结石及胆结石，癥瘕经闭，喉痹乳蛾，牙疳口疮。

【用量】❶内服：煎汤，3～10g；研末服，每次 1.5～3g，研末用效果比煎剂好；或入丸、散剂。❷外用：适量，研末调敷或生贴。

【禁忌】脾虚无积者慎服。《本草害利》：有积消积，无积消人元气，堕胎。

【前贤论述】❶缪希雍《本草经疏》：肫是鸡之脾，乃消化水谷之所。其气通达大肠、膀胱二经。有热则泄痢遗溺，得微寒之气则热除，而泄痢遗溺自愈矣。烦因热而生，热去故烦自止也。今世又以之治诸疳疮多效。❷沈金鳌《要药分剂》：小儿疳积病，乃肝脾二经受伤，以致积热为患。鸡肫皮能入肝而除肝热，入脾而消脾积，故后世以此治疳病也。❸张锡纯《医学衷中参西录》：鸡内金，鸡之脾胃也。中有瓷石、铜、铁皆能消化，其善化瘀积可知。（脾胃）居中焦以升降气化，若有瘀积，气化不能升降，是以易致胀满，用鸡内金为脏器疗法。若再与白术等份并用，为消化瘀积之要药，更为健补脾胃之妙品，脾胃健壮，益能运化药力以消积也。不但能消脾胃之积，无论脏腑何处有积，鸡内金皆能消之，是以男子痃癖，女子癥瘕，久久服之，皆能治愈。又凡虚劳之证，其经络多瘀滞，加鸡内金于滋补药中，以化其经络之瘀滞，而病始可愈。至以治室女月信一次未见者，尤为要药。盖以能助归、芍以通经，又能助健补脾胃之药，多进饮食以生血也。

【应用】

1. 胃、十二指肠球部溃疡和其他胃肠疾病　马勇[1] 报道以牛胎盘（衣）250g，鸡内金 15g，白豆蔻 10g 治疗胃和十二指肠球部溃疡。方法：将牛衣切碎片，鸡内金、白豆蔻研细共炖 1 小时，早晚各服 1 次，连服 10

日为 1 个疗程。共治疗 18 例，治愈 17 例，有效 1 例。服药期间最长 2 个月，最短为 2 周，平均 36 日。

据古籍记载，《千金要方》治疗"反胃，食即吐出，上气"，鸡肶胵烧灰，酒服。《袖珍方》治疗酒积：鸡内金、干葛（为末）等份，面糊丸，梧子大，每服 50 丸。《本草纲目》治疗噤口痢：鸡内金焙研，乳汁服之。

2. **鼓胀** 《仙拈集》载"鸡金散"治疗鼓胀：鸡内金一具，沉香、砂仁各 9g，陈香橼（去核）15g。共为末，每服 4.5g，姜汤下。

3. **儿科疾病** ❶疳积：鸡肶皮 20 个（勿落水，瓦焙干，研末），车前子 120g（炒研末）。二物和匀，以米糖溶化，拌入与食，食完即愈。忌油腻面食煎炒（《寿世新编》）。❷小儿温疟：烧肶胵中黄皮，末，和乳与服（《千金要方》）。❸小儿疣目：鸡肶黄皮擦之自落（《集要方》）。

4. **淋证** 《医林集要》治疗小便淋沥，痛不可忍，以鸡肶黄皮 15g，阴干，烧存性，作一服，白汤下。《圣惠方》载："痟肾，小便滑数白浊，令人羸瘦：鸡肶胵 30g（微炙），黄芪 15g，五味子 15g。上药，粗捣，以水三大盏，煎至一盏半，去滓，食前分温三服"。李岩等[2]报道，将鸡内金洗净、焙干、研细末，分装于 0.5g 空心胶囊内，装瓶备用治疗肾结石。每次 1g，每日 3 次，成人可酌情加量，餐前、餐后服用均可，连续服用，至结石完全排出体外为止。

5. **夜梦遗精** 公鸡肶皮 7 个，焙干为末，每服 3g，空心酒下。（《沈氏经验方》）

6. **喉闭乳蛾** 鸡肶黄皮勿洗，阴干烧末，用竹管吹之。（《青囊杂纂》）

7. **走马牙疳** 鸡肶黄皮（不落水者）5 个，枯矾 15g。研末搽。（《经验方》）

8. **口疮** 《活幼新书》以"鸡内金烧灰，敷之"治疗口疮。有报道[3]采用本法外敷（鸡内金烧灰存性，涂于溃疡面，每日 3 次）治疗口腔溃疡 72 例，全部病例涂药 2～4 次痛即愈，3～10 日溃疡面消失；亦有医家[4]用来治疗化疗后口腔溃疡，7 日为 1 个疗程。

9. 疮口不愈 《圣济总录》治疗疮口不敛及金疮："鸡内金（阴干）、槟榔（锉）、木香、黄连（去须）等份。上四味，为末贴之，取差为度"。

10. 骨结核、肠结核 鸡内金炒焦研末，每次 9g，每日 3 次，空腹用温黄酒送下。（《吉林中草药》）

11. 寻常疣 李少霞等[5]采用鸡内金对疣体表面进行摩擦，使疣体自然消除，治疗寻常疣 8 例。在治疗后的第 2 日或第 3 日疣表面开始干燥、结痂，所有病例均在 7～10 日后痂体脱落，不留瘢痕，无色素沉着，其中 5 例只摩擦 1 次便治愈。方法：先将鸡内金和疣及周围皮肤用 75％乙醇常规消毒，再用无菌针头将疣表面挑破，直至出血，尽可能深入，如疣表面的角质层较厚，可用剪刀或刀片削去，然后用鸡内金摩擦局部 2～3 分钟。摩擦力度适中，方向横、竖、环形均可，每日或隔日 1～3 次。还可在疣局部摩擦后，将部分鸡内金制成碎末，敷于创口，以创可贴包扎。如疣粒数较多，可先挑几粒最早出现、比较大的治疗，待第一批消除一周后，再酌情治疗第二批。

【按语】鸡内金擅长消积化食，消磨积滞，以乌雄者为良。所治诸证，不论小儿疳积、噤口痢疾，反胃呕吐，牙疳腹胀，乃至扁平疣、胆石、肾石等，皆为食积痰浊，积聚不化，久而成癥，气血痹阻不通所致。故可借本品消磨之力以治其本。而纯虚无积者不可用之。因其兼具收涩精气之功，故又常用以治遗精滑脱、痟肾（病名，"三消"之一，属下消）及疮口不敛等症。

参考文献

[1] 马勇. 泰山医学院学报，2007，28（1）：37.

[2] 李岩，孙向红，等. 中国中医药信息杂志，2002，9（5）：74.

[3] 孙爱片，土立宇，等. 中国民间疗法，2002，10（5）：25.

[4] 苑艳娟，苑颖娇. 新中医，2008，40（6）：115.

[5] 李少霞，冯丽娟，周彦美. 护理研究，2004，18（8）：1477.

〔廖祈祈 郭建文 潘 峰 吕光耀 整理〕

11
利水通淋药

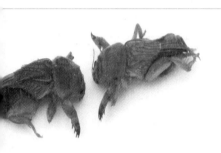

蝼 蛄 (《神农本草经》)

蝼蛄，别名土狗、蝼蝈、天蝼、仙姑、石鼠、地狗、拉蛄等，为直翅目蝼蛄科非洲蝼蛄、华北蝼蛄的干燥全体。

蝼蛄含精氨酸、胱氨酸、组氨酸、赖氨酸、牛磺酸、谷氨酸等 15 种氨基酸，以及多种酶、不饱和脂肪酸和微量元素，具有促进创面上皮细胞、新生血管再生、缩短创面愈合时间和利尿等作用。

【炮制】去头、足、翅，生用研末或入煎剂。亦可瓦片焙干，文火加热，至老黄色，有香气溢出为度。陶弘景曾谓其"自腰以前甚涩，能止大小便；自腰以后甚利，能下大小便。"现代研究证实须去头、足、翅方有利水作用。

【药性】味咸，性寒，无毒。入胃、膀胱经。

【功效】❶利水通便，用于水肿，小溲不利，尿路结石。❷消痈解毒，用于痈肿恶疮、淋巴结核、小儿疳积等症。❸下胞衣，出肉中刺，用于胞衣不下。❹促进皮肤黏膜创面愈合。

【用量】❶内服：煎剂用 6～12g；如作散剂，每次 1～2g，每日 3 次，效果较汤剂为著。❷外用适量，研末调涂。

282

【禁忌】蝼蛄是一味利水通便的佳药，配合蟋蟀并用，则其效更彰。但对虚弱病人用量宜小，或伍以补益之品始妥，诚如朱丹溪指出的："蝼蛄治水甚效，但其性急，虚人戒之。"

【前贤论述】❶《神农本草经》：味咸寒，主产难，出肉中刺，溃痈肿，下哽噎，解毒，除恶疮。❷《日华子本草》：水肿，头面肿。❸《本草纲目》：利大小便，通石淋，治瘰疬骨哽。❹朱震亨：治口疮甚效。

【应用】

1. 水肿　蝼蛄（去头、足、翅），文火焙微干脆，研细末，每服 2g，温开水或米汤送下，每日 3 次。凡水肿而体气不太虚弱者均可用，服后尿量增加，大便可由干转稀，次数增多，肠鸣而并不腹痛。一般可连续服用 5～7 日。体虚者可用黄芪、党参各 15g 煎汤送服。

张孟林[1]运用附姜蝼蛄散治肾阳虚顽固性水肿也取得较好疗效。以蝼蛄 100 条（焙干），淡附子 50g，淡干姜 30g，共研细末，分成 30 包，每次 1 包，每日 2 次。

【病例】褚某，男，14 岁，学生。患肾炎 3 年，近年水肿加重，用西药利尿药，水肿时消时复，面色苍白，面目水肿，畏寒，尿少。尿化验：蛋白（++），管型（+），舌淡胖嫩，脉沉细。配上方，服 2 日，尿量增多。服 7 日水肿消尽。尿蛋白（±）。

2. 尿潴留　蝼蛄用于腹部手术后膀胱麻痹引起的尿潴留甚效。宋许叔微《本事方》用蝼蛄、蜣螂虫 7 只，新瓦焙焦黄，研末，白开水一次送服，治二便闭结有速效。今人以之治肠及膀胱麻痹而引起之二便不通亦效，可以相互参证。

【病例1】徐某，男，40 岁，干部。于 1975 年 3 月 26 日入院，在腰麻下施行阑尾切除术，术后 3 小时少腹胀痛欲尿，历 4 小时仍不能排出，呻吟不已。给蝼蛄（去头、足、翅）20 只煎汤一小碗顿服，1 小时后排尿 1000mL，腹胀痛随之缓解。

〔按〕此为南通市第一人民医院高志清医师提供，据述已应用数十例，均获良效。如作散剂，每服 2～3g 亦可。

产后尿潴留乃妇女产后血虚气弱、膀胱气化失职所致。前者为患病之本，但气血难以速生；后者为患病之标，而标甚急，急需通小便。丁勇[2]使用蝼蛄一味，直入主题，药证相契，力专效宏。

【病例 2】刘某，女，24 岁，工人。1998 年 8 月 28 日就诊。足月产后第 3 日，小便不通。病人为初产妇，产时第 2 产程延长，产钳助产。产后因排尿困难，小便点滴不出，妇产科予以导尿。但 2 日多后虽然取出了导尿管，病人小便仍然难以排出。时下病人已经半天未排小便，小腹胀满不适，倦怠自汗，烦躁不安，因为担心会增加尿量而拒绝饮食，舌淡苔薄。处方及治疗：晚间路灯下捉蝼蛄 9 只，去掉头、翅及足，锅中微炒，加水煎汤约 120mL，乘热服下。药后 50 分钟左右病人小便顺利排出，当夜终于轻松而眠。

〔按〕 产后使用蝼蛄，其一因其利尿作用确凿，民间又有其治产后癃闭的效验传闻。其二是《名医别录》记载蝼蛄"无毒"，且现代药理研究及临床报道均证实了这一点，产妇服用无碍。其三是产妇年轻且产前体健，虽产时气血受损，但产后已两日有余，其身体得到一定程度上的调整和恢复，无实质性的气弱体虚征象。故用蝼蛄汤治疗，果然获得佳效。

姜国军报道[3]用大剂量蝼蛄治疗截瘫后尿潴留疗效满意。治疗 7 例病人均为外伤致脊髓横断截瘫引起的尿潴留，采用蝼蛄粉治疗前均排除膀胱、下尿道器质性病变和梗阻。方法：蝼蛄粉 5g，温开水送服，每 4 小时用药 1 次，小便畅通后再继服 2 次。结果：7 例病人治疗后均恢复自主控制排尿，其中 2 日后恢复者 1 例，3 日后恢复者 3 例，4 日后恢复者 2 例，6 日后恢复者 1 例。

外伤引起尿潴留，蝼蛄 2 只，蟋蟀 1 只，菊叶 10g，共捣烂揉成丸，以金钱草 120g，煎水送服。

3. 肝硬化腹水 此症属中医鼓胀范畴，根据虚实论治，虚则从脾肾入手，实则清热利湿，而不宜猛峻攻逐；但如腹水较甚，小便欠利，则需攻补兼施。章次公先生尝用下方，屡收佳效：蝼蛄（去头、足、翅）、蜘蛛各 2 对，黄芪 9g，䗪虫 4.5g，研细末，分 4 次服，每日 2 次。可以连续服用。

〔按〕此方配伍甚佳，蝼蛄得蟋蟀其利水消胀之功益著；䗪虫活血化瘀，消癥散结；黄芪补气利水，缓和上药，合而扶正祛邪，标本并顾。

无锡陶念唐[4]治疗肝硬化腹水经验，有万人以上病例，疗效可靠。用蝼蛄 20g，盐炒黄柏、盐水炒知母各 10g，肉桂 5g（后 3 味为滋肾通关丸），内服外敷均可。内服将上约共研细末，每服 10g，6 小时 1 次；外敷将上药细末适量，加葱 7 根，生姜少许，共捣成饼，纳脐部，外用布扎之，6～8 小时更换 1 次。

王贯中[5]用蝼蛄（焙）20g，大青蛙 1 只，砂仁、木香各 6g，大腹皮、党参各 15g，黄芪 20～30g，鳖甲（煅）、茵陈、马鞭草各 20g 治疗本病。用法：先将砂仁、木香纳入青蛙腹内，用泥封固，火煅全泥枯为度。取青蛙及内药，加蝼蛄、鳖甲共研细末，用上方煎水冲服。适用于鼓胀腹大，青筋暴露，尿量减少，饮食纳差，胁肋胀痛，面色黧黑，肝功能异常，清蛋白、球蛋白倒置者。用此法加减治疗肝硬化失代偿期腹水，有明显的利水消肿作用，促进肝功能恢复。

4. **慢性肾炎、尿毒症**　慢性肾炎及尿毒症是指肾炎缠延已久，迭治乏效，导致肾衰竭，而精神萎靡，头眩视眊，嗜睡食少，经常泛呕，小便短少，周身浮肿，苔少质淡滑、舌体瘦薄而细长，脉沉细或细数。朱老认为，此属脾肾两虚，命门火衰，水气泛滥，浊阴上逆，正虚邪盛之危候。治宜温肾补脾、疏肝理肺、益火之源以消阴翳，则肾阳得振，脾胃健运，气化水行，而诸证自已。

湖北中医学院张梦依氏制订"白扁豆散"治疗本病，以白扁豆 300g，赤小豆 240g，焦白术、白茯苓、熟附子、泽泻、麻黄、桂枝、炒白芍、炒黄柏、车前子、木通、陈皮各 60g，炒知母、炒地肤子、炒麦芽各 120g，甘草、细辛、干姜各 30g，蝼蛄（去头、足、翅）、䗪虫各 36 只，同炒，以扁豆焦枯为度，共研极细末，瓷瓶密储。每次 6～9g，以米汤调服，最好干嚼，以少量温开水送服，每日 3 次，服完一料为 1 个疗程，重病可连服 3 个疗程。女性病人可于本方内加入茺蔚子、泽兰、当归各 60g，效果更好。解放军一九〇医院曾以此方试治 130 例均有显效。在病情危急时，可先服肾炎重症方之汤剂（麻黄 4.5g、白术、白芍、陈皮、木通、熟附子各 9g，知母、泽泻、炒地肤子、车前草、茯苓各 12g，细辛 3g，桂枝 4.5g，生姜 3 片，可随症损益），后继服此散为是。张氏认为，此时若投微量轻剂，则力小邪不能祛；若用大量重剂，则力猛正不能胜。故重用温中利湿、养胃健脾之白扁豆为主，佐以行水消肿之赤小豆，散结消胀之大麦芽，逐水去瘀之蝼蛄、䗪虫，合入治肾炎重症之效方。乃重症轻提，急药缓用，补而不滞，行而不峻，如能坚持服用，不急于求成，多能转危为安，并有得到完全治愈的。这是经验之谈，值得学习，但在病情危急时，要中西医结合，协力抢救。病情稍转稳定后，再以此散巩固善后，以求根治。

【病例】田某，男，31 岁，孝感县白河区人。慢性肾炎多年，面、肢反复浮肿，尿蛋白经常阳性，住院治疗无效。于 1969 年 10 月 28 日就诊，予本方白扁豆散，初服一料，浮肿全消，尿检多次，蛋白完全消失，继服本方一料痊愈。

5. 钢铁屑哽喉疼痛　以蝼蛄炙研末，每用 1.5g，温水调匀滴入喉中，自可获效。

6. 胞衣不下　产后胞衣不下，困极腹胀，《延年方》用蝼蛄 7 只，水煮 20 分钟，温服。

7. 尿路结石　蝼蛄 4～7 只，焙干研末，开水调服，米酒为引，每日 1 次。

8. 急性皮肤损伤　铁钉、竹木刺、玻璃刺伤皮肉，取蝼蛄 5～10 只，红糖 15～24g，共捣烂敷之，3～6 小时后，异物可自行退出。另一方加川续断 15g，冰片 0.6g，效更佳。

【病例】成某，男，25 岁。劳动时不慎为竹篾刺入肉内，拔之难出，又不愿手术，即予上法，敷后约 3 小时许，竹刺即退出。局部涂甲紫而愈。

9. 淋巴结结核　《本草纲目》引《救急方》用蝼蛄 7 只生取肉，入丁香 7 粒于壳内，烧过，与肉同研，用纸花贴之，治疗颈淋巴结结核。

吴克纯[6]用蝼蛄蛋治颈淋巴结结核，方法：将鸭蛋锥一个小孔，蝼蛄 1 只装入蛋内用火纸叠为 7 层，清水浸湿，将蛋裹住，置细灰火内烧熟，除去蛋壳后内服，每日早上服 1 个，连服 7～14 个。

【病例】吴某，男，13 岁。于 1980 年 5 月，左颈部起淋巴结结核 7 个，大小不一，按之疼痛，推之可移动。经中西医治疗效果不好，按上法制蝼蛄蛋内服，连服 7 个，瘰疬全消。

刘广起[7]以类似方法（蝼蛄鸡蛋）治疗 20 例淋巴结结核均获得痊愈。临床观察本药没有不良反应，服药期间，不需要服其他药物。

10. 小儿疳积　上述蝼蛄蛋也可治疗小儿疳积。

【病例】陈某，男，3 岁。1980 年 9 月 3 日诊见羸瘦，肚大青筋暴露，触之如石，仅食蝼蛄蛋 3 个，积消食增，逐日康复。

【按语】蝼蛄，俗名土狗，为农村常见害虫。其主要功效在于利尿消肿，对于急性实证癃闭，肾炎、肝硬化导致的水肿疗效显著。从《神农本草经》到现代，都得到印证。但其利尿消肿的药理作用仍未得到可信的数据支撑，需要进一步研究，究竟是没有去头足翅的原因，还是研究方法不得当？比如，蝼蛄对于水肿的病人（动物模型）有效，而健康的人（或实验动物）无效？进行动物实验时需考虑到这一点。

不但在中国，而且在国外，蝼蛄都得到重视及深入研究。早在第二次世界大战时，许多受伤的士兵伤口不易愈合，就使用蝼蛄的油浸出液外涂促进创面愈合。最近德国学者进一步研究发现，蝼蛄中的甲酯亚油酸可促进创面内皮细胞及新生血管的再生，大大缩短了创面的愈合时间。这可能是中医记载蝼蛄可拔入肉铁钉、竹木刺、玻璃的原因之一。

参考文献

[1] 张孟林. 湖南中医杂志，1987，(4)：52.

[2] 丁勇. 医学理论与实践，2002，15 (10)：1141.

[3] 姜国军. 国医论坛，2001，16 (3)：34-34.

[4] 孟景春. 江苏中医，1995，16 (9)：21.

[5] 王贯中. 现代中医药，2004 (3)：52-52.

[6] 吴克纯. 四川中医，1984，3：17.

[7] 刘广起. 辽宁中医杂志，1988，3：47.

〔郭建文　潘　峰 整理〕

蟋 蟀 《本草纲目》

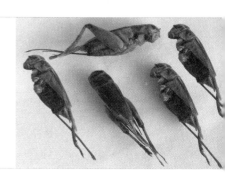

蟋蟀，别名促织（《广雅》），将军（《纲目拾遗》），夜鸣虫（《中药志》）等，为蟋蟀科动物蟋蟀的干燥全虫，广泛分布于全国大部分地区。

蟋蟀含棕榈酸、硬脂酸、油酸、亚油酸、亚麻酸等多种脂肪酸，精氨酸、赖氨酸等多种氨基酸，以及多种胍基化合物。药理研究具有扩张血管、降低血压、退热以及兴奋膀胱括约肌、缓解输尿管痉挛等作用。

【炮制】秋季捕捉，沸水烫死，晒干或焙干备用。

【药性】味辛咸，性微温。无毒。归膀胱经。

【功效】❶利水消肿，用于小便不利、水肿。❷助产，用于难产。❸发痘疹，用于痘疹不畅。❹兴阳起废，用于阳痿。

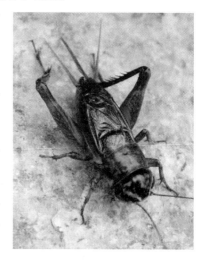

【用量】❶一般用作汤剂每日用 6～10g；治疗癌性胸腹水通常用 10～15g。偶见轻微腹泻，未见其他不良反应。❷焙研细末吞服，每次 1.5～2g，其较汤剂为胜。

【禁忌】对本品过敏者及孕妇忌服。体虚便溏者慎用。

【前贤论述】❶《本草纲目拾遗》：性通利，治小便闭。❷《药性考》：能发痘。

【应用】

1. 尿潴留　凡小便不通，小腹胀痛者，可用蟋蟀 1 只，瓦焙干为末，白滚汤下；小儿半只即通。《现代实用中医药》载叶橘泉氏治老人尿潴留方：蟋蟀、蝼蛄各 4 只，生甘草 3g，煎汤服，每日 3 次。

〔按〕蟋蟀性通利，以利尿见长，故不论跌仆损伤致气血瘀滞尿潴留，还是老年肾气匮乏之尿潴留均可奏效。古人用蟋蟀，喜成对使用，甚至要求原配成对，现行因药材难以按此要求，故按克称量，未见疗效减弱。本品利尿消肿作用甚为显著，对膀胱麻痹之尿潴留及慢性肾炎之尿少，均有效。据报道，它能对抗因碱性药和水分摄入引起的液体潴留，所以对尿毒症亦有助益。

2. 慢性肾炎　症见小便短涩不利，面肢浮肿，合并腹水者，章次公先生用焙蟋蟀、炙蝼蛄（去头、足、翅）各 30g，焙干共研细末，分 30 包，每日 1 包，分 3 次服。并以黄芪 15～30g 煎汤送服（如阳虚甚者，加熟附子、淫羊藿各 12g），攻补兼施，效果甚佳。

也可以蟋蟀、蝼蛄、琥珀各 2g，沉香 1.2g，干品共研细末，作 1 日剂量，分成 2 次服用。此法效力颇宏，用于慢性肾炎、肾病综合征、尿毒症时均可收效。

3. 肝硬化腹水　"复方蟾酥胶丸"：蟾酥 0.8g，蟋蟀、蝼蛄各 2g，地龙 8g，分别焙干研细，混匀，分装 40 个胶囊。每日 4 次，每次 2 粒。有利水消胀之功。

4. 肝肾综合征　凡肝肾综合征而致的黄疸腹水，昏迷嗜睡，神情淡漠，苔浊腻，脉细弦，证属湿浊蒙蔽心神者，可用化湿、泄浊、开窍之品。如石菖蒲、郁金、远志、竹沥、半夏各 9g，陈胆南星 6g，沉香片 1.5g，茯苓 12g。如腹满、尿少者，可再用蟋蟀、琥珀各 1g，沉香 0.6g，研末吞，每日 2 次，有利尿、消胀之效。

5. **恶性肿瘤并发浆膜腔积液** 多用于恶性肿瘤合并胸腹水症，此类浆膜腔积液比较顽固，常规方法治疗疗效不佳，蟋蟀力峻猛，煎剂用至 10g 以上可取得较好疗效。治疗胸水宜配伍葶苈子、猪苓、泽漆、桑白皮，治疗腹水宜配伍蝼蛄、楮实子、茺蔚子、茯苓、大腹皮等增加疗效，且需坚持较长时间方能获满意效果。

【病例】陈某，男，39 岁，景德镇人。因"呕血伴黑便 1 个月余"由门诊拟"贲门癌术后"于 2008 年 12 月 17 日收住入院。病人 2008 年 10 月 28 日无明显诱因出现呕血伴黑便，至慈溪市人民医院查胃镜示：贲门癌。11 月 11 日行"贲门切除术"。术后呕血伴黑便症情缓解，未化疗。刻诊：左侧胸腹部麻木，轻微疼痛，纳差，消瘦，舌淡红、边有齿痕、苔薄白，脉细小弦。查体：浅表淋巴结未触及肿大，皮肤巩膜无黄染，左下肺语颤减弱、呼吸音消失，叩呈实音，未闻及明显干、湿啰音。心率 72 次/分，律齐，未闻及病理性杂音，腹平软，无明显压痛、反跳痛，肝脾肋下未及，墨菲征阴性，移动性浊音阴性。血常规：RBC $3.62 \times 10^{12}/L$，Hb 102g/L，PLT $178 \times 10^9/L$，WBC $5.6 \times 10^9/L$，N 0.69。本院 B 超：肝区光点稍增粗，分布欠均匀；左侧胸腔积液（左侧胸腔内见液性暗区，约 45mm）。诊断为"贲门癌术后，左侧胸腔积液"。辨证属"正虚邪恋，悬饮停滞"。药用：扶正消癥汤加全荞麦 60g，鱼腥草、葶苈子、藤梨根、蒲公英、生白术各 30g，猪苓、党参各 20g，蟋蟀 15g，泽漆、桑白皮、蜈蚣粉、姜半夏各 10g，连服 30 剂。复查 B 超：左侧胸腔内液性暗区约 25mm。因左侧腰部疼痛，予加炙延胡索 30g，继续服用 30 剂。复查 B 超：左侧胸腔内未见液性暗区，乃继续巩固服药。

6. **阳痿** 以熟地黄、淫羊藿各 12g，炙蟋蟀 1 对，锁阳、肉苁蓉各 9g，紫河车、甘草各 4.5g，水煎服或作丸剂。另可用蟋蟀、蜻蜓各 20 只，狗肾 1 个焙干，共研细末，每次 0.6～0.9g，兑酒服。

7. **难产** 炙蟋蟀 1 对，研细末，温水送下，治子宫阵缩无力之难产。

8. **糖尿病** 蟋蟀 9 只，新瓦焙干为末，每日分作 3 次，黄酒少许冲服。连服 14 日为 1 个疗程。

【按语】 蝼蛄与蟋蟀均为利水消肿药，但蝼蛄性寒而力较猛，蟋蟀性温而稍缓。前者多用于体质壮实者，后者体气偏虚者亦可用。临床上遇各种水肿、二便不利者，以两者并用，其效益宏。蝼蛄不仅能利小便，且兼通大便，故脾虚便溏者当慎用。蟋蟀性温，能兴阳事，配合温肾助阳药，善治阳痿。凡水肿而体虚者，与培益之品同用，可收攻补兼施之妙。

〔马璇卿 整理〕

12
化痰定喘药

猴 枣（《药物出产辨》）

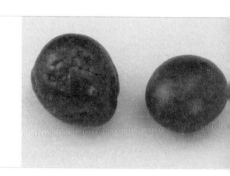

猴枣，别名猴子枣、羊肠枣（《药物出产辨》），猴丹（《中国医学大辞典》）等，为猴科动物猕猴或短尾猴等的内脏结石，分布于广东、海南、广西、江西、福建、湖南等地和长江流域大部，青藏高原及山西、河南、河北等地亦有零星分布。

猴枣含钙盐，猴胆石含牛黄胆酸、牛磺酸脱氧胆酸、甘氨胆酸、牛黄熊脱氧胆酸、胆甾醇等。

【炮制】四季均可捕捉。捕杀后，剖腹，取出肠胃中的结石，于通风处晾干后砸开，除去杂质，研粉，过 100 目筛。

【药性】味苦、微咸，性寒。无毒。归心、肺、肝经。

【功效】❶清热镇惊，豁痰定喘，主治痰热喘咳，小儿惊风，痰厥，咽痛喉痹。❷解毒消肿，外治瘰疬，痰核，痈疽。

【用量】❶内服：研末，0.3~1g，不入煎剂。❷外用：适量，醋调涂患处。

【禁忌】《广西药用动物》：妊娠期忌服。

【前贤论述】❶《饮片新参》：治虚喘，化痰纳气，治惊痫。❷《中国医学大辞典》：治惊痫，小儿急惊，痰厥，热痰；疗痈疽，瘰疬，痰核，横痃。❸《广西药用动物》：清热镇惊，豁痰定喘，解毒，消肿。主治痰热惊痫，小儿急惊、瘰疬。

【应用】

1. 小儿上呼吸道感染　陈丽[1]报道在常规综合治疗的基础上加用琥珀猴枣散治疗小儿上呼吸道感染，疗效较佳。琥珀猴枣散的服法：小于100天患儿每次0.1g，每日3次；100天至1岁每次0.15g，每日3次；1～2岁每次0.3g，每日2次，疗程3日。与对照组单纯采用常规综合治疗比较，治疗组总有效率95%，对照组总有效率75%，两组比较差异有统计学意义（$P<0.01$）。

2. 小儿肺炎　庄帝钱等[2]对120例肺炎患儿经常规抗感染及祛痰止咳治疗7日后，肺部湿啰音仍无吸收者，同时加用口服琥珀猴枣散及东莨菪碱注射液静脉滴注治疗。琥珀猴枣散服法：年龄<100天每次0.1g，每日3次；≤1岁每次0.15g，每日3次；≤2岁每次0.3g，每日2次；2～7岁每次0.3g，每日3次；7～11岁每次0.6g，每日2次。东莨菪碱注射液0.01～0.03mg/kg，静脉滴注，每日2～3次，观察湿啰音吸收时间。结果：治疗组总有效率为92.5%，对照组总有效率为82.5%，两组差异有统计学意义（$P<0.01$）。

3. 小儿毛细支气管炎　马明方[3]在治疗组和对照组均采用激素、氨茶碱解痉平喘止咳，适当用抗生素及抗病毒药物、必要时给予吸氧等治疗。治疗组加用猴枣散口服，每次1/2～1支，每日2次，连用3～5日。治疗组总有效率为90%，对照组总有效率为80%，两组比较差异有统计学意义。

4. 小儿支气管哮喘　张敏[4]运用猴枣散治疗小儿支气管哮喘，每次0.12g口服，每日3次，1周为1个疗程，停用其他治哮喘药。观察38例患儿，年龄最小3岁，最大12岁，结果：治愈18例（47.4%），有效17例（44.7%），无效3例（7.9%），总有效率为92.1%。

高幼琴等[5]用自拟清肺泄痰猴枣汤灌肠治疗小儿咳喘症，基本方：麻黄、炙枇杷叶各6g，杏仁、桑白皮、葶苈子各10g，淡黄芩、川贝母、生大黄（后下）各3g，地龙5g，冬瓜仁15g，猴枣散（兑入）2支（每支0.36g），再随症加减。用法：每日1剂，煎前先浸泡半小时，煎2次汁混合。取药液约150mL，兑入猴枣散搅匀，冷却至37℃左右，早晚分2～3次灌肠。结果：观察98例，治愈47例，显效49例，无效2例，总有效率为98.0%。

5. 癫痫　任方雄[6]用猴枣散治疗癫痫41例，年龄最小的6个月，最大的42岁。经治疗3个月后，3年内未复发，脑电图显示正常者有12例；经治疗6个月后，3年内偶发1次，智力未受影响，脑电图显示正常者有8例；经治疗6个月后，3年内癫痫发作明显减少，平均每年发作1～3次，脑电图异常者有15例；经治疗8个月后，3年内癫痫发作未见减少，脑电图提示异常者有6例。总有效率为84%。

【按语】猴枣清热镇惊，豁痰定喘，解毒消肿，主治痰热喘咳，小儿惊风，痰厥，咽痛喉痹。外治用于瘰疬、痰核、痈疽等症。朱龙喜将本品用于哮喘属痰热者，或清热豁痰良方猴枣散用于痰热诸症。

参考文献

[1] 陈丽. 儿科药学杂志，2006，12（3）：56.

[2] 庄帝钱，等. 中医中药，2008，5（19）：86.

[3] 马明方. 浙江中西医结合杂志，1997，7（5）：267.

[4] 张敏. 上海中医药杂志，2006，40（11）：42.

[5] 高幼琴，等. 浙江中医杂志，2001，36（3）：109-110.

[6] 任方雄. 实用中医药杂志，1995，5：14.

〔李　靖　整理〕

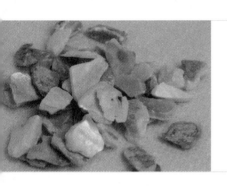

海蛤壳 (《神农本草经》)

海蛤壳，别名蛤壳（《饮片新参》），为帘蛤科动物青蛤、文蛤等几种海蛤的贝壳，我国沿海均有分布。含碳酸钙、甲壳质等。

【炮制】❶蛤壳：取原药材，洗净干燥，研碎或研粉。《普济方》云：研如面，水飞。❷煅蛤壳：取净蛤壳，置无烟的炉上或置适宜的容器内，煅至酥脆，取出放凉，打碎。《直指方》：烧灰存性，为末。

【药性】味咸，性平。归肺、肾、胃经。《药性论》谓："味咸，有小毒。"

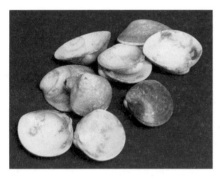

文蛤之壳

【功效】❶清肺化痰，主治痰热咳嗽。❷软坚散结，主治瘿瘤，痰核。❸利水消肿，主治湿热水肿，淋浊带下。❹制酸止痛，主治胁痛，胃痛泛酸。❺敛疮收湿，主治臁疮湿疹。

【用量】❶内服：煎汤，10～15g，或入丸、散。❷外用：适量，研末撒或调敷。

【禁忌】脾胃虚寒者慎服。《本草经集注》谓："蜀漆为之使。畏狗胆、甘遂、芫花。"

【前贤论述】❶《神农本草经》：主咳逆上气，喘息，烦满，胸痛寒热。❷《新修本草》：主十二水满急痛，利膀胱、大小肠。❸《日华子本草》：治呕逆，阴痿，胸胁胀急，腰痛，五痔，妇人崩中，带下病。❹《本草纲目》：清热利湿，化痰饮，消积聚，除血痢，妇人血结胸，伤寒反汗，抽搦，中风瘫痪。❺《本草求真》：与江海淡水蚌壳不同，功与牡蛎相似，但只有敛涩化坚解热之力，故能消痰止嗽治肿。❻《本草汇言》：病因热邪痰结气闭者宜之，若气虚有寒，中阳不远而为此证者，切勿轻授。❼《雷公炮炙论》：凡修事（海蛤），于浆水中煮一伏时后，即以地骨皮、柏叶二味，又煮一伏时，后于东流水中淘三遍，拭干，细捣，研如粉，然后用。凡一两，用地骨皮二两，并细研，以东流水淘取用之。凡使海蛤，勿用游波蕈骨，其虫骨真似海蛤，只是无面上光。其虫骨误饵之，令人狂走……只以醋解之。❽《唐本草》：海蛤，此物以细如巨胜、润泽光净者好，有粗如半杏仁者，不入药用。亦谓为耳蛤，粗恶不堪也。❾《本草拾遗》：按海蛤是海中烂壳，久在泥沙风波淘涵，自然圆净。有大有小，以小者久远为佳。文蛤是未烂时壳犹有文者，此乃新旧为名，二物元同一类。❿《梦溪笔谈》：文蛤即吴人所食花蛤也。魁蛤即车螯也。海蛤今不识，其生时但海岸泥沙中得之，大者如棋子，细者如油麻粒。黄白或赤相杂，盖非一类。乃诸蛤之房，为海水磨砺光莹，都非旧质。蛤之属其类至多，房之坚久莹洁者，皆可用，不适指一物，故通谓之海蛤耳。

【应用】

1. 痰饮心痛 明楼英《医学纲目》以海蛤（烧为灰，研极细粉，过数日，火毒散，用之）入瓜蒌（蒂穰同研）内，干温得所为丸，每服五十丸。

2. 水肿咳逆上气、坐卧不得 宋王怀隐《太平圣惠方》以海蛤一两（细研），葶苈子一两（隔纸炒令紫色），汉防己一两，杏仁一分（汤浸，去皮、尖、双仁，麸炒微黄），甘遂一两（煨令微黄），桑根皮一两（锉），捣罗为末，以枣肉和，捣二三百杵，丸如梧桐子大。每于食前，以大麻子汤下七丸。

3. 水气头面浮肿，坐卧不安或嗽喘 海蛤（捣研如面）一两，甘遂三分（为末，绢罗如面，用白面和作剂），郁李仁（汤浸去皮，微炒，研）一两一分。上三味，以桑根白皮一两，用水二升煮，如嫩，即加干枣三十枚，擘破，同煮取一升，去滓，取入前件药，和，如作索饼法，煮令熟，看冷暖得所，空腹服食。须臾快利，小便甚多。勿怪。（《圣济总录》海蛤索饼）

4. 小儿咳喘 咳嗽痰多，海蛤壳、半夏、桑白皮、苏子、贝母各10g，瓜蒌15g，水煎服。容福庆常以三拗汤加青黛、海蛤壳等治疗小儿哮喘。[1]

5. 血痢内热 宋刘禹锡《传信方》以海蛤末二钱，蜜水调服，每日2次。

6. 瘿瘤 宋赵佶《圣济总录》记载，海蛤（研）、人参、海藻（马尾者，汤洗去咸，焙）、白茯苓（去黑皮）、半夏（水煮一二沸，去滑、切、焙）各半两。上五味，捣罗为散。每服一钱匕，入猪靥子末一钱匕，甜藤一尺（去根五寸取之），甘草一寸，水五盏，同煎取一盏半，分三次。每次调散二钱匕，临卧服。

7. 鼻出血 宋杨倓（《杨氏家藏方》）以蛤粉一两研极细末，槐花半两炒焦，研为末，每服一钱，新汲水调下。如小儿只用半钱。兼治便血不止，不拘时候。

8. 淋巴结结核、甲状腺肿大 用海蛤壳12g，海藻、牡蛎各15g，夏枯草18g，水煎服。

9. 乳头破裂 清鲍相璈《验方新编》用胭脂和蛤粉，以水调敷。

10. 小儿佝偻病或因缺钙而痉挛抽搐 刘玉兰等用海蛤壳、炮穿山甲片、炮鳖甲片各等份，蜂蜜适量。将前三味研极细粉，炼蜜为丸，以米汤送之，每服10g（小儿减半），每日2次。

11. 小儿疳水，肿满气急 明朱柿《普济方》用海蛤、泽泻、防己各一分，萝卜子三十粒共为末。三岁一钱，酒调下，连进二服，小便利即效。

12. 百日咳　海蛤壳、青黛少许，研极细粉，冲服。

13. 妇人伤寒血结胸膈，揉而痛不可抚近　《类证活人书》海蛤散以海蛤、滑石、甘草（炙）各一两，芒硝半两，捣罗为散，每服二钱，鸡子清调下。

14. 外阴炎、外阴湿疹、外阴溃疡　煅蛤粉 250g、漳丹 250g，冰片 25g（冰蛤散）。上药研成细粉，用液体石蜡合成药膏。清洗患部后，将上药涂于患部，覆盖纱布，每日 2 次。（注：漳丹即铅丹）

【按语】海蛤壳味咸，性平，归肺、肾、胃经。功效清肺化痰，软坚散结，利水消肿。主治痰热咳嗽，瘿瘤，痰核，湿热水肿，淋浊带下；并能制酸止痛，敛疮收湿，主治胁痛，胃痛泛酸，以及臁疮、湿疹。

〔洪宏喜　徐　凯 整理〕

参考文献

[1] 朱志华，等. 光明中医，2009，24（8）：1442.

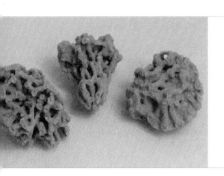

海浮石 《《本草从新》》

海浮石，别名水花（《本草拾遗》），海石（《丹溪心法》），水泡石（《东医宝鉴》），浮海石（《玉楸药解》），浮水石（《医林纂要》），羊肚石（《药材资料汇编》）等，为火成岩类岩石浮石的块状物或胞孔科动物脊突苔虫、瘤苔虫等的骨胳，产于浙江、福建、广东。一般由铝、钾、钠的硅酸盐所成，因多采自海水，可能含有氯、镁等物质。

【炮制】洗净晒干，研碎。煅海浮石：取净海浮石置沙罐内，置炉火中煅透，取出放凉，研碎。

【药性】味咸，性寒。入肺、肝经。

【功效】❶清肺火，化老痰，主治痰热喘嗽，老痰积块。❷软坚散结，主治瘿瘤，瘰疬，疝气，疮肿，目翳。❸通淋，主治淋证。

【用法】❶内服：入汤剂 10～30g，先煎；或入丸、散。❷外用：研末撒或水飞点眼。

【禁忌】虚寒者忌服。

【前贤论述】❶朱丹溪：清金降火，消积块，化老痰。❷《本草纲目》：除上焦痰热，止咳嗽，软坚，清其上源，故又治诸淋，消瘿瘤结核疝气，下气，消疮肿。❸《本草拾遗》：主渴。❹《日华子本草》：止渴，治淋，杀野兽毒。❺《本草衍义》：水飞，治目中翳。❻《本草正》：消食，消热痰，

300

解热渴热淋，止痰嗽喘急，软坚癥，利水湿。

【应用】

1. 咳嗽 《太平圣惠方》载：浮石二两捣碎为末，炼蜜和丸如梧桐子大，每服以粥饮下十丸，日三四服，可治卒咳嗽不止。1992 年 4 月 10 日《中国中医药报》常毅敏介绍用本方治疗肺癌发热咳嗽有效。

《医学从众录》载："海浮石滑石散"可治疗一切风湿燥热，咳嗽痰喘，方药：海浮石、飞滑石、杏仁各四钱，薄荷二钱，上为极细末，每服二钱，用百部煎汤调下。

2. 消渴 《本事方》治疗消渴：❶浮石、青黛各等份，麝香少许。上细末，每服一钱，温汤调下。❷神效散：白浮石、蛤粉、蝉壳（去头、足）各等份。上细末，用鲫鱼胆七个，调三钱服，不拘时候。

3. 淋证 ❶《仁斋直指方》海金散治血淋，小便涩痛：黄烂浮石为末，每服二钱。生甘草煎汤调下。❷《千金方》治石淋：浮石，使满一手，下筛，以水三升，酢一升，煮取二升，澄清服一升，不过三服。亦治嗽，淳酒煮之。

4. 尿路结石 周思宪[1]报道加味四石台金汤（海浮石、石韦、穿破石、滑石各 30g，乌药、路路通各 15g，鸡内金、琥珀各 10g）随症加减。治疗输尿管结石 35 例，除 2 例改为手术治疗外，其余 33 例排出结石 14 例，结石位置下移或者缩小（经 X 线照片）18 例，无效 1 例。

5. 膀胱癌出血 常毅敏以海浮石 30g，粳米 60g，小米 10g，大枣 15 枚组方治疗膀胱癌出血。方法：海浮石先煎 30～50 分钟，过滤去渣，加入粳米、大枣、小米，煮至米熟枣烂。每日 1 次，连服 3 个月。本方也可治疗癌性盗汗，咳嗽咳痰。

6. 疝气 ❶《仁斋直指方》海金散以黄烂浮石为末，每服二钱，木通、灯心、赤茯苓、麦门冬煎汤调下。❷《丹溪心法》用海石、香附为末，生姜汁调下。亦治心痛。

7. 甲状腺腺瘤 谢亚强[2]运用消瘿汤（海浮石、玄参各 18g，海藻、昆布、土贝母、天葵子各 15g，川芎、首乌各 9g，八月扎 10g）为主随症加减。治疗甲状腺腺瘤 22 例，用药 1～5 个月，治愈 2 例，显效 7 例，有效 12 例。

8. 乳腺小叶增生　杜心伟[3]报道用柴胡、赤芍、枳壳、青皮、王不留行、莪术、海藻、海浮石、夏枯草各 15g，甘草 5g 组成消癖饮，治疗 96 例乳腺小叶增生。结果：治愈 81 例，显效 9 例，好转 6 例。

刘家放等[4]用消瘿散结汤（海浮石、冬瓜皮各 30g，海藻、昆布、金银藤、水红花子各 15g）治疗甲状腺良性肿物，每日 1 剂，20 日为 1 个疗程。治疗 31 例，结果：总有效率 58％。临床证明，本方能使肿物消失或缩小。

9. 疮疡　❶《普济方》载"耆老丹"治疗疮、发背、恶疮，用白浮石半两，没药二钱，共为细末，醋糊为丸如桐子大，每服六丸，冷酒送下。"没药散"治耳底有脓：海浮石一两，没药一钱，麝香一字为细末，每用半字，吹入耳中。❷《儒门事亲》治痔疮久不愈：海浮石（烧红醋淬数次）二停、金银花一停，同为细末，每服二钱半，如签茶一般，日二服。服法：疮在上，食后服；在下，食前服。

10. 慢性咽炎　王保亮等[5]报道用全瓜蒌 25g，海浮石 15g，麦冬 12g，败酱草 30g，蝉蜕、桔梗、桃仁各 10g，大黄、甘草各 3g，水煎服。

11. 声带小结　余增福[6]用"开音方"治疗声带小结 47 例，药用海浮石、瓜蒌仁、赤芍、牡丹皮、泽兰、川贝母各 10g，蝉蜕 4.5g，木蝴蝶 1.5g，生甘草 6g。水煎服，每日 1 剂，每日 2 次。结果：治愈 15 例，好转 25 例，无效 7 例。

【按语】海浮石清肺火，化老痰。传统用于痰热喘嗽，老痰积块。因其软坚散结之功，近尝用于治疗尿路结石、乳腺增生、甲状腺腺瘤、声带小结等病，拓展了本品的使用范畴。应当注意，本品性寒味咸，故虚寒者不宜服用。

参考文献

［1］周思宪. 实用医学杂志，1991，7（2）：90.

［2］谢亚强，等. 浙江中医学院学报，1989，3：21.

［3］杜心伟. 四川中医，1990，8（11）：44.

［4］刘家放，等. 北京中医 1991，（5）：36.

［5］王保亮，等. 河南中医，1988，（6）：33.

［6］余增福. 安徽中医学院学报，1991，10（3）：20-30.

〔熊　霸　徐　凯　整理〕

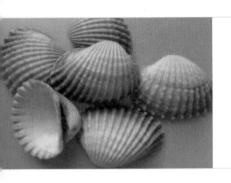

瓦楞子 (《本草备要》)

　　瓦楞子，别名蚶壳 (《本草拾遗》)，瓦屋子 (《岭表录异》)，瓦垄子 (《丹溪心法》)，蚶子壳 (《本草蒙筌》)，为蚶科动物毛蚶、泥蚶或魁蚶的贝壳。分布于我国渤海、黄海、东海及南海沿海地区。

　　瓦楞子主要含碳酸钙、磷酸钙等，尚含少量镁、铁等无机元素和硅酸盐、硫酸盐、氯化物及有机质。

　　【炮制】秋、冬至次年春捕捞，洗净，置沸水中略煮，去肉，干燥。❶生瓦楞子：拣净杂质，洗净晒干，研碎即成。❷煅瓦楞子：取拣净杂质的瓦楞子，装入砂罐内，上盖一口稍小的锅，缝隙处用黄泥封严，不使漏气，上面锅底贴一白纸并压以重物，煅至所贴白纸变黄。或将瓦楞子放坩埚内或其他器皿中，在无烟的炉火中煅至红透，取出晾凉，研碎即可。

　　【药性】味甘咸，性平。归肝、脾、胃经。

　　【功效】❶消痰化瘀，软坚散结，主治瘰疬，瘿瘤，癥瘕痞块，顽痰久咳，外伤出血，冻疮及烫火伤。❷制酸止痛，主治胃痛吐酸，牙疳。

　　【用量】❶内服：煎汤，9～15g，宜打碎先煎；研末，每次1～3g；或入丸、散。❷外用：适量，煅后研末调敷。

　　【禁忌】《本草用法研究》：无瘀血痰积者勿用。

　　【前贤论述】❶《日华子本草》：烧过醋淬，醋丸服，治一切血气，冷气，癥癖。❷《日用本草》：消痰之功最大，凡痰隔病用之。❸《丹溪心法》：能消血块，次消痰。❹《本草纲目》：连肉烧存性，研敷小儿走马牙疳；咸走血而软坚，故瓦楞子能消血块，散痰积。❺《医林纂要》：去一切痰积、血积、气块，破癥瘕，攻瘰疬。❻《本草蒙筌》：消妇人血块立效，虽癥瘕并消；逐男子痰癖殊功，凡积聚悉逐。❼《本经逢原》：与鳖甲、䗪虫，同为消痞母之味，独用醋丸，则消胃脘痰积。

【应用】

1. **胃脘痛** 瓦楞子常用于各种胃病导致的胃脘疼痛，尤其表现为空腹而作，食后缓解，伴嗳气、泛酸等症，西医诊断属糜烂性胃炎、十二指肠炎和胃及十二指肠球部溃疡者。如由瓦楞子等组成的"溃疡散"：黄芪、党参、白芍、川楝子、延胡索、浙贝母、煅瓦楞子各3份，白及2份，三七1.5份，上药共研极细末，过筛，混合。每日3次，每次6g，温开水送下，亦可将药末分装胶囊吞服。巫君玉[1]曾治疗16例胃及十二指肠溃疡，愈合者10例，溃疡面缩小者3例，控制症状者2例，无效1例。

邹素琼[2]介绍治疗胃脘痛验方：炒瓦楞子、海螵蛸、炙刺猬皮各10g，九香虫7g，荆芥炭5g。适应证：胃脘疼痛，刺痛拒按，痛处固定不移，反复发作，吞酸欲呕，嗳气频作，心下痞闷，嘈杂不适，舌苔薄黄，脉象弦细。本方调血以和气，治在血而行在气。

孙一民[3]采用已故名老中医施今墨经验方"软坚汤"加味治疗胃柿石。软坚汤药物组成：瓦楞子一两，海浮石三钱（二味用醋煅同打），杭白芍一两，柴胡三钱（二味用醋炒），广皮炭三钱，炒枳壳二钱，苦桔梗二钱，香附三钱。水煎服。作者以软坚汤加减联合健脾丸交替使用治疗1个月余，症状消失，复查胃内未见肿块。

2. **晚期血吸虫病肝脾肿大** 翁允辉[4]用"瓦楞子丸"对晚期血吸虫病肝脾大和轻度腹水病人92例进行诊治。经过追踪复查，肝脏缩小有效率达93%，脾脏缩小有效率达86.6%。药物组成：瓦楞子18g，穿山甲6g，生雷丸9g，生水蛭9g，桃仁6g，莪术6g，三棱6g，泽泻18g，枳实9g，白术 7.5g，鳖甲 15g，鹤虱 12g，阿魏 7.5g，北柴胡 4.5g，生黄芪 9g，当归 6g，杭芍 9g，海藻 18g。制法：❶瓦楞子、鳖甲、穿山甲三味先用砂炮后再用醋浸烘干和药研粉。❷莪术、三棱二味醋制，阿魏醋泡另炖溶解，桃仁带皮，水蛭晒干研粉（不用炒的）。❸除阿魏醋泡另炖外，其他各药研粉和阿魏先炼，然后用蜂蜜再炼为丸，如绿豆大。服法：每日 3 次，每次 15g，温开水送下，空腹服。小孩 15 岁以下减半。服丸药注意事项：①服药丸时只能用低盐饮食。②孕妇忌服。③服药丸 10 日后要停药 3 日，3 日内可补服补血汤（生黄芪 30g，当归 6g）3 剂，然后再继续服瓦楞子丸。④体质虚弱的病人慎用或不用，用药丸前应先服补血汤几剂后方可服用瓦楞子丸。⑤有出血史的病人要追问出血时间。在一两年内有出血者可先服补血汤几剂，然后服瓦楞子丸；如果在最近半年内有出血，要慎用或不用。⑥一般无不良反应，有些体质虚弱的病人感到头眩、全身酸痛，但这种情况很少发生。

【病例】黄某，男，45 岁，农民，福清茶亭区人。1956 年 4 月 1 日入院，自述前年至今发冷发热，断续发作。左上腹部发现痞块坚硬，已八九年，现逐渐增大。体力渐弱，劳动力丧失。头晕，食欲差，面色黧黑，贫血，舌苔白浊，腹胀大，卧床不起。每日大便四五次，便稀无脓血，脉象数中带虚。粪便检查无异常。血液检查：红细胞 $2.71×10^{12}L$，血红蛋白 55g/L，白细胞 $9.2×10^9/L$，中性 0.51，淋巴 0.40，嗜酸性 0.09，黄疸指数 5U。肝肋下 5cm，脾肋下 27cm。4 月 9 日开始服用"瓦楞子丸"，经过 16 日，诸症逐渐改善，腹胀消失。粪便检查阴性，红细胞 $2.71×10^{12}L$，血红蛋白 55g/L，白细胞 $8.3×10^9/L$，中性 0.62，淋巴 0.31，嗜酸性 0.01，黄疸指数 5U。肝脏摸不到，脾脏缩小了 16cm，脾坚度变软。连服药丸 29 日，食欲增加。出院后 1 个月再来院复诊，自述体力增加，能挑 50kg 重担。颜面潮红，全身肥胖。再经 6 个月追踪观察，在洋中农业社参加生产，得了全劳力工分，自述能挑 60kg 重担。检查脾脏，左锁骨中线肋缘下缩小了 22cm。

3. 肿瘤 何佑生等[5]运用养阴软坚法治疗肿瘤，选用养阴软坚中药，如瓦楞子、海蛤壳、海螵蛸、牡蛎、龙骨、玳瑁、珍珠母各 15～30g，海底柏 10～20g，磁石 20～30g，再随症加减。本类药物在使用过程中，均需要先煎 10～15 分钟，再放入其他药物继续煎煮。

陈孝明[6]使用"抑癌散"等治疗晚期胃癌疼痛。方药：瓦楞子、白术、半夏各 30g，木香、血竭各 9g，雄黄 6g。混合研粉，分成 30 份，每次 1 份，开水冲服，每日 3 次，同时服蛋白吸附斑蝥素 1 剂。其疗效主要表现为疼痛缓解或减轻，食欲改善，睡眠较好。

4. 尿路结石 周燕麟[7]报道采用"石溶排"治疗尿路结石。方药：金钱草 30～60g，海金沙（包）、海浮石（打）、滑石块、石韦、瓦楞了（打、先煎）、车前了（包）、牛膝、茯苓各 15g，枳壳、赤芍各 12g，桃仁 9g，冬葵子 20g，青皮 10g，桂枝 3～9g，溶石散（生鸡内金、芒硝）6g，甘草 3g。本方具有清热通淋、活血化瘀、软坚散结、行气通络、利湿温肾之功效，主治尿路结石。其中滑石配瓦楞子，如施今墨先生所谓滑石重"利"，瓦楞子重"化"，可增强清热利湿之效。

5. 颈淋巴结结核 刘志军[8]自拟"软坚消结汤"治疗颈淋巴结核 87 例，方药：瓦楞子 60g（先煎），土贝母 15g（捣碎），玄参、夏枯草、蒲公英各 30g，僵蚕（捣碎）、制没药、生南星各 12g，全蝎、炮穿山甲（捣碎）、白芥子（捣碎）、山慈菇（捣碎）各 10g。水煎服，每日 1 剂。结果：治愈 74 例，有效 11 例，无效 2 例，总有效率 97.8%。

【病例】仲某，女，25 岁，工人。1981 年 5 月 15 日初诊，左颈部淋巴结肿大半年，曾在本市诊为"颈淋巴结核"。予青霉素、链霉素治疗无效，建议手术切除，病人拒绝，要求中药治疗。查：左颈部淋巴结肿大，成串珠状，大者 4cm×4cm，小者 2cm×2cm、1cm×1cm 三四枚，质硬，表面光滑，皮色不变，边界不清，推之移动。伴神情抑郁，消瘦，食少，经量少，舌质黯、苔薄白，脉弦。化验检查：白细胞 $11×10^9$/L，中性 0.40，淋巴 0.52，血沉 38mm/1h 末，血红蛋白

307

10g/L。此属痰郁火毒瘀血积聚，法当化痰破瘀，解毒软坚。上方水煎服，每日 1 剂。服药 35 剂，肿块完全消失，随访 7 年未发。

6. 烧伤 周旭东[9]用瓦楞油治疗烧伤 50 例，均获治愈。制法：取瓦楞子、菜油等量，将瓦楞子研细末后配油，装容器内高温消毒备用。方法：烧伤部位清创后用纱布吸干创面，均匀涂药，暴露。换药时用 3％过氧化氢溶液及 0.1％～0.2％苯扎溴铵顺次清洗局部，用无菌敷料或棉签吸干后涂药，每日 1～2 次。如有感染，在去除痂皮及脓液后涂药。室温低时，可加用烤灯。其余按烧伤常规治疗处理（面积在 10％左右无感染的创面不用抗生素）。"瓦楞油"治烧伤能缩短渗出时间和促进愈合，创面大小均可适用。每日换药 2 次效果更佳。涂药区有凉爽感，病人易接受。

【按语】瓦楞子的功效主要为化痰散结和制酸止痛。前者用于治疗瘰疬、瘿瘤、癥瘕痞块、顽痰久咳、肝硬化伴肝脾大、恶性肿瘤、淋巴结核、结石等；后者适用于胃痛吐酸，如慢性胃炎、消化性溃疡等病。制酸止痛时宜煅用。

参考文献

[1] 巫君玉. 中医杂志，1989，(3)：20.

[2] 邹素琼. 湖南中医杂志，1986，(4)：39.

[3] 孙一民，等. 中医杂志，1978，(7)：47.

[4] 翁充辉. 上海中医药杂志，1958，(2)：10.

[5] 何佑生，龚正英. 北京中医，2002，(6)：11.

[6] 陈孝明. 福建中医药，1987，(1)：33.

[7] 周燕麟. 吉林中医药，1991，(2)：35.

[8] 刘志军. 河北中医，1991，(1)：9.

[9] 周旭东. 四川医学，1982，(1)：44.

〔高　想　张锋莉　周晓明　陈达灿 整理〕

13
补肾培本药

阿 胶 《神农本草经》

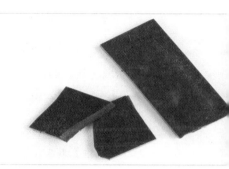

阿胶，别名傅致胶（《神农本草经》），盆覆胶（陶弘景），驴皮胶（《千金·食治》），为马科动物驴的去毛之皮经熬制而成的胶。

阿胶是一类明胶蛋白，水解可产生多种氨基酸，主要有甘氨酸、脯氨酸、谷氨酸、丙氨酸、精氨酸、天门冬氨酸、赖氨酸、苯丙氨酸、丝氨酸、组氨酸、半胱氨酸、缬氨酸、甲硫氨酸、异亮氨酸、亮氨酸、酪氨酸、色氨酸、羟脯氨酸、苏氨酸等。并含近 20 种元素：钾、钠、钙、镁、铁、铜、铬、锰、锌、锡、铅、银、镍、钼、锶、钡、钛、锆、铂。药理实验表明，阿胶具有升高红细胞和血红蛋白的作用，促进造血功能；能升高白细胞、血小板和升高血氧含量；有扩张微血管、扩充血容量、降低全血黏度和降低血管壁通透性的作用；能增加血清钙的含量，改善人体内钙的平衡，促进钙的吸收；并有止血、抗疲劳、抗休克、抗辐射、抗肌痿、耐寒冷、提高肌体免疫功能、利尿消肿等作用。在临床上既可单味使用，又可以配伍应用，还可以通过饮食疗法达到强身健体、延缓衰老、延年益寿的作用。已有研究表明，阿胶对抑制和杀伤癌细胞具有明显效果，说明阿胶具有抗肿瘤和增强免疫功能的作用。

309

【炮制】将驴皮置水中漂泡，每日换水 1～2 次，至能刮毛时取出，刮去毛，切成小块，再用清水如前漂 2～5 日，置锅中水煎。煎熬约 3 昼夜，待液汁稠厚取出，加水再煎，如此反复 5～6 次，煎至胶质提尽，去滓。将煎出的胶液过滤（或加入明矾细末少许）静置，使杂质沉淀，滤取清胶液，用文火浓缩（或在出胶前 2 小时加入适量黄酒及冰糖），至呈稠膏状时，倾入凝胶槽内，待其自然冷凝，取出切成长方块，阴干。每块重约 30g 或 60g，小块重约 4.5g。可制成❶块阿胶：取原材料，捣成碎块或烘软切成小块。❷阿胶珠：先将蛤粉置锅内加热，至轻松时放入切好的骰形小块阿胶，炒至鼓起成圆珠形，呈黄白色，立即取出筛去蛤粉，放凉即成。

【药性】味甘，性平。入肺、肝、肾经。

【功效】滋阴，补血，安胎。治虚劳咳嗽，血虚、吐血、衄血、便血，妇女月经不调、崩中、胎漏。

【用量】5～10g。

【禁忌】脾胃虚寒呕吐泄泻者忌用。

【前贤论述】❶《神农本草经》：主心腹内崩，劳极洒洒如疟状，腰腹痛，四肢酸疼，女子下血。安胎。久服益气。❷《名医别录》：（主）丈夫小腹痛，虚劳羸瘦，阴气不足，脚酸不能久立，养肝气。❸《药性论》：主坚筋骨，益气止痢。❹《千金·食治》：治大风。❺孟诜：治一切风毒骨节痛、呻吟不止者，消和酒服。❻《日华子本草》：治一切风，并鼻渊、吐血、肠风、血痢及崩中带下。❼《珍珠囊》：补肺，补虚。❽《本草纲目》：疗吐血、衄血、血淋、尿血，肠风，下痢。女人血痛、血枯，经水不调，无子，崩中，带下，胎前产后诸疾。男女一切风病，骨节疼痛，水气浮肿，虚劳咳嗽喘急，肺痿唾脓血，及痈疽肿毒。和血滋阴，除风润燥，化痰清肺，利小便，调大肠。❾《纲目拾遗》：治内伤腰痛，强力伸筋，添精固肾。❿《本草正》：实腠理，止虚汗，托补痈疽肿毒。

【应用】

1. 血液病

（1）贫血：姜成田等[1]用山东平阴阿胶与即墨老酒配制的阿胶老酒治疗贫血病人 20 例，获一定疗效。用法：每次 50～100mL，每日两次，早晚佐餐服，观察治疗时间为 60 日。结果：20 例贫血病人治疗前平均血红蛋白（10.20±2.9）g/L，治疗后（12.13±1.7）g/L。证明阿胶老酒液能明显提高血红蛋白含量（$P<0.02$）。

谢德[2]报道采用阿胶口服液治疗小儿缺铁性贫血 52 例，取得较好疗效。方法：全部患儿口服阿胶口服液（含党参、阿胶、白术、茯苓、怀山药、山楂、大枣、蜂蜜等，每支 10mL）治疗，每次 1 岁 5mL，3 岁 10mL，大于 8 岁 20mL，每日 3 次，观察 2 个月。结果：❶本组治疗后血红蛋白测定为 95～130g/L，平均 112g/L，较治疗前平均增加 18g/L；头发微量元素 Fe 值 6.6～29.8mg/g，平均 19.2mg/g。❷治愈 15 例，好转 32 例，无效 5 例，总有效率 90%。

金安萍[3]采用阿胶调鸡蛋治疗缺铁性贫血。方法：取阿胶 10g 捣成细末，鸡蛋 1 个打碎置于小碗内。加黄酒、红糖适量，搅拌，加水少许，隔水蒸成蛋糊，每日 1 次（经期或大便溏薄时停服）。连续服用 30 日后，自觉症状明显好转。再服 30 日，血红蛋白升高至 102g/L，脸色红润，体重增加，症状消失。

（2）白细胞减少：以归脾丸、复方阿胶浆治疗白细胞减少症 27 例，并与西药组 20 例作对照，疗效满意。[4]方法：治疗组均口服归脾丸 8 丸，每日 3 次；复方阿胶浆 1 支，每日 3 次。对照组口服维生素 B_4、叶酸 10mg、脱氧核苷酸钠 40mg，均每日 3 次。两组病例治疗期间停服其他有提升白细胞作用的药物。结果：治疗组 27 例，显效 10 例，有效 13 例，无效 4 例，总有效率 88.9%；对照组 20 例，显效 6 例，有效 6 例，无效 8 例，总有效率 60%。

杨旭才等[5]对肿瘤化疗病人中断化疗后立即给予复方阿胶浆 20mL 口

服，每日 2 次，并合用鲨肝醇等西药。治疗化疗后白细胞减少症 100 余例，总有效率 92.9%。

曾屈波等[6]以阿胶为主药，配合党参、熟地黄、山楂等补气养血健脾药物组成"复方阿胶浆"，治疗进展期胃癌术后化疗引起的白细胞减少及贫血病人 45 例，并与单纯化疗的对照组 42 例进行对照。结果：治疗组 1 年、2 年化疗完成率明显高于对照组（$P<0.01$，$P<0.005$），白细胞计数下降幅度低于对照组（$P<0.01$），血红蛋白均有不同程度升高。认为复方阿胶浆用于胃癌术后化疗的辅助治疗，对预防和治疗化疗药物引起的白细胞减少及改善贫血有较好疗效，对胃癌术后化疗的顺利完成有积极作用。

（3）血小板减少：魏东等[7]用大剂量阿胶治疗肿瘤化疗后引起血小板（PLT）减少症 30 例，并与复方阿胶口服液组（对照组 1）和静脉输注成分血小板组（对照组 2）各 30 例比较。方法：治疗组化疗后 7 日外周血 PLT$<50\times10^9$/L，即口服阿胶 20～30g（加适量开水蒸化，餐后服用），每日 2 次；对照组 1 化疗后 7 日外周血 PLT$<50\times10^9$/L，即口服复方阿胶口服液 10mL，每日 3 次；对照组 2 化疗后 7 日外周血 PLT$<50\times10^9$/L，根据 PLT 降低程度输注成分血小板 5～10 个单位不等。结果：治疗组 PLT 在治疗 5 日后均有明显增多，10 日后基本恢复正常，15 日后复查 PLT 稳定在正常值。对照组 1 在口服复方阿胶口服液 5 日后 PLT 略有增加，但不明显，10 日后 PLT 未恢复正常，15 日后 PLT 仍低于正常；对照组 2 在 5 日后查 PLT 正常，10 日后 PLT 轻微减少，15 日后 PLT 明显下降，大多低于正常。作者认为大剂量阿胶在治疗晚期肿瘤病人化疗后引起的外周血血小板减少症中有明显的刺激 PLT 再生的功能，能刺激骨髓造血干细胞，特别是巨核干细胞系造血祖细胞（CFu-Meg）的分化，并能提高骨髓外造血功能。

2. 妇产科疾病

（1）功能性子宫出血：王心好[21]报道以阿胶为主药的胶艾四物汤加减治疗功能性子宫出血病人 25 例。结果：显效 60%，有效 28%，无效 12%。

介新平等[9]对治疗组 100 例月经量多及经期头痛为主要症状，病程 1 年以上的病人采用复方阿胶浆治疗，并与对照组 30 例进行对比，疗效满意。方法：治疗组经期服用复方阿胶浆，每日 3 次，每次 20mL；对照组经期服用当归片，每日 3 次，每次 6 片，两组均以 3 个月为 1 个疗程，服用 2 个疗程，停用其他药物。结果：治疗组 100 例，服 2 个疗程复方阿胶浆后，治愈 54 例，显效 29 例，有效 14 例，无效 3 例，总有效率为 97%。对照组 30 例，服用当归片 2 个疗程后，治愈 4 例，显效 8 例，有效 12 例，无效 6 例，总有效率为 80%。

（2）习惯性流产、先兆流产：郭松河[10]以阿胶配伍莲子、糯米蒸食治疗习惯性流产 10 余例，均收到较好效果。方法：阿胶 15g，莲子（去心不去皮）15g，糯米（大米亦可）15g，置碗内加清水 300mL，蒸至后两味熟为度。莲子、糯米同汤分 1～2 次温服。

王心好[11]对有腰酸、腹痛、下坠、阴道出血等明显先兆流产症状者，采用阿胶 12g，鸡子 2 枚，红糖 30g，随症加减，文火清水炖胶，煮蛋、化糖，每日 2 次煎服，早晚各 1 次。对先兆流产无明显症状者，应从好发月份前 1 个月开始，辨证分型，固本保胎治疗。治疗先兆流产 46 例，临床治愈 41 例，无效 5 例。

（3）慢性子宫内膜炎：刘爱兰[12]自拟阿胶四物汤加减治疗慢性子宫内膜炎 18 例，方法：阿胶（烊化）、生地黄、当归各 10g，川芎 7g，炒茜草 10g，甘草 3g。气虚者加党参、黄芪；气滞者加香附；阳虚者加鹿角胶、淫羊藿；血虚者去生地黄，加熟地黄、白芍；血热者重用生地黄，加牡丹皮；瘀血者加丹参、三七；惊恐或出血后恐惧者加生牡蛎。结果：治愈（服药后阴道出血停止，伴随症状消失，3 个月经周期内无复发）13 例，有效（服药后阴道出血减少，或阴道出血停止但有复发）4 例，无效 1 例，总有效率 94.4%。

（4）围绝经期综合征：陈大蓉等[13]以黄连阿胶汤为基础加减，治疗妇女围绝经期综合征，疗效良好，不良反应少。方法：黄连 30g，阿胶 10g，白芍、首乌各 15g，制成浸膏胶囊，每粒胶囊含原生药 6g，每粒浸膏胶囊重 0.45g，每日服药量相当生药 50g。按随机单盲法对照试验将纳入病例分为治疗组 90 例，对照组 30 例。治疗组口服黄连阿胶汤制成的胶囊 3 粒，每日 3 次；对照组口服尼尔雌醇 2mg，半个月 1 次，两组连续治疗 3 个月后进行复查。结果：黄连阿胶胶囊组于服药 15 日后开始显效，尼尔雌醇组于服药 3 个月后开始显效。黄连阿胶胶囊组治疗后显效 54 例，有效 31 例，无效 5 例；尼尔雌醇组分别为 17 例、12 例、3 例。总有效率前者为 94%，后者为 90%。

（5）产后失眠：蔡爱华报道[14]以阿胶为主组成黄连阿胶汤加味治疗产后失眠 36 例，疗效满意。方药：黄连 6g，黄芩、生白芍各 10g，阿胶 12g（烊化），生地黄、熟地黄各 15g，山茱萸、酸枣仁、当归各 9g，肉桂 1.5g（后入）。上药水煎取药汁与烊化的阿胶混合，再冲入鸡子黄 2 枚搅匀后服用，每日 1 剂，分 3 次服。阴虚而火不甚旺者，减少黄芩、黄连用量，加女贞子；夜梦纷纭、易惊醒者加龙齿、珍珠母；盗汗或自汗者加龙骨、牡蛎。服药期间停用西药及其他中成药，1 周为 1 个疗程。结果：本组经 1～3 个疗程治疗后 20 例获显著疗效，15 例有效，仅 1 例无效，总有效率 97.22%。

3. 多种出血性疾病

（1）肺结核咯血：陈军等[15]用单味阿胶治疗 2 例咯血病人，其中 1 例病人突然咳嗽、咯血，每日约 100mL，夹少量泡沫样痰。无寒战、无高热和呼吸急促症状。胸片提示：①慢性纤维空洞型肺结核；②支气管感染；③肺癌。经住院治疗用酚磺乙胺、氨甲苯酸、维生素 K₁、云南白药等止血药，均未取效，后加用阿胶 15g，烊化后徐服，每日 1 剂，3 日后血渐止，1 周后咯血止。另 1 例病人诊为两肺结核（Ⅳ），在抗结核基础上给予酚磺乙胺、氨甲苯酸、维生素 K₁ 治疗，疗效不佳，后改为阿胶 10g，每日 1 剂，烊化后徐服，另外口服阿胶浆 10mL，每日 3 次，2 日后，咯血渐止。

张心茹[16]将阿胶研成细末，每日 2～3 次，每次 20～30g，温开水送下或熬成糊状饮服，治疗肺结核咯血获较好疗效。大咯血不止者，可先注射 1 次脑垂体后叶素 5～10U。治疗 56 例，结果：显效 37 例，有效 15 例，无效 4 例。总有效率为 92.7%。

（2）血尿：骆子牛[17]用单味阿胶治疗 1 例膀胱癌尿血病人，住院月余中西药治疗无果。即投予阿胶 30g，每日 1 剂，烊化后服用。次日病情即有转机，血尿渐减，5 日后小便色清，复查常规正常，1 年后随访病人健在。

4. 咳喘 刘永祥[18]采用阿胶补肺汤治疗小儿咳嗽气喘 50 例，效果满意。50 例均有咳嗽、气喘、流清涕、腹泻、指纹红紫等症。方法：阿胶 8～20g（烊化），牛蒡子 6～12g，炙甘草 6～8g，马兜铃 8～15g，人参 3～5g，糯米 20～30g（炒），每日 1 剂，加水 200mL 煎至 100mL 左右，拌阿胶冲服，每 3～4 小时 1 次，每次服 10～20mL。结果：服 1 剂治愈者 15 例，服 3 剂治愈者 8 例，服 5 剂治愈者 22 例，服 5 剂以上治愈者 5 例，总有效率为 100%。

5. 乙型脑炎脑水肿 程孝慈等[32]将阿胶冲剂用于治疗流行性乙型脑炎有明显脑水肿表现的患儿 34 例，并与西药组 34 例对照，疗效较为满意。方法：冲剂浓度在 25% 以上（控制入水量），冲剂用量按每次 0.5g/kg 酌病情 6～8 小时 1 次，连用 5～10 日，意识不清者鼻饲。有脑疝先兆者，先用小剂量甘露醇（每次 0.25～0.5g/kg，6～8 小时重复 1 次），同时冲剂治疗。治疗组一律不用激素、白蛋白、血浆、其他利尿药、抗病毒药和免疫增效药。对照组除按惯用常规"三联"（甘露醇、呋塞米、地塞米松）以外，另加用 5% 碳酸氢钠注射液纠酸、抗病毒药、免疫增效药等。结果：治疗组治愈 32 例，好转 2 例；对照组治愈 22 例，好转 12 例。两组恢复期带症状率分别为 5.88% 和 35.29%，差异显著，有统计学意义。

6. 口腔溃疡 王坤崇[20]以阿胶鸡子黄汤配合外涂鸡蛋油治疗口腔溃疡。方法：阿胶（烊化）12g，黄连、黄芩各 10g，杭芍 20g，鸡子黄（不煎）1 枚。将上药加水 1000mL 煎至 400mL，趁热冲搅鸡子黄，每日 2 次。

配合外涂鸡蛋油，1 个疗程为 19 日。结果：122 例治愈 102 例，显效 13 例，无效 7 例，总有效率为 94.3％。

7. 慢性咽炎　宁华英等[21]用黄连阿胶汤加肉桂治疗慢性咽炎 85 例取得较好疗效。方法：黄连 5～10g，黄芩、白芍各 10～15g，肉桂（后下）5g，阿胶（烊化）15g，每日 1 剂。水煎取汁约 300mL，分 2 次服，每次以热药汁冲服生鸡子黄 1 个，6 日为 1 个疗程。对照组 43 例以头孢氨苄胶囊 0.5g、泼尼松 5mg 口服，每日 3 次。疗程同治疗组。结果：治疗组临床治愈 38 例，好转 41 例，无效 6 例，总有效率 92.9％。对照组临床治愈 9 例，好转 20 例，无效 14 例，总有效率 67.5％。两组疗效的差异有统计学意义（$P < 0.01$）。

8. 外用

（1）慢性溃疡性结肠炎：尹鸿恕报道[22]阿胶外用治疗慢性溃疡性结肠炎 200 例，并与对照组 56 例口服药物比较，取得较好疗效。方法：治疗组用阿胶 20～30g，隔水加热使之软化，剪成重 1.5～2g 的小段，再分别放入沸水中待充分软化后，用手捏成椭圆形而又光滑的栓剂。用时先将栓剂 1 枚放入热水里，待其充分软化后塞入肛门，再用肛门管送入，送入深度和枚数以病人病位高低和病变范围大小及多少而定，一般 1～2 枚，每日大便后上药 1 次，7～10 日为 1 个疗程，疗程间停药 4 日。对照组 56 例用水杨酸柳氮磺胺吡啶或复方新诺明口服，部分病人还加用了输液治疗和激素。结果：治疗组治愈 118 例，有效 76 例，无效 6 例，有效率为 97％。对照组有效率为 60.6％。

（2）破溃性颈淋巴结结核：张心茹[23]将阿胶 200g 捣成粉剂，用紫外线消毒 15～20 个生物剂量。治疗前先将溃疡或窦道清创消毒，后将阿胶粉敷于创面或填入窦道，用无菌纱布覆盖创面固定，按病情每日或隔日换药 1 次。结果：11 例病人溃疡完全愈合，换药 28 次以内 10 例，34 次 1 例，随访 2 年未见复发。

（3）乳房瘘管：盛子敬报道[24]阿胶外用治疗乳房瘘管 1 例：将阿胶烘

软搓成与疮口大小的柱条，插入疮口。翌日疮面分泌明显减少，瘘道变浅，经治疗 5 次，疮口愈合。

（4）肛裂：贾美华[25]用阿胶治疗初、中期肛裂 30 例，结果全部治愈。1 个疗程治愈者 14 例，2 个疗程治愈者 11 例，3 个疗程治愈者 5 例。方法：将阿胶切成花生仁大，置 60～80℃ 热水中，浸泡 1～2 分钟，取出揉搓成条状，长约 2cm，立即送入肛内，肛外以塔形纱布及胶布封固（病人于便后及临睡前清洗肛门后用药），每日 2 次，5 日为 1 个疗程。

（5）手术后切口脂肪液化：术后脂肪液化为手术后 5～7 日伤口稍红，开始出现大量渗出金黄色脂肪颗粒及"油星"，但无脓液，不混浊。皮下形成一个较大的空洞，深达深筋膜，疼痛不明显。方法：伤口渗出消失后，取适量捣烂的阿胶，用 0.1% 苯扎溴铵浸泡，直接塞入伤口内，每 2 日 1 次，疗程 10 日。并与依沙吖啶纱条对照。结果：阿胶组 61 例治愈 50 例，显效 9 例，有效 2 例，总有效率 81.97%；依沙吖啶纱条组 39 例治愈 22 例，显效 11 例，有效 6 例，总有效率为 56.41%。说明阿胶能促进切口愈合，疗效明显优于依沙吖啶纱条，且使用阿胶起效快，用药次数少，经济方便，无毒性及不良反应。[26]

（6）皮肤慢性溃疡：李媛媛[27]用乙醇浸泡阿胶涂敷治疗下肢溃疡，获较好疗效。方法：用阿胶浸泡于 75% 乙醇内，成为冻状后覆盖溃疡创面，以达到滋润营养局部的作用，使溃疡面逐渐生长出新鲜的肉芽和皮肤。经过一段时间的换药，溃疡就可痊愈。创面在使用阿胶前要进行清创，将腐烂坏死组织去除；阿胶覆盖创面尽可能敷满，敷料包扎松紧适宜，忌过紧影响局部血液循环，也不能过松使阿胶脱离创面。

金问淇[28]用阿胶外用治疗皮肤慢性溃疡 24 例，获得良效。方法：将溃疡面清创消毒，换药前用红外线照射 10～15 分钟。另将阿胶 30g 放入钵内，加水 70mL，文火温化成膏。按创面大小将 2～3g 阿胶置于无菌纱布上，盖于创面固定。每日 1 次。结果：24 例全部治愈。一般 20 日左右即愈，最长者 90 日，最短者 21 日。

6. 冬令进补[29]

（1）阿胶稠冻：阿胶 250g，砸碎，加黄酒 400mL，浸泡 2～3 日呈海绵状，略加水烊化，加入黑芝麻、核桃仁适量（烧熟后，砸碎成豆粒状），加上冰糖 250g，蒸 1 小时不断搅拌，放凉成冻。每日早晚各 2 匙，温水冲服即可。此方适宜有腰膝酸软，畏寒怕冷，耳鸣，耳聋和血虚肾亏等症的人群。

（2）阿胶牛奶：将阿胶粉碎成细粉状，每次取 3g 置于牛奶杯中，边加边搅拌，使阿胶粉充分溶于牛奶中，温服。口感香甜绵软，回味悠久。此法简便易行，有养血滋阴、润肠通便的作用。适宜当今的职业女性兼有血虚证的人群。

（3）阿胶糖浆：先将阿胶块砸碎，取 10～20g，放入碗中，加入水至多半碗，上锅蒸软。用筷子反复搅拌直到阿胶烊化，再加入冰糖或红糖和蜂蜜。搅拌均匀，即可服用。此方适用于有缺铁性、营养性贫血或失血过多、久病耗血、经多不调等症的人群。产后妇女冬令进补此方尤宜。

（4）阿胶枣：取优质阿胶约 10g，砸碎后放入大碗中，加入少许水和黄酒（红葡萄酒和桂花陈酒更好）盖好盖子入锅蒸至阿胶全部化开，加入少量红糖后出锅。将上等小枣 250g 放入微波炉中加热 2 分钟后，将枣倒入装阿胶的大碗中，拌匀，使枣子表面裹上薄薄的一层阿胶浆。然后放盘中晾干即得。此种服用方法老少皆宜。阿胶有补血、滋阴、润燥、止血等多种功效，红枣不仅营养丰富含有多种维生素和有机酸，有很好的食疗效果。冬令每日吃几个阿胶枣补血养颜，益智乌发，增强体质。

【按语】阿胶甘，平，入肺、肝、肾经。功效滋阴、补血、安胎。主治虚劳咳嗽，血虚吐血、衄血、便血，妇女月经不调，崩中，胎漏等症，历来为妇科要药。现代常用于治疗血液系统和出血性疾病、妇科疾病，并可外用于溃疡诸症，又为冬令滋补良品。对肿瘤病人既能补血强壮，又有抗癌作用，可配合应用。唯脾胃虚寒、呕吐、泄泻者忌用。

参考文献

[1] 姜成田，等. 山东中医杂志，2000，19（6）：338.

［2］谢德. 广东医学，1998，19（6）：474.

［3］金安萍. 中国民间疗法，1996，（2）：47.

［4］王世宏，等. 中成药，1999，21（8）：414.

［5］杨旭才，等. 实用中西医结合杂志，1993，（6）：334.

［6］曾屈波，等. 广西中医学院学报，2000，17（1）：11.

［7］魏东，等. 成都中医药大学学报，2002，25（1）：23.

［8］王心好. 山西中医，1987，3（2）：35.

［9］介新平，等. 洛阳医专学报，1997，16（4）：261.

［10］郭松河. 中西医结合杂志，1989，9（3）：41.

［11］王心好. 实用中西医结合杂志，1994，（2）：87.

［12］刘爱兰. 江西中医药，1996，（2）：123.

［13］陈大蓉，等. 中国实验方剂学杂志，1997，3（2）：6.

［14］蔡爱华. 中国民间疗法，2001，9（2）：43.

［15］陈军，等. 现代中西医结合杂志，2000，9（4）：362.

［16］张心茹. 辽宁中医杂志，1987，（9）：39.

［17］骆子牛. 新中医，1995，（2）：17.

［18］刘永祥. 吉林中医药，2001，（2）：32.

［19］程孝慈，等. 临床神经病学杂志，1995，8（3）：155.

［20］王坤崇. 辽宁中医杂志，1991，（6）：37.

［21］宁华英，等. 贵阳中医学院学报，1997，19（2）：14.

［22］尹鸿恕. 中医杂志，1990，（3）：41.

［23］张心茹. 辽宁中医杂志，1987，（9）：39.

［24］盛子敬. 中成药，1994，16（6）：53.

［25］贾美华. 四川中医杂志，1993，（8）：41.

［26］侯凯军. 南京大学学报（医学版），2002，30（1）：82.

［27］李媛媛. 浙江中西医结合杂志，1994，4（4）：48.

［28］金问淇. 中华妇产科杂志，1959，（5）：43.

［29］陈国中，等. 浙江中西医结合杂志，2008，18（10）：649.

〔张锋莉 周晓明 高 想 整理〕

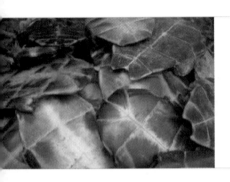

龟 甲 （《神农本草经》）

龟甲，别名神屋（《神农本草经》），龟壳（《淮南子》），败龟甲（《小品方》），龟筒（《本草衍义》），龟下甲（朱丹溪），龟版（《本草纲目》），龟底甲（《药品化义》），龟腹甲（《医林纂要》）等，为龟科动物乌龟的背甲及腹甲，以质干、板上有血斑、块大无腐肉者为佳。

龟甲含18种氨基酸、10多种无机元素、骨胶原、角蛋白等。药理研究表明能提高免疫功能，有效降低甲亢型大鼠的甲状腺功能，纠正交感神经系统兴奋状态，降低血浆黏度，加速血液流动，明显提高痛阈。对子宫有兴奋作用，对脑缺血后的神经损伤有保护作用，对骨质疏松雌性大鼠有一定治疗作用，并具有延缓衰老作用。

【炮制】全年皆产，以8～12月产量最多。捕捉后杀死，取其腹板，刮净筋肉，晒干，称为"血板"；若将乌龟用热水煮死，取腹板，去净筋肉晒干则称为"烫板"，习惯认为血板质佳。❶龟甲：原药材用水浸泡，置锅内蒸45分钟取出，放入热水中，即用硬刷除净皮肉，洗净，晒干。❷醋龟甲：取净河沙置锅内，用武火炒热，加入净龟甲片，拌炒表面黄色酥脆时，取出，筛去沙子，立即投入醋中淬之，捞出，干燥。每龟甲片100kg，用醋20kg。❸酒龟甲：取净河沙置锅内，武火炒热，加入净龟甲片，拌炒表面黄色酥脆时，取出，筛去沙子，趁热放入酒内淬酥，捞出晒干。每龟甲片 100kg，用酒 18kg。

实验表明，龟甲炮制前后，蛋白质含量基本相近。但炮制后蛋白质的煎出率显著提高，煎煮 3 小时后，炮制品蛋白质煎出率是生品的 14 倍。[1]

【药性】味咸甘，性微寒。归肝、肾、心经。

【功效】❶滋阴潜阳，补肾健骨，主治骨蒸潮热，盗汗遗精，头晕目眩，手足蠕动，腰膝痿弱，小儿囟门不合。❷补心安神，主治惊悸失眠，健忘。❸固经止血，主治月经过多，崩中漏下。

【用量】❶内服：煎汤，10～30g，先煎；或熬膏；或入丸、散。❷外用：适量，烧灰研末或掺油调敷。

【禁忌】孕妇或胃有寒湿者忌服。《本草经集注》谓其"恶沙参、蜚蠊"，《药对》云其"畏狗胆"，《本草备要》言其"恶人参"。

【前贤论述】❶《神农本草经》：主漏下赤白，破癥瘕，疟疾，五痔，阴蚀，湿痹，四肢重弱，小儿囟不合。❷《名医别录》：主头疮难燥，女子阴疮，及惊恚气，心腹痛，不可久立，骨中寒热，伤寒劳复，或肌体寒热欲死，以作汤良，益气资智，小使人能食。❸《药性论》：灰治脱肛。❹《四声本草》：主风脚弱，炙之，末，酒服。❺朱震亨：补阴，主阴血不足，去瘀血，止血痢，续筋骨，治劳倦，四肢无力。❻《本经逢原》：烧灰酒服，治痘疮。❼《本草纲目》：治腰脚酸痛。补心肾，益大肠，止久痢久泄，主难产，消痈肿。烧灰敷臁疮。❽《本草通玄》：龟甲咸平，肾经药也。大有补水制火之功，故能强筋骨，益心智，止咳嗽，截久疟，去瘀血，生新血。大凡滋阴降火之药，多是寒凉损胃，唯龟甲益大肠，止泄泻，使人进食。

【应用】

1. 结核 《中国动物药》记载治疗骨结核、肺结核、淋巴结结核等，有两法：❶龟甲烧存性，研细末，枣泥为丸，每服 10g，每日 2 次，连服 2 个月；❷龟甲研细末，用凡士林或香油调敷患处，每日换药 2 次，用于治疗淋巴结结核。

周丽英等[1]报道内服复方全蝎散、外敷龟甲膏治疗 30 例经过长期治疗无效而自行溃破的淋巴结结核病人。方法：❶复方全蝎散：全蝎、蜈蚣、水蛭各 100g，粉碎后，瓶装备用。成人每服 3g（小儿酌减），每日 3 次，温开水吞服，或装入胶囊内吞服，10 日为 1 个疗程，可连服 3～6 个疗程。服药期间忌辛辣之物与饮酒，禁止性生活。❷龟甲膏：龟甲 100g，研成细粉，与凡士林或香油混合调配，即成龟甲膏。对于①已溃破或已形成瘘管的病灶，用 0.9％氯化钠溶液棉球或 3％过氧化氢溶液洗涤创口，敷上药膏。②未溃破而有溃破倾向的病灶，在病变部位敷上药膏，6 个疗程后判定疗效。结果：治愈 18 例，显效 9 例，无效 3 例，总有效率为 90％。治愈及显效者，随访 5 年均未复发。

《广西药用动物》记载以龟 1 只，黄泥包好，放在糠火内煨干，捶烂。每包 25g，每次 1 包，温开水送服。可治咯血，孕妇忌服。

2. 疮疡　无名肿毒，对口疗疮，发背流注，无论初起、将溃或已溃，《梅氏验方新编》"龟蜡丹"以血龟甲一整块，白蜡 30g。将龟甲安置炉上烘热，将白蜡渐渐掺上，掺完甲自炙枯，即移下退火气，研为细末。每服 9g，每日 3 次，黄酒调下，以醉为度。服后必卧，得大汗一身。《急救方》以生龟甲一只取壳，醋炙黄，煅存性，出火气，入轻粉、麝香，葱汤洗净，搽敷，治臁疮朽臭。

3. 崩漏　孙思邈《千金方》治崩中漏下赤白不止，气虚竭，用龟甲、牡蛎各三两，酒服方寸匕，日三。

4. 带下　赤白带下，或时腹痛，《医学入门》用"龟柏姜栀丸"：龟甲三两，黄柏一两，干姜（炒）一钱，栀子二钱半。上为末，酒糊丸，白汤下。

5. 习惯性流产　张采霞[2]采用自拟龟甲保胎饮治疗习惯性流产。方法：龟甲（先煎）、当归身、山药各 20g，枸杞子、黄精、菟丝子、桑寄生、续断、白术各 15g，炒白芍、砂仁、羌活各 12g，川芎、杜仲各 10g。阴道下血多者加阿胶 10g（烊化），仙鹤草、地榆炭各 15g；偏气虚者加黄芪 20g；寒者去黄精加木蝴蝶 10g、艾叶炭 8g；腹痛明显者炒白芍加至 30g、甘草 6g；少腹下坠去砂仁加升麻 10g、党参 15g；精神紧张者加生牡蛎 20g（先煎）；频繁呕吐者加竹茹 10g。每日 1 剂，早、晚餐后服。症状明显者，服至症状消失为止。为巩固疗效，服药时间要超过以往流产时间。再根据病情，每月服 2～4 剂，以善其后，至足月分娩。共治疗 59 例，治愈 56 例（95％），无效 3 例（5％）。保胎成功者服药最少 16 剂，服药最多 38 剂。

6. 阳痿　赵丙治[3]以复方天麻龟甲汤治疗阳痿 43 例。方法：天麻 24g，龟甲（先入）30g，天冬 30g，怀牛膝 24g，生地黄 40g，炒枣仁（打）24g。水煎服，每日 1 剂，2 次分服，12 剂为 1 个疗程，连服 2 个疗程。对照组以右归丸为主加减，水煎服。结果治愈 23 例（53.4％），显效 13 例（30.2％），有效 5 例（11.6％），无效 2 例（4.6％），总有效率 95.4％。

7. 小儿急性腹泻　申作青等[4]用单味龟甲粉治疗小儿急性腹泻 64 例。病例选择为起病急，以泄泻为主，大便稀水样或蛋花样，每日大便 5～10 次 3 个月以上的小儿，且无重度失水，排除痢疾者。方法：将龟甲炒至微黄，研末装入干净瓶内，每次 0.3～0.4g/kg。两组均根据不同病情进行饮食调节、抗感染、纠正水电解质平衡。总有效率 100％。其中 26 例服药 12 小时内停止泄泻，32 例服药 24 小时内停止泄泻，6 例服药 72 小时内停止泄泻，平均止泻时数 18 小时。对照组平均止泻时数为 79 小时。

8. 颈椎病　用复方龟甲酒（龟甲 30g，肉桂 10g，黄芪 30g，当归 40g，生地黄、茯神、熟地黄、党参、白术、麦冬、五味子、山茱萸、枸杞子、川芎、防风各 15g，羌活 12g。研为粗末，放入布袋，浸于 44 度或 60 度酒内，封闭半天）治疗颈椎病 45 例，早、午、晚各饮 20mL，饮完可再用酒浸泡，1 个月为 1 个疗程。结果：显效 24 例（53.3％），有效 16 例（25.6％），无效 5 例（11.1％），总有效率 88％。治疗 2 个疗程的 19 例，3 个疗程的 23 例，4 个疗程的 3 例。[5]

9. 膝骨性关节炎 梁祖建等[6]在辨证论治基础上，重用龟甲治疗膝骨性关节炎，疗效满意。基础方：龟甲 50g，黄芪 20g，补骨脂、怀牛膝、白芍、仙鹤草、当归、山茱萸、威灵仙各 12g，川芎、枳壳、甘草各 10g。加减：寒凝经络者加细辛 5g、桂枝 12g；血虚者加鸡血藤 20g；肾阴不足者加女贞子 12g；肾阳虚者加肉苁蓉、淫羊藿各 12g；风湿阻络者加乌梢蛇 12g。

10. 白塞病 毕留彬等[7]报道用龟甲为主的中药复方治疗白塞病 20例，取得满意疗效。治愈 15 例，有效 5 例，复发后按原法治愈。方法：龟甲、玄参、生地黄各 20g，丹参、黄芩、苍术各 15g，车前子、桃仁、知母各 10g，牡丹皮、甘草各 6g。加减：口腔、外生殖器溃疡剧痛，眼赤痛，口干而苦，烦热头晕，苔黄厚腻，脉滑数者加龙胆、栀子各 12g；病情迁延难愈或反复发作者加生黄芪 20g，肉桂、附子、巴戟天各 10g。水煎服，每日 1 剂，10 日为 1 个疗程，治疗最短 1 个疗程，最长 4 个疗程，一般 2～3 个疗程。

【按语】龟甲，多用于阴虚阳亢、虚风内动所致的头晕目眩、耳鸣、半身不遂、骨蒸潮热、腰膝痿软、崩漏不止等症，以及心虚健忘、惊悸失眠、烦躁不安等。功效长于滋阴潜阳，养血补心，故能交通心肾，兼能软坚去瘀、止血。前人的经验告诉我们，临床使用要点在于是否在阴血不足的基础上出现阳亢表现，这是与其他滋肾养阴药的区别所在。本品自《日华子本草》至近代多用下甲而弃上甲不用。但现代药理研究表明，龟上、下甲具有同样的滋阴作用，故现今上、下甲已同等入药。乌龟是著名的滋补佳品，但由于药典收载的龟甲品种仅乌龟一种，加之乌龟繁殖较慢，医疗用量又不断增长，使资源日渐稀少。因此，假冒、混淆品增多，临床使用应注意鉴别。

参考文献

[1] 周丽英，王长禄. 河南中医药学刊，2001，16（2）：58.

［2］张采霞. 内蒙古中医药，2004，23（1）：4.

［3］赵丙治. 实用中医内科杂志，1996，10（1）：45.

［4］申作青，管勤世. 时珍国医国药，2001，12（10）：931.

［5］陈长平，王光耀，宋飞洪，等. 内蒙古中医药，1999，18（2）：11.

［6］梁祖建，潘伟军，陈希，等. 新中医，2008，40（3）：23.

［7］毕留彬，姚元桂，等. 现代中医，1997，10（2）：83.

〔廖祈祈 郭建文 潘 峰 吕光耀 整理〕

【附】龟甲胶 《本草崇原》

龟甲胶，别名龟胶（《本草汇言》）、龟版胶（《临证指南医案》）、龟版膏（《本草正》）。为龟科动物乌龟等的甲壳经煎煮、浓缩制成的固体胶块。

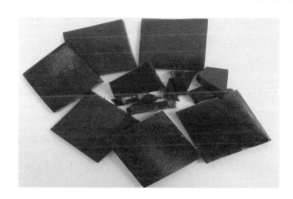

药理研究表明龟甲胶❶能明显升高小鼠白细胞，增加红细胞和血红蛋白，提升血小板，缩短小鼠出血时间；对抗泼尼松对网状内皮系统吞噬功能的抑制作用。❷抗肿瘤和调节免疫。

【炮制】取漂泡后的净龟甲，分次水煎，滤过，合并滤液（可加入少许明矾细粉），静置，滤取澄清的胶液，用文火浓缩（或加入适量黄酒、冰糖）至稠膏状，冷凝，切块，阴干。本品呈长方形或方形的扁块，深褐色。质硬而脆，断面光亮，对光照视时呈透明状；气微腥，味淡。上面有老黄色略带猪鬃纹之"油头"，对光视之，透明，洁净如琥珀。质坚硬，以松脆、透明者为佳。

【**药性**】味咸甘，性凉。归肝、肾、心经。

【**功效**】滋阴，养血，止血。用于阴虚潮热，骨蒸盗汗，心悸，腰膝酸软，血虚萎黄，吐血、衄血，崩漏，带下。

【**用量**】烊化兑服，3～9g。

【**禁忌**】脾胃寒湿者忌服。❶《本草备要》：恶人参。❷《本草从新》：恶沙参。❸《得配本草》：脾胃虚寒，真精冷滑，二者禁用。

【**前贤论述**】❶张景岳《本草正》：龟甲膏，功用亦同龟板，而性味浓厚，尤属纯阴，能退孤阳。阴虚劳热，阴火上炎，吐血、衄血，肺热咳嗽，消渴，烦扰，热汗，惊悸，谵妄，狂躁之要药。然性禀阴寒，善消阳气，凡阳虚假热，及脾胃命门虚寒等证皆切忌之，毋混用也；若误用，久之则必致败脾妨食之患。❷黄宫绣《本草求真》：龟胶，经板煎就，气味益阴，故本草载板不如胶之说，以板炙酥煅用，气味尚淡。故补阴分之阴，用板不如用胶，然必审属阳脏，于阴果属亏损，凡属微温不敢杂投；得此浓云密雨以为顿解，则阳得随阴化，而阳不致独旺；否则阴虚仍以熟地为要，服之阴既得滋，而阳仍得随阴而不绝也，是以古人滋阴，多以地黄为率；而龟甲龟胶，止以劳热骨蒸为用，其意实基此矣；使不分辨明晰，仅以此属至阴，任意妄投，其不损阳败中者鲜矣。鹿胶性专温督与冲，以益其血，而于肺经清热止嗽则未有；龟胶力补至阴，通达于任，退热除蒸，而于阴中之阳未克有补。❸《得配本草》：得丹皮、地上淋沥，佐北参、玄参止燥咳。

【**应用**】

1. **疟疾** 明倪朱谟《本草汇言》治寒热久发，不止，以龟胶一两，肉桂五钱，于白术（土拌炒）二两，分作 5 剂，煎服。

2. **咯血** 苑小平等[1]以龟甲胶 9～15g 烊化，白及 15g 浓煎，合并后顿服或分 2 次服完，治疗咯血有效。

3. **带下** 治妇人淋带赤白不止：龟胶 10g，酒溶化，每日早上调服。

4. **月经过多** 林乾良编著《动物药验方集成》（科学普及出版社广州分社，1986）记载龟胶 15g 另烊，仙鹤草 20g，水煎同服，治疗月经过多。

5. **经间期出血** 苑小平等[1]报道用中药复方龟胶八味汤治疗经间期出

血 60 例。经治疗 1～2 个疗程后，41 例治愈（服药 1～2 个疗程，连续 3 个月经周期在排卵期无出血），12 例有效（服药 1 个疗程，出血时间缩短，出血量减少），7 例无效（服药 2 个疗程，经间期出血无改善），总有效率达 88.33％。方法：全部病例均用龟胶八味汤治疗，方用龟甲胶（烊冲）、炒山栀、粉丹皮各 8g，生地黄、熟地黄、怀山药、女贞子、墨旱莲、菟丝子各 12g，生地榆 15g。肝郁加香附、柴胡、青皮；湿热加瞿麦、车前草；血瘀加蒲黄、茜草；肾阳不足加仙茅、仙灵脾。水煎服，每日 1 剂，出血时服。月经干净后，口服地黄丸，每日 3 次，每次 8 粒，3 个月为 1 个疗程。

【病例】李某，21 岁，未婚。1997 年 8 月 23 日就诊。自诉平时月经规则，量、色正常。近年来在无诱因下每逢经间期阴道少量出血、色红，持续 3～5 日停止。曾在外院 B 超检查，诊断为排卵期出血。予西药治疗，症情无明显改善。现已经推迟 1 周，基础体温低相下降 0.1，阴道少量出血、色红，伴腰酸、头痛、大便干结。舌质红、苔薄黄，脉细略数。证属肾虚血热，冲任不固，治宜滋阴凉血止血法。用龟胶八味汤加野荞麦、虎杖各 15g，地骨皮、槐花各 12g。3 剂后血止。嘱其于月经干净后服用六味地黄丸，连续 3 个月经周期，随访半年，未见复发。

6. 特应性皮炎　日本医家[2]采用加减一阴煎加龟甲石膏治疗特应性皮炎。共治疗青春期、成人期特应性皮炎病人 34 例，为了尽量避免类固醇药物的影响，选择初诊 1 个月内未用过或未在面部使用此类外用药的病人。结果：特应性皮炎病人不论男女角质层水分含量均较健康对照组明显降低，并随治疗时间的推移而明显增加。治疗 12 周后嗜酸性细胞、IgE-RIST、LDH 值均比治疗前明显降低。治疗期间未见肝肾功能损害等不良反应。方法：加减一阴煎（生地黄 6g，熟地黄 15g，麦冬、芍药各 6g，炙甘草、知母、地骨皮各 3g）加石膏 10～20g（按 5g、10g、15g、20g 分包，根据病情进行相应加减），然后加入 600mL 水，以文火煎煮约 40 分钟后去渣。得药液约 300mL，再加入粉末状龟甲胶 0～3g（按 0.13g、0.25g、0.5g、1g、1.5g、2g、3g 分包，根据病情进行相应加减），充分搅拌、溶解后，每日 1 剂，分 2 或 3 次口服。分别于初诊及治疗时在病人前额中央和右前臂伸侧近端 1/3 处测定角质层水分含量，并分别于初诊时及治疗 12 周后进行血液系列检查。临床观察项目包括颜面、颈部、躯干和四肢的红斑、丘疹、脱屑等皮肤变化以及瘙痒症状的变化。

7. 虚劳 《医灯续焰》治诸虚百损，精少髓枯，肾衰，水道竭乏，血液干涸，一切阴不足之证。龟壳十斤或数十斤，水浸五七日，视上黑皮浮起，即取刮净纯白。如灼过，以刀剜去焦迹，再洗净。石臼中捣碎，入瓷坛中包固。再坐大锅中，隔水煮。水干，旋以温水添足，不断火一二昼夜。视版酥烂汁稠，滤去版滓。将汁入锡锅中，或瓷锅，桑火缓缓熬收。不住搅动，至滴水不散，用铜杓兜入瓷器中。冷即成饼，每服不拘多少，以滚水、温酒送服。

【按语】龟甲胶是龟甲的浓缩提取品，两者气味功用相近，而龟胶气味更厚，滋阴补血之力更雄，且兼止血。龟甲胶长于退热除蒸，养阴补肾之功同龟甲。因其阴寒之性更重，对脾肾阳虚所致阴火者忌用，否则易损阳而致滑肠之弊。

参考文献

[1] 苑小平，白力力. 浙江中医杂志，1999，34（2）：64.

[2] 盐谷雄二，王平. 中华实用中西医杂志，2001，14（8）：1817.

〔廖祈祈　郭建文　潘　峰　吕光耀 整理〕

鳖　甲　(《神农本草经》)

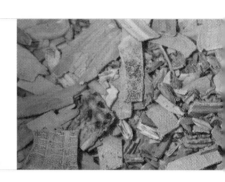

鳖甲，别名上甲（《证治要诀》），甲鱼（《淮南子》），鳖壳（《医林纂要》），神守（《本草纲目》），甲鱼壳（南京中医学院《中药学》），团鱼壳、团鱼盖（《药材学》）等，系鳖科动物中华鳖或山瑞鳖的背甲。除新疆、宁夏、青海、西藏等地未见报道外，广泛分布于全国各地。

鳖甲含骨胶原、碳酸钙、磷酸钙[1]、中华鳖多糖[2]；天冬氨酸、苏氨酸、谷氨酸、甘氨酸、丙氨酸、胱氨酸、缬氨酸、蛋氨酸、异亮氨酸、亮氨酸、酪氨酸、苯丙氨酸、赖氨酸、组氨酸、精氨酸、脯氨酸、丝氨酸等17种氨基酸；钾、钠、钙等常量元素及铝、锰、铜、锌、磷、镁等微量元素[3]；以及动物胶角质、蛋白、碘质、维生素 D 等[4]。药理研究表明，具有免疫调节、抗

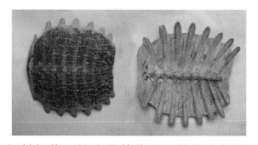

肝纤维化、抗突变、抗肿瘤、预防辐射损伤、抗疲劳等作用，能影响肾小球系膜细胞转化生长因子的表达，从而延缓肾小球硬化的进展，并能增加小鼠血红蛋白含量、增加骨密度[5—13]。

【炮制】全年皆产。以春、夏、秋捕捉，捕后杀鳖取背甲。鳖甲药用规格有生品和炙品两种。

1. **生鳖甲** 《雷公炮制论》："去裙并肋骨"，《外台》："捣筛为散"。生品的传统炮制方法是夏日将带有皮膜、残肉的鳖甲放入缸内，加水或米泔水后将缸封严，浸泡至1个月左右，使其皮膜残肉脱掉，至皮骨分离为度，取出用清水洗净、晒干即可。现行取鳖甲放入热水中即用硬刷刷去皮肉，晒干。或置蒸锅内，沸水蒸45分钟，取出洗净，日晒夜露至无臭气，干燥。

2. **醋鳖甲** 《博济方》："醋煮三五十沸后，净去裙襕，另用好醋煮令香"。《局方》："凡使，先用醋浸三日，去裙，慢火中反复炙令黄赤色为度，如急用，只蘸醋炙，候黄色便可用。"现行炙品是生品与细沙子同置热锅中，炒至微黄色为度，筛去沙子，趁热倒入醋中搅拌，捞出、干燥、捣碎。每鳖甲100kg，用醋20kg。

3. **制鳖甲** 取沙子置锅内，武火炒热，放入生鳖甲，炒至表微黄变色为度，取出筛尽沙子，即可。

近年来对鳖甲的炮制有着广泛的研究和报道，如在鳖甲的净制方面就有热解法（蒸法、高压蒸法、水煮法、沙烫法），酸解法（埋法、石灰水浸泡法、蛋白酶法、酵母菌法、食用菌法），机械法。其他炮制方面还有砂烫醋淬法、电烘焙干法醋淬法、干热蒸法、醋炙法等。邢延对沙烫、醋淬鳖甲和生鳖甲进行了分析，表明醋淬鳖甲的氨基酸含量高于生鳖甲。

【**药性**】味咸，性微寒。归肝、肾经。

【**功效**】❶滋阴清热，潜阳熄风。主治阴虚发热、热病伤阴致劳热骨蒸；阴虚阳亢、阴虚风动致手足蠕动，舌干红绛，小儿惊风。❷软坚散结。主治癥瘕积聚，疟母闭经等。

【**用量**】❶内服：煎汤10～30g，先煎；熬膏；或入丸、散。❷外用：适量，烧存性，研末掺或调敷。滋阴潜阳宜生用，软坚散结宜醋炙。

【**禁忌**】脾胃虚寒，食少便溏及孕妇禁服。《本草经疏》："妊娠禁用，凡阴虚胃弱、阴虚泄泻、产后泄泻、产后饮食不消、不思食及呕恶等证咸忌之"。《得配本草》："冷劳癥瘕人不宜服。"

【**前贤论述**】 ❶《神农本草经》：主治心腹癥瘕，坚积，寒热，去痞息肉，阴蚀痔恶肉。❷《名医别录》：无毒。主治温疟，血瘕，腰痛，小儿胁下坚。❸《药性论》云：治劳瘦，除骨热，酽醋炙黄用。又治心腹癥瘕、坚积，尤效。❹《日华子本草》：去血气，破癥结，恶血，堕胎，消疮肿，并仆损瘀血，疟疾，肠痈。头烧灰疗脱肛。❺《本草纲目》：鳖甲乃厥阴肝经血分之药，肝主血也。试常思之，龟鳖之属，功各有所主。鳖色青入肝，故所主者，疟劳寒热，痃瘕惊痫，经水痈肿阴疮，缘厥阴血分之病也。玳瑁色赤入心，故所主者，心风惊热，伤寒狂乱，痘毒肿毒，皆少阴血分之病也。水龟色黑入肾，故所主者，阴虚精弱，腰脚酸痿，阴疟泄痢，皆少阴血分之药也。介虫阴类，故并主阴经血分之病，以其类也。除老疟疟母，阴毒腹痛，劳复食复，斑痘烦喘，小儿惊痫，妇人经脉不通，难产，产后阴脱，丈夫阴疮石淋，敛溃痈。❻《药性解》：肉阴蚀痔疽，疮肿瘀血，催生堕胎，妇人五色漏下。九肋者佳。

〔按〕丹溪云："鳖甲属金与土，肺脾之所以入也，须生取之，煮脱者不堪用。肉性大冷，过食伤脾，癥瘕勿食，恐益其疾。同鸡食成瘕，同鸡子食能杀人，同苋菜食生血，鳖同芥子食发恶疾，不可不慎。"

【应用】

1. 肝硬化，脾肿大　殷氏用化脾散（鳖甲、穿山甲各等份，研细末），每次 4g，白开水冲服，2 个月为 1 个疗程。治疗肝脾大 100 例，1 个疗程后，显效 78 例，无效 22 例，总有效率达 78%。治疗前血小板均低于 7×10^9/L，治疗后全部提升到 10×10^9/L 以上。[14]

王氏自拟鳖甲消脾饼治疗肝硬化脾大，以醋炒鳖甲 250g，丹参 100g，炒桃仁 80g，炒鸡内金 60g，炒穿山甲 50g，赤芍、白芍各 40g，青皮、陈皮、三棱、莪术、牡丹皮、太子参各 30g，柴胡 70g，砂仁 20g。上药焙干，研末，加白面 1000g，芝麻、盐适量，焙焦饼 100 个。每次 1 个，每日 3 次。共治疗 21 例，显效 10 例（47.6%），进步 11 例（52.4%）。该药不仅能使脾大缩小，且使肝功能亦有不同程度改善。[15]

吴建[16]用鳖甲煎丸（《金匮要略》）治疗肝炎后肝硬化。87 例病人中慢性肝炎 69 例，肝炎后肝硬化 18 例，随机分为治疗组 50 例，对照组 37 例。对照组按常规中西医进行护肝、降酶、退黄及支持治疗等；治疗组在对照组的基础上加服鳖甲煎丸，每次 3g，每日 2 次，连服 3 个月为 1 个观察疗程。结果：治疗组和对照组分别显效 25、11 例，有效 19、12 例，无效 6、14 例，两组比较差异有统计学意义。实验证明鳖甲煎丸能增加肝内循环血量，使肝内胶原纤维的降解增加；直接抑制肝内胶原的沉淀，从而减缓肝纤维化的发生。

2. **肝病致血清蛋白比例倒置**　亢氏[17]用珠鳖散（炮甲珠 2 份，醋炙鳖甲 3 份）共研细末，每服 6g，每日 2 次，温开水送下。治疗肝病致血清蛋白比例倒置 32 例，显效 7 例，好转 18 例，无效 7 例，好转率达 78.13%。

3. **慢性肾衰竭（CRF）**　其病理基础是肾小球硬化和间质纤维化（肾纤化），肾纤化的防治是当前学者研究的热点之一。复方鳖甲软肝片具有明显的抗肝纤维化作用，原用于治疗慢性乙肝和早期肝硬化。由于肝、肾纤维化具有一些内在的共同发病规律和病理形态学特征，因此依据中医异病同治理论，用该药治疗 CRF 并作长期的观察，发现治疗组 28 例病人加用该药后，其 CRF 的进展速度较单纯低蛋白饮食和控制高血压治疗的对照组明显延缓。ALB 升高，Hb 水平基本稳定，提示该药有改善病人的营养状态和抗贫血作用。治疗组治疗后血浆黏度和红细胞聚集指数明显下降，则提示该药能改善 CRF 病人的血液流变学，明显延缓纤维化进展，具有抗肾纤维化作用[18]。

4. **冠心病心绞痛**　金先红[19]用鳖甲煎丸加减治疗气滞血瘀型心绞痛 38 例，方药：醋鳖甲 33g，射干、黄芩、鼠妇、干姜、酒大黄、桂枝、石韦、厚朴、茯苓、阿胶各 9g，柴胡、蜣螂各 18g，白芍、牡丹皮、䗪虫各 15g，瞿麦、桃仁各 6g，半夏、人参、葶苈子各 3g，露蜂房 12g，硝石 36g。上药共粉碎为末，水泛为丸。每丸含生药 0.5g，口服，每次 6 丸，每日 3 次。15 日为 1 个疗程，治疗观察 2 个疗程，必要时给予硝酸甘油含化。在治疗期间，所选择病例停用其他治疗冠心病心绞痛药物。共治疗 38

例，结果临床症状改善：显效26例，有效9例，无效3例，总有效率为92.1%；心电图改善，显效7例，改善17例，无效14例，总有效率为63.2%。

5. **糖尿病视网膜病变** 张健英等[20]采用杞参鳖甲丸治疗糖尿病视网膜病变60例，基本方：黄芪、沙参、山药、苍术、麦冬、牡蛎、鳖甲、枸杞子、玄参、天花粉、生地黄、葛根等组成。早晚各服1丸，1个月为1个疗程，共用2个疗程，总有效率93.3%。

6. **阴虚发热** 阴虚发热是结核病的常见症状之一，是结核活动期中人体对致病因子的全身反应；而癌性阴虚发热也是中晚期癌症病人的常见症状，占癌症并发症死亡人数的70%，因此也越来越被重视。以上两者均以身热、口干、舌红、脉数为基本症状，朱老在临证中多以滋阴清热为大法，以青蒿鳖甲汤为主药，佐以羚羊角粉、牛黄粉等，随症加减，均能退热，并且药效持久、无毒性及不良反应，安全可靠。

7. **小儿疳症** 郝氏[21]用三甲散治疗小儿疳积24例。三甲散：龟甲12g，鳖甲12g，穿山甲12g，鸡内金6g。龟甲、鳖甲用食醋泡1小时后，放炭火中烧黄研末，鸡内金生用研末。每次服2～3g，1日2次。1剂为1个疗程，24例均获良效。

8. **斑疹** 程群才[22]用升麻鳖甲汤加减治疗血小板减少性紫癜、荨麻疹、过敏性紫癜、风湿热合并斑疹。方用：升麻10g，当归15g，川椒5g，甘草10g，鳖甲30g，雄黄0.5g（分冲），僵蚕15g，蝉衣10g，随症加减，共奏解毒祛风、活血散瘀之功。

9. **银屑病** 魏雅川等[23]以紫草鳖甲四物汤为基本方辨证治疗银屑病162例，方药：紫草、鳖甲、生地黄、当归、白芍、川芎加减，分为血热型、血燥型、停用激素后加重型、肾虚型、血虚型。结果：治愈74例（46%），显效62例（38%），有效9例（5%），无效17例（11%），总有效率89%。

此外，陶弘景《补缺肘后方》载："老疟久不断，先炙鳖甲，捣末，方寸匕，至时令三服尽""卒腰痛不得俯仰，鳖甲一枚（炙，捣筛）。服方寸匕，食后，日三服"；宋赵佶《圣济总录》有"吐血不止，鳖甲一两（锉作片子），蛤粉一两（鳖甲相和，于铫内炒香黄色），熟干地黄一两半（暴干）。上三味捣为细散。每服二钱匕，食后腊茶清调下，服药讫，可睡少时"的记载；晋葛洪《肘后方》载：石淋，"鳖甲杵末，以酒服方寸匕，日二三，下石子瘥"；元王好古则谓"治阴虚梦泄，鳖甲烧研，每用一字，以酒半盏，童尿半盏，葱白七寸同煎，去葱，日晡时服之，出臭汗为度"（《医垒元戎》）；宋王怀隐以"鳖甲三两（涂醋炙令黄，去裙襕），槟榔二两。上药捣细罗为散，每于食前，以粥饮调下二钱"治痔疮，肛边生鼠乳，气壅疼痛（《太平圣惠方》）。

【按语】鳖甲作为传统中药，具有滋阴潜阳、软坚散结、退热除蒸之功效。本品禀至阴之性，入肝、肾经，能益阴除热，是骨蒸劳热及阴虚寒热往来之上品。临床用于治疗阴虚发热、劳热骨蒸、虚风内动、经闭、癥瘕等症。目前，对鳖甲的化学成分已作了深入的研究，而其药理作用方面的研究，主要集中在增强免疫以及抗肝、肾、肺纤维化等方面，并且显示出在这方面的确切疗效，这与传统中医药对鳖甲的用法上有一定的不同。但朱老认为鳖甲的作用无论是传统功效还是现代药理研究，在临床使用上必须抓住阴虚阳亢、肝虚有热这一辨证要点，倘若阳虚胃弱，食饮不消，呕恶泄泻或孕妇均应慎用。

参考文献

[1] 南京药学院《中草药学》编写组. 中草药学（下册）. 南京：江苏科学技术出版社，1980：1444.

[2] 王心好. 天津中医，1989，(5)：14.

[3] 方达任，张克兰，刘焱文. 中成药，1989，(2)：31-32.

[4] 江苏新医学院. 中药大辞典（下册）. 上海：上海科学技术出版社，1986，2723.

[5] 张连富，吉宏武，任顺成. 药食兼用资源与生物活性成分. 北京：化学工业出版社，2005：286-287.

[6] 李信梅，王玉芹，张德昌，等. 基层中药杂志，2001，15（2）：19-20.

[7] 果淑敏，王士贤. 天津中医，1995，(3).

[8] 凌笑梅，徐桂珍，董峰. 辐射防护，1998，(1)：57-60.

[9] 范焕芳，陈志强，张秀君，等. 中国老年学杂志，2007，27（5）：314.

[10] 张娅婕，凌笑梅，甘振威，等. 长春中医学院学报，2004，20（2）：38-39.

[11] 法京，王明艳，贾敏，等. 中国海洋药物，1996，(2)：27-29.

[12] 王龙，吴祖道. 中国中药杂志，1992，(1)：48-50，65.

[13] 杨珺，邹全明. 食品科学，2001，22（3）：86.

[14] 殷义才. 陕西中医，1989，(7)：315.

[15] 王心好. 天津中医，1989，(5)：14.

[16] 吴建. 浙江中医杂志，1999，(5)：188.

[17] 亢殿鸿. 山西中医，1990，(5)：24-25.

[18] 沈维增，谢峥伟，蔡军红，等. 中国中西医结合肾病杂志，2006，(10)：570-573.

[19] 金先红. 陕西中医，2003，(6)：516-517.

[20] 张健英，荣曙欣，施光其. 中国中医药信息杂志，2007，(11)：65-66.

[21] 郝有孝. 陕西中医，1984，(1)：45.

[22] 程群才. 国医论坛，1989，(5)：22-23.

[23] 魏雅川，卢贺起. 中医杂志，2000，41（2）：97.

〔朱剑萍 整理〕

【附】鳖甲胶 （《卫生宝鉴》）

鳖甲胶，也名鳖胶、鳖板胶，为鳖科动物中华鳖或山瑞鳖的背甲煎熬而成的胶块。

【炮制】取漂净鳖甲，置锅中加水煎取胶汁，煎 3～5 次，至胶汁充分煎出为度。将各次煎汁过滤合并（或加白矾少许），静置后滤取清胶汁，再用文火加热，不断搅拌，浓缩（或加适量黄酒、冰糖）成稠膏状，倾入凝膏槽内，俟其自然冷凝。取出切成小块，阴干。

【药性】味咸，性微寒。归肺、肝、肾经。

335

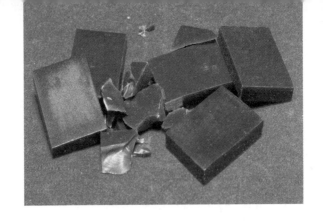

【功效】滋阴补血，退热散瘀。适用于阴虚潮热、头晕、腰痛、遗精、痔核肿痛等症。

【用法用量】内服：开水或黄酒化服，3～9g；或入丸剂。

【禁忌】脾胃虚寒，食减便溏者及孕妇慎服。《四川中药志》："阳虚食减者忌用。"

【前贤论述】❶《本草纲目》：无毒。❷《本草经疏》：妊娠禁用。凡阴虚胃弱，阴虚泄泻，产后泄泻，不思食及呕恶等症，咸忌之。❸《中国医学大辞典》：补肝阴，清肝热。治劳瘦骨蒸，往来寒热，温疟，疟母，腰痛，胁坚，血瘕，痔核，妇人经闭，产难，小儿惊痫，斑痘，肠痈，疮肿。❹《现代实用中药》：滋阴补血，为滋养解热止血药。❺《四川中药志》：滋阴补血，润肺消结。治虚劳咳血，肛门肿痛，湿痰流注，肺结核潮热。❻《全国中草药汇编》：主治骨蒸潮热，虚痨咯血，疟疾痞块，气虚血亏，闭经难产，痰湿流注。

【应用】

1. 久痢不止、三日疟　《常见药用动物》载，以鳖甲胶 50g，黄芩 20g，柴胡 15g，鼠妇 10g，大黄 10g，共为细末，制成 5g 重蜜丸，每日服 1～2 次，1 次 1 丸温开水送服。

2. 肺痨咯血　可用鳖甲胶 10g，温开水或黄酒化服，每日 2 次。

【按语】鳖甲胶之气味、功效与鳖甲较为接近，然胶源于甲，性味尤阴，故能力补至阴，退热除蒸效佳，治阴虚潮热之力尤宏。故其阴寒之性更甚，阴虚胃弱，孕妇忌服。

〔朱剑萍 整理〕

哈士蟆 《饮片新参》

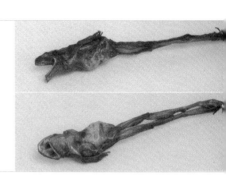

哈士蟆，别名蛤什蟆、红肚田鸡、蛤蚂（《中药通报》），田鸡（《辽宁主要药材》），雪蛤（《药材资料汇编》），蛤蟆、吧拉蛙（《吉林中草药》），为蛙科动物中国林蛙或黑龙江林蛙的全体。分布于辽宁、吉林、黑龙江、内蒙古、甘肃、河北、山东、山西、陕西、河南、青海、四川等地。含蛙醇、三磷腺苷、二磷腺苷、蛋白质、脂肪、糖类等。

【炮制】于白露前后捕捉。捕得雄蛙后即剖腹去内脏洗净，挂起风干或晒干。若捕得雌蛙，先取出输卵管，再除去其他内脏，然后晒干。

【药性】味咸，性凉。归肺、肾经。

【功效】❶滋补，强壮，治贫血，久病体虚。❷养肺滋肾，治虚劳咳嗽。❸利水消肿，治水肿。❹清热解毒，治疗小儿热疮，蛲虫病，噤口痢，痔疮疼痛等。❺雌蛙输卵管干燥处理后称哈士蟆油，功效补肾益精，养阴润肺。可用于阴虚体弱，神疲乏力，心悸失眠，盗汗不止，痨嗽咯血。

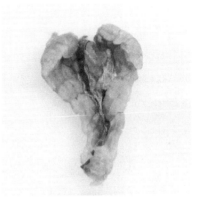

哈士蟆油

【用量】❶内服：炖汤，或烘干研末冲酒服，1～3个。❷外用：捣敷。

337

【禁忌】外感发热、痰湿中阻及便溏者忌用。

【前贤论述】《本草纲目》：解虚痨发热利水、消肿、补虚，尤益产妇。

【应用】

1. 肺痨咳嗽　《彝医动物药》记载，哈士蟆1～3只，配燕窝1个，白木耳15g，炖服。连服数日。

2. 鼓胀　❶《虫类药物临床应用》介绍用哈士蟆2个（酥炒）、干蝼蛄7个、葫芦壳15g，炒研为末。每次空腹温酒送服6g，连服3次。❷用哈士蟆1只去肠肚，将巴豆、砂仁7个放入哈士蟆腹中，外用泥封，火烧存性，去泥研末。将上药分为7包，每日1～3次，每次1包，温开水送服。用于临床收效颇佳。[1]

3. 蛋白尿　取蛤士蟆1只，从口部割开去肠肚。鸡蛋1个从口部装入，用纸包好，黄泥糊在纸外，用火烤熟。去皮吃鸡蛋。[2]

5. 噤口痢　哈士蟆1只，捣烂，瓦上烘热。入麝香1.5g，作饼贴脐上，气通即能进食。

【按语】哈士蟆是一味滋肺肾、清虚热、补虚损、消水肿的药食两用之佳品，对久病虚损，偏于阴虚而脾气尚健者，最为适用，如贫血、久病体虚、跌打损伤者，炖服甚佳。

参考文献

[1] 张学安，等. 吉林中医药，1986，5：19.

[2] 吕仁和. 北京中医，1990，2：12.

〔洪宏喜　徐　凯　整理〕

冬虫夏草 《本草从新》

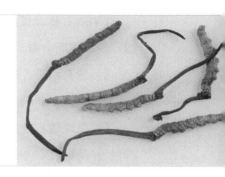

冬虫夏草，别名夏草冬虫（《黔囊》），虫草（《本草问答》），冬虫草（甘肃），简称虫草。为麦角菌科真菌冬虫夏草菌寄生在蝙蝠蛾科昆虫幼虫上的子座及幼虫尸体的复合体。蛹草（北虫草）的子实体及虫体也可入药，夏初子座出土、孢子未发散时挖取。分布四川、云南、贵州、甘肃、青海、西藏等地。

冬虫夏草含脂肪（不饱和脂肪酸为主）、粗蛋白、粗纤维、糖类等。又含虫草酸即 D-甘露醇（D-mannitol），维生素 A、维生素 C、维生素 B_{12}、烟酸，微量元素中以磷的含量最高，其次是钠、钾、钙、镁、铝、锰、铁、铜、锌、硼、镍等。虫体除含大量氨基酸和甘露醇外，还含有次黄嘌呤、鸟嘌呤、腺嘌呤和腺苷。药理研究表明其能增强免疫功能，并具有镇静、抗惊厥、中枢降温，抗炎、抗菌、抗肿瘤和雄激素样作用。对心血管系统能降低血压、心率和抗心律失常，提高心肌耐缺氧能力，降血脂。对血液系统能促进造血功能和明显的抗血小板聚集作用。对呼吸系统能明显扩张支气管和祛痰平喘。对泌尿系统能抑制肾小球系膜细胞增殖。此外，对延缓衰老和老年保健具有一定的意义。

【炮制】夏至前后，积雪尚未溶时采集。此时子座多露于雪面，待积雪溶化，杂草生长，不易找寻。且土中的虫体枯萎，不适药用。挖出后除去外层泥土及膜皮，晒干。或再用黄酒喷之使软，整理平直，每7～8条用红线扎成小把，用微火烘干或低温干燥，置阴凉干燥处，防蛀。

【药性】味甘，性温。入肺、肾经。

【功效】❶补虚损，益精气，主治病后久虚不复，自汗盗汗，阳痿遗精，腰膝酸痛。❷止咳化痰，主治痰饮喘嗽，虚喘，痨嗽，咯血。

【用量】内服：煎汤，3～5g，或入丸、散，或与鸡、鸭炖服。

【禁忌】表邪未解者慎用。

【前贤论述】❶《本草从新》：保肺益肾，止血化痰，已劳嗽。❷《药性考》：秘精益气，专补命门。❸《重庆堂随笔》：冬虫夏草，具温和平补之性，为虚疟、虚痞、虚胀、虚痛之圣药，功胜九香虫。凡阴虚阳亢而为喘逆痰嗽者，投之悉效。不但调经，种子有专能也。

【应用】

1. 久咳喘促　冬虫夏草善于治疗久病虚劳之肺部疾病，如老年性慢性支气管炎、小儿支气管哮喘、支气管扩张、肺心病等。有温养肝肾，摄纳元气，平降冲气之功效，常可配伍紫河车、蛤蚧等以加强温养纳气。现代研究表明其可以降低气道阻力，提高肺的顺应性，延缓气道炎症进展，调节免疫功能，可以互相印证。[1]民间治肺肾不足所致咳喘不宁、少气乏力之虚喘，常用"冬虫夏草五钱至一两（15～30g）配老雄鸭服"（分数次食）。张山雷对此药有精辟见解，认为"此物入冬化虫，于至阴之令，独能黍谷春回，盎然生意，则用治肾阳不充，效果必巨。但既能温养肝肾，则摄纳下焦元气，未始不可治阴虚于下、冲气上升之虚嗽。"他治疗久咳缠绵，阴虚气冲之证，即使痰红未净，只须舌苔不甚浊厚，而脉来小数虚弦，胃纳犹可者，以本品加入滋填纳气方中，效果确切，屡起沉疴。认为"此虫虽属温补，确有沉潜镇定之功，断非躁动兴奋者可比。"

2. 结核病　肺结核、肾结核[2]、骨结核[3]等多种结核病迁延日久可出现痨嗽骨蒸、喘促盗汗、咳痰咯血、虚弱羸瘦、血尿膏淋等虚劳证候，冬虫夏草有辅助治疗作用。

3. **晚期癌症** 虫草提取物可增强自然杀伤细胞（NK）、淋巴因子激活的杀伤细胞（LAK）、单核吞噬细胞（MPS）等对癌细胞的杀伤和吞噬作用，促进淋巴转化，增强机体自身的抗癌能力，抑制癌细胞裂变，阻延癌细胞扩散。同时虫草也有很好的镇静、镇痛作用，能够减轻癌症发作时的疼痛。在肿瘤病人放、化疗期间，虫草可增强机体对放、化疗的耐受性，升高白细胞和血小板，改善病人的生活质量，对临床应用具有十分重要的指导意义。

周岱翰等[4]采用人工虫草菌粉治疗 34 例晚期癌症病人，发现其能提高癌症病人的细胞免疫功能，改善临床症状。

4. **肾炎、肾衰竭** 冬虫夏草可保护肾功能，减轻肾小管细胞溶酶体毒性损伤，对肾炎所致蛋白尿有辅助治疗作用。临床常见单纯性血尿长期存在，日久可进展为肾小球肾炎，治疗颇为棘手。可试用冬虫夏草 5～10g（价昂，可酌减用量），每日炖服 1 次，坚持长期服用。[5]冬虫夏草对慢性肾衰竭亦有一定疗效。

5. **心律失常、高血压病** 冬虫夏草具有抗心律失常的作用，可用于多种心律失常的治疗，如房室传导阻滞、缓慢型心律失常等。冬虫夏草配伍黄芪可治疗高血压，尤其适用于老年病人，可以逆转高血压并发的心肌肥厚及血管重构，并有一定的降血脂作用。[6]

6. **慢性肝炎** 冬虫夏草有调节免疫，保肝、抗肝纤维化作用，是治疗慢性肝炎、肝硬化的有效药物。周良楣等[7]应用冬虫夏草菌丝治疗 33 例慢性病毒型肝炎或肝炎后肝硬化病人，结果表明冬虫夏草能降低 ALT，显著提高清蛋白，抑制 γ 球蛋白，纠正清蛋白、球蛋白倒置等作用，并能改善肝脏功能，对 HBsAg 转阴有一定的近期效果。

7. **慢性萎缩性胃炎** 该病症情顽固，迁延难愈，以肝脾不和多见，一般常用疏肝健脾养胃法可取效。《重庆堂随笔》谓冬虫夏草具温和平补之性，为虚证、虚痞、虚胀、虚痛之圣药，功胜九香虫。于辨证处方中加用本品，往往可加强疗效。

8. 再生障碍性贫血　李绍球等[8]用益气生髓汤治疗 9 例再生障碍性贫血病人，组方为：人参粉、冬虫夏草各 6g，黄芪 30g，当归 10g，白芍 15g，枸杞子、女贞子各 12g，首乌 30g，鸡血藤 12g，淫羊藿 10g。每日 1 剂，水煎服，取得一定疗效。

【按语】冬虫夏草是一味名贵的滋补中药，始载于《本草从新》，其味甘，性温，归肺、肾二经。传统习用于肺肾两虚，咳喘不已，现代药理研究发现，冬虫夏草有增强或减弱免疫功能的双向调节作用。随着药理学研究的深入，冬虫夏草在临床上已经扩大了应用范围，如肾脏疾病、心血管疾病、肝病、脾胃病等。

因冬虫夏草资源匮乏，价钱昂贵，社会上又对其功效往往有夸大之处，因此必须强调辨证恰当使用。若素体湿热偏胜、阴虚火旺、肝阳上亢者，皆非冬虫夏草所宜。冬虫夏草药性比较温和，即使对症用药，亦需常服甚至大剂量用药方可奏效。

现有人工培殖的冬虫夏草菌丝成分，市售至灵胶囊、金水宝胶囊、百令胶囊、蛹虫草菌粉胶囊等均属此类。据称，功效与天然冬虫夏草相近。临床如有需要使用冬虫夏草者，可以选用之，以减轻病人负担。

参考文献

[1] 肖琅，梁静. 天津药学，2006，18（6）：27.

[2] 黄新吾，苏明哲，邹燕勤，等. 江苏医药（中医分册），1978，(1)：55.

[3] 刘惠民. 中国防痨杂志，1958，(6)：27.

[4] 周岱翰，林丽珠. 中国中西医结合杂志，1995，15（8）：476.

[5] 尹继明，方建新，许杰洲，等. 中国中西医结合肾病杂志，2001，(5)：269.

[6] 李平，王春根. 中国临床医生，2000，(9)：51.

[7] 刘剑华. 中国中医药杂志，2005，(6)：785.

[8] 李绍球，张自强. 湖南中医杂志，1988，(4)：4.

〔陈达灿　刘　炽　刘俊峰　朱海莉　黄楚君 整理〕

海 参 《本草从新》

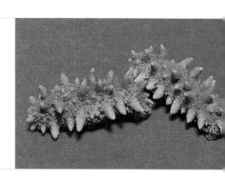

海参，别名辽参、刺参（《药鉴》），海男子（《五杂俎》），为刺参科动物刺参、绿刺参、化刺参的全体。我国分布于海南及雷州半岛、西沙群岛等沿岸浅海。

海参含苷类和黏多糖，具有抗肿瘤、抗凝血、抑制血小板聚集、镇痛、抗放射性损伤、降低胆固醇等作用。

【炮制】取原药材，除去杂质，洗净，切厚片或段，干燥。

【药性】味甘咸，性平。归肾、肺经。

【功效】❶补肾益精，主治精血亏损，虚弱劳怯，阳痿，梦遗。❷养血润燥，主治肠燥便秘。❸止血，主治肺虚咳嗽咯血，肠风便血，外伤出血。

【用量】❶内服：煎汤，煮食，15～30g。❷外用：适量，研末敷。

【禁忌】脾虚不运、痰多便滑、客邪未尽者禁服。《本草求原》谓泻痢遗滑人忌之，宜配涩味而用。

【前贤论述】❶《本草从新》：补肾益精，壮阳疗痿。❷《药性考》：降火滋肾，通肠润燥，除劳怯症。❸《食物宜忌》：补肾经，益精髓，消痰涎，摄小便，壮阳疗痿，杀疮虫。❹《纲目拾遗》：生百脉血，治休息痢。❺《本草求原》：润五脏，滋精利水。❻《随息居饮食谱》：滋阴，补血，健阳，润燥，调经，养胎，利产。凡产后、病后衰老尫羸，宜同火腿或猪羊肉煨食之。

【应用】

1. **腰痛、梦遗、泄精**　以海参500g，全当归（酒炒）、巴戟肉、牛膝（盐水炒）、补骨脂、龟甲、鹿角胶（烊化）、枸杞子各200g，羊肾（去筋生打）10对，杜仲（盐水炒）、菟丝子各400g，核桃仁100个，猪脊髓10条（去筋）。共研细末，鹿角胶和丸。每服20g，温酒送下。[1]

2. **咯血**　《中国药用海洋生物》用海参250g、白及125g、龟甲120g，共研末。每次15g，每日3次，治疗肺结核咯血。

3. **便秘**　《药性考》载虚火燥结，大便不通，用海参、木耳（切烂），入猪大肠煮食。

4. **休息痢**　《纲目拾遗》记载以海参每日煎汤服。

5. **再生障碍性贫血**　用鲜海参每日1个，煮食。[2]

6. **癫痫**　海参内脏，剖干研末，每次服0.3～0.6g，每日3次。

7. **小儿消化不良**　海参内脏剖干研末，每日0.3g，每日2次。（《中国药用海洋生物》）

【按语】海参味甘咸，性平，具有补肾、益肺、养血、填精之功。乃药食两用之品，对于体气亏虚、精血不充之劳损者，食之颇有补益之功。近年实验研究和临床观察表明，对于肿瘤病人，既能增强体质，又有抑制肿瘤之作用，可以作为辅助食物。但脾虚失运、舌苔厚腻者，不宜食之。

参考文献

[1] 谢观. 中国医学大辞典. 北京：商务印书馆，1921.

[2] 海军后勤部卫生部，上海医药业研究院. 中国药用海洋生物. 上海：上海人民出版社，1997. 9.

〔徐　凯　熊　霸整理〕

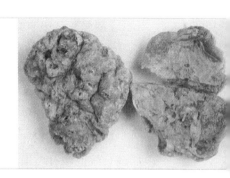

紫河车 《本草拾遗》

紫河车，别名胎衣（《本草纲目》），人胞（《本草拾遗》），胞衣（《梅师集验方》），混沌皮、混元丹（《本草蒙筌》），仙人衣、佛袈裟（《食鉴本草》），胎盘、坎气（《本草拾遗》），为健康产妇的胎盘。

紫河车含有含氮多糖体、脉、际、多肽、胆碱。新鲜胎盘含有多种抗体、干扰素以及能抑制流感病毒的β抑制因子，并含多种激素、胎盘绒毛膜促性腺激素、泌乳素、促甲状腺激素、缩宫素样物质、多种甾体激素。还含有与凝血有关的成分如纤维蛋白稳定因子、尿激酶抑制物、纤维蛋白溶酶原活化物。另外，含有多种有应用价值的酶，如溶菌酶、激肽酶、组胺酶、缩宫素酶、清蛋白酶、α球蛋白酶、β球蛋白酶、γ球蛋白酶等。并含有红细胞生成素，磷脂、β内啡肽，以及微量维生素 B_{12}、乙酰胆碱及碘等。药理研究证明其能增强机体免疫功能，具有激素样作用、抗感染作用、提高阿片样镇痛作用。对凝血的影响，如能稳定纤维蛋白凝块，促进创伤愈合。动物实验还有抗组胺的作用。

【炮制】将新鲜胎盘除去羊膜及脐带，挑开血管，反复冲洗至去净血液，蒸或于沸水中略煮后，干燥。药用时，砸成小块或研成细粉。

【药性】味甘咸，性温。入心、肺、肾经。

【功效】❶益气养血，用于食少气短，气血亏虚，咳嗽气喘，骨蒸盗汗，不孕，少乳等。❷温肾益精，用于虚劳羸弱，阳痿遗精等。

【用量】2～4g，研末吞服，或入丸散。若是鲜胎盘，每次半个，水煎服食。

【禁忌】凡患有热毒疔疮、肠炎痢疾等急性感染性疾病和发热者忌用。

【前贤论述】❶《本草拾遗》：主血气羸瘦，妇人劳损，面黩皮黑，腹内诸病渐廋悴者。❷《折肱漫录》：有人谓河车性热有火，此说最误人。河车乃是补血补阴之物，何尝性热，但以其力重，故似助火耳，配药缓服之，何能助火。❸《本经逢原》：紫河车禀受精血结孕之余液，得母之气血居多，故能峻补营血，用以治骨蒸羸瘦，喘嗽虚劳之疾，是补之以味也。❹《本草求真》：甘咸性温，虽曰本人血气所生，故能以人补人也。凡一切虚劳损极，恍惚失志，癫痫，肌肉羸瘦等证，用之极为得宜。❺《本草经疏》：人胞乃补阴阳两虚之药，有反本还元之功。然而阴虚精涸，水不制火，发为咳嗽吐血，骨蒸盗汗等证，此属阳盛阴虚，法当壮水之主，以制阳光，不宜服此并补之剂，以耗将竭之阴也。胃火齿痛，法亦忌之。

【应用】

1. 肺结核　属中医"肺痨"范畴。由于体质虚弱，气血不足，传染"瘵虫"所致，病位在肺，久则可及脾肾。临床以阴虚多见，并可表现为气阴亏耗、阴虚火旺等证。

《医学正传》指出本病的治疗以"杀虫"为主，"补虚"为辅。蒋卫健[1]根据这一治疗原则以壁虎、百部、紫河车制成守百胶囊治疗肺结核收到较好的效果。处方：壁虎2份、百部2份、紫河车1份，焙干共研细末，装胶囊。每次服10粒，每日3次，3个月为1个疗程。一般需连用3～4个疗程，疗效确切，值得临床推广。

杨顺祥[2]应用抗痨药并紫河车治疗肺结核，经过3个月的治疗，紫河车组：显效14例（70%），有效5例（25%），无效1例（5%），总有效率

95%；对照组：显效 8 例（40%），有效 5 例（25%），无效 7 例（35%），总有效率 65%。紫河车组治疗效果明显高于对照组（$P<0.05$）。痰菌阴转和 X 线胸片改变情况：紫河车组痰菌阴转率优于对照组（$P<0.05$），病灶吸收快于对照组（$P<0.05$）。

另外，据吉林医科大学主编《东北动物药》记载，以紫河车 1 具，山药 25g，共研细末，每服 5g，每日 3 次，餐后服，可治肺结核。福建中医研究所编《药用动物验方》亦有用鲜胎盘 1 具，炖熟，分数次于 2 日内食完的方法治疗本病。

宋代陈自明《妇人良方》以紫河车 1 具（洗净，杵烂），白茯苓半两，人参一两，干山药二两，为末。面糊和入河车，加三味，丸梧子大。每服三五十丸，空心米饮卜，嗽甚，五味子汤下，治劳瘵虚损，骨蒸。

2. 慢性肺源性心脏病 王俊绛等[3]报道采用肌内注射胎盘球蛋白，成人每次 5mL，每 20 日注射 1 次，疗程 6 个月，预防慢性肺源性心脏病急性发作。结果：显效率 53%，有效率 20%，总有效率 73%。而不用胎盘球蛋白的对照组显效率仅为 10%，有效率 27%，总有效率 37%，两组相比差异有统计学意义。

3. 支气管哮喘 口服胎盘治疗 19 例支气管哮喘病人，17 例症状消失，2 例减轻。[4]

4. 慢性支气管炎 孔繁伦[5]采用制紫河车 2 具，人参 30g，蛤蚧 4 对，三七 30g，研末和炼蜜为丸（每丸 3g），治疗 68 例小儿慢性支气管炎。4～8 岁者每服 1 丸，9～12 岁每服 2 丸，13～16 岁者每服 3 丸，每日 2 次，30 日为 1 个疗程。结果：治愈 42 例，显效 13 例，有效 8 例，无效 5 例。

5. 绝经后冠心病 赵秀玲等[6]观察紫河车对绝经后冠心病病人血脂及血雌二醇（E_2）的影响。方法：选择 100 例有冠心病的病人（冠心病组），将其中伴有或曾有静脉血栓栓塞、子宫肌瘤、乳腺肿瘤、乳腺小叶增生等雌激素使用禁忌证的 50 例设为观察组，采用口服紫河车胶囊治疗；对无以上伴发病的 50 例设为对照组，采用口服尼尔雌醇的激素替代治疗。另选择绝经后 4 年以上无冠心病的健康人 50 例为健康组，3 个月为 1 个疗程。主要观察治疗前后血脂 [总胆固醇（TC）、甘油三酯（TG）、高密度脂蛋白胆固醇（HDL-C）、低密度脂蛋白胆固醇（LDL-C）]、E_2 等指标及症状体征积分的变化。结果：治疗前冠心病组 E_2 水平显著低于健康组（$P<0.01$），血脂各项指标与健康组比较，差异均有统计学意义（$P<0.05$）。治疗后冠心病组血脂各项指标均有显著改善，治疗前后比较，差异有统计学意义（$P<0.05$，$P<0.01$）。对照组治疗后 E_2 水平显著升高（$P<0.01$），其中小于 55 岁者 21 例（95.5%），表现有撤退性出血；观察组治疗后 E_2 水平轻度升高，未发现撤退性出血，症状体征积分改善优于对照组（$P<0.01$）。结论：紫河车能纠正绝经后冠心病病人紊乱的血脂各项指标，轻度升高 E_2 水平，并能明显改善绝经后冠心病病人的临床症状、体征，与激素替代治疗比较具有疗效确切、无不良反应、服用方便等优点。

6. **慢性肝炎、肝硬化**　程绍恩[7]将 36 例 HBsAg 持续阳性者分治疗组 24 例和对照组 12 例。治疗组采用肌内注射胎盘因子，每日 1 次，每次 2mL，3 个月为 1 个疗程；对照组用云芝肝泰、葡醛内酯、维生素 C。结果：❶肝痛、纳差、乏力等症状，治疗组消失率为 100%，对照组为 45.4%，两组差异有统计学意义（$P<0.05$）。❷治疗组中 19 例 ALT 异常者全部恢复正常（100%），对照组 8 例 ALT 异常者 4 例恢复正常（50%），差异有统计学意义（$P<0.01$）。❸治疗组 17 例 TTT 异常者 16 例恢复正常（94.1%），对照组 7 例 TTT 异常者 3 例恢复正常（43%），差异有统计学意义（$P<0.01$）。❹HBsAg 转阴率，治疗组为 83.3%，对照组为 8.3%；治疗组滴度下降 4 例，总有效率 100%，对照组滴度下降 2 例，总有效率 25%，两组差异有统计学意义。

应用朱老提供的经验方研制的"复肝胶囊"（主要成分紫河车、红参须、炮穿山甲等）治疗慢性肝炎 96 例，[8]与同期住院应用一般护肝药物治疗 80 例对照比较，结果表明，该药对促进肝功能恢复，纠正清蛋白与球蛋白比值倒置，降低 γ 球蛋白、透明质酸酶（HA）和改善微循环及促进乙肝病毒标志物转阴有效，尤其对伴有肝硬化者疗效显著。胡波[9]以单味紫河车粉6g，每日分2次口服，试用于肝硬化失代偿期病人治疗，也取得较满意的疗效。

7. **肾性贫血** 朱电波等[10]采用复方紫河车胶囊治疗肾性贫血、提升血浆蛋白效果明显。胶囊由4份紫河车和1份肉桂组成。每粒胶囊含生药0.4g，每次5粒，每日4次。

8. **不射精症** 祁开平[11]以鲜胎盘半只，加生姜5片，适量食盐水煎服，每周2次，治疗5例不射精病人，均获良效。

9. **不孕症** 刘文武等[12]对卵巢功能不足所致不孕症采用复方紫河车丸配合治疗，方法：用放射免疫法检测早卵泡期，月经周期3~5日基础生殖激素水平升高，妊娠率下降，当FSH＞20mIU/mL时，妊娠率为0。治疗组用人工周期，乙烯雌酚0.5mg，安宫黄体酮10mg，序贯疗法调节月经3周期，同时服用复方紫河车丸，以补血、益血添精补髓。复方紫河车丸处方：紫河车200g，党参、何首乌、桑椹、黄精、覆盆子各100g。干燥研磨成粉，每100g粉末加炼蜜制成85~115丸，每丸6g，每日3次口服。第4个周期用CL＋HMG＋HCG方案促排卵1个疗程3个周期。结果：用复方紫河车丸配合治疗卵巢功能不足的不孕症病人，受孕率达75%。

10. **外阴营养不良** 主要表现为外阴顽固性剧烈性瘙痒，令病人坐立不安，且病程长，疗效差，并有2%的癌变率。谢宛玉等[13]观察紫河车复方软膏局部治疗外阴营养不良的临床疗效。方法：利用新鲜紫河车中有效成分制成软膏，于病变部位局部用药，用1%丙酸睾酮软膏作为对照，观察疗效。结果：治疗组总有效率达97.58%，治愈率达67.88%，明显优于对照组（$P<0.05$），无严重毒性及不良反应发生。

11. **小儿疳积** 冯秀贞[14]将鲜胎盘和鲜牛肝焙干后加鸡内金共研细末，治疗36例疳积病人。1~2岁患儿每服3g，2岁以上每服6g，每日3次，连服7日，病情严重者，可再服2周。结果：治愈29例，好转5例，总有效率94%。

12. **扁桃体炎**　龙如章[15]对 50 例患慢性扁桃体炎因血清免疫球蛋白低而不宜进行扁桃体切除术的患儿，采用胎盘脂多糖治疗。经 2～6 个月疗效观察，94％患儿发病减少，症状减轻；远期随访 47 例，好转率为 91.5％。免疫球蛋白的动态观察，近期 IgG 上升较明显，远期 IgG 和 IgA 增长显著。

顾友松[16]报道应用胎盘脂多糖注射液治疗儿童复发性扁桃体炎。在急性扁桃体炎症状消失后用药，每次 2mL（含胎盘脂多糖 0.5mg），隔日或每日 1 次肌内注射，10 次为 1 个疗程。此后 4～6 周，每周 2 次，5～6 周改为每周 1 次，再用 4～8 周。复发者可重复使用。治疗 50 例，均效果良好，发作次数明显减少，病程缩短，无不良反应。

13. **复发性口疮**　李靖芙等报道[17]肌内注射胎盘脂多糖注射液治疗复发性口疮 60 例，每日 1 次肌内注射胎盘脂多糖注射液 2mL，连续 20 日为 1 个疗程，必要时注射 2～3 个疗程，疗程间隔 1～2 周。结果：有效 46 例（76.7％）。

14. **荨麻疹等皮肤病**　苏萍等[18]取单侧或双侧曲池穴，将注射器垂直刺入，待病人酸、麻、胀感较强时，迅速推入胎盘组织液。每穴注射 2mL，每日或隔日 1 次，10 次为 1 个疗程。注射期间不用其他药物。治疗 30 例慢性荨麻疹，治愈 18 例，显效 10 例，无效 2 例。

高树恩[19]应用胎盘脂多糖治疗 5 种皮肤病 55 例，其中荨麻疹 37 例，多型性红斑 4 例，过敏性紫癜 3 例，脂溢性皮炎 5 例，皮肤瘙痒症 6 例。成人每次给 2mL（每毫升内含胎盘脂多糖 0.25mg），5 岁以下每次 1mL，肌内注射，每日 1 次，30 次为 1 个疗程。总有效率达 94.6％。

15. **银屑病**　张殿龙[20]报道以肺俞穴为主，配合曲池、足三里，穴位注射胎盘注射液、当归注射液，7～10 日为 1 个疗程，休息 1 周再行第 2 个疗程，同时服用党参、黄芪等中药。治疗 100 例银屑病，结果：临床治愈 42 例，显效 22 例，好转 14 例，无效 22 例，总有效率 78％。随访 3 年多，11 例复发。

16. 皮下坏死及慢性溃疡　杨立革等[21]取胎盘组织液适量浸透纱布块覆盖或填塞在慢性溃疡或皮下坏死创面，外盖一层凡士林纱条及适量敷料，2～4日换药1次。结果：34例病人平均换药12.5次，全部治愈。平均用药1周左右创面基部即出现健康的新生肉芽组织，坏死组织很快脱落，新生上皮沿肉芽表面迅速向创面中心生长。光学显微镜下见上皮发育正常，结构正常。另有报道[22]采用胎盘胎膜治疗慢性溃疡32例，总有效率达96.8%。方法：取鲜胎膜洗净，用75%乙醇浸泡24小时，用0.9%氯化钠溶液冲净，浸于0.9%氯化钠溶液中备用。常规消毒创面，将胎膜覆盖在创面上，盖上敷料，包扎，每隔1～3日换药1次。

17. 眼科疾病　经长期临床观察，紫河车多种制剂（紫河车块、紫河车浆、紫河车液、紫河车粉、胎盘球蛋白）在眼病的临床应用，对角膜陈旧性混浊，特别是角膜薄翳、沙眼性血管翳、病毒性疱疹性角膜炎遗留的混浊、视网膜色素变性、高度近视眼底退变、陈旧性视网膜、脉络膜病变、视神经萎缩、软化眼睑及结膜瘢痕等确有其他药物不可取代之功效。方法：结膜下埋藏，一般2周后即吸收；胎盘液结膜下及球后、球周、肌内或穴位注射；胎盘浆皮下或结膜下注射等。药源易得，适于基层门诊开展工作。[23]

【按语】紫河车甘咸，性温，阴阳双补之品。具有增强机体免疫功能、抗感染、抗肿瘤、抗衰老等作用，凡气血阴阳亏虚，均可用之。临床常用于咳喘（慢性支气管炎、支气管哮喘、慢性阻塞性肺气肿、肺源性心脏病等）之属肺肾两虚者；在妇科，对卵巢早衰、老年性阴道炎、乳汁分泌不足、女性生殖器发育不全及不孕等症，有一定疗效。尚可治疗癌肿及荨麻疹、慢性溃疡、银屑病等皮肤疾病。应当注意，阳亢实证，或夹痰浊、内热者不宜应用。

参考文献

[1] 蒋卫健. 湖南中医杂志，2003，19（3）：8.

［2］杨顺祥. 中医药学报，1997，4：18.

［3］王俊绛，等. 铁道医学，1989，17（1）：56.

［4］张尚林. 健康报，1957-01-25（3）.

［5］孔繁伦. 河南中医，1987，3：17.

［6］赵秀玲，等. 新中医，2005，37（1）：25.

［7］程绍恩. 中药心法. 北京：北京科学技术出版社，2005（3）：341.

［8］朱胜华. 山东中医药大学学报，1997，21（4）：282.

［9］胡波，等. 江苏中医药，2008，40（3）：45.

［10］朱电波，等. 浙江中西医结合杂志，2000，10（9）：539.

［11］祁开平. 新中医，1988，20（5）：37.

［12］刘文武，范伟伟. 中华今日医学杂志，2003，3（14）：26.

［13］谢宛玉，等. 南华大学学报（医学版），2004，32（3）：315.

［14］冯秀贞. 山东中医杂志，1986，6：39.

［15］龙如章. 四川医学院学报，1985，16（3）：270.

［16］顾友松. 新医学，1986，17（10）：526.

［17］李靖芙，等. 中华口腔杂志，1983，18（1）：33.

［18］苏萍，等. 中西医结合杂志，1989，9（11）：671.

［19］高树恩. 河南医药，1983，3（5）：293.

［20］张殿龙. 中华皮肤科杂志，1983，19（3）：166.

［21］杨立革，等. 综合临床医学杂志，1990，6（1）：52.

［22］成际风. 南京医学院学报，1990，10（3）：234.

［23］廖秋莎，等. 实用医学杂志，1998，11（4）：61

〔朱胜华　蓝绍颖 整理〕

海 马 (《本草拾遗》)

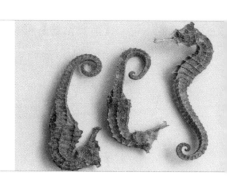

海马，别名水马（《抱朴子》），鰕姑（《海南介语》），龙落子鱼（《药材学》），马头鱼（《动物学大辞典》），为海龙科动物克氏海马、刺海马、大海马、斑海马或日本海马去除内脏的干燥全体，我国分布于东海及南海。

海马含甾体类化合物，具有广泛的生理活性，是构成此类药物补肾壮阳的物质基础。并含脂肪酸、酯类、蛋白质、氨基酸及微量元素，另含有溶血磷酰胆碱、神经鞘磷脂、磷脂酰乙醇胺等多种磷脂类成分。具有性激素样、抗衰老、抗肿瘤和抗血栓作用。

【炮制】捕捉后除去内脏，洗净，晒干；或捕后用水洗去其外部灰黑色皮膜，除去内脏，将尾盘卷，晒干，挑选大小相近者，用红线并排扎成对，故又称"对马。"

【药性】味甘咸，性温。入肾、肝经。

【功效】❶温肾壮阳，有兴奋强壮作用，不仅能催生性欲，治阳痿不举，女子宫冷不孕，而且对老人及衰弱者之精神衰惫，服之有转弱为强、振奋精神的功效。对于妇女临产阵缩微弱者，有增强阵缩而催生的功效。妇女体虚带下多者，用之亦宜。❷调和气血，活血祛瘀，消肿散结，特别是用于治疗顽疽恶疮，死肌瘘管，收效尤著。

【用量】煎剂每日用3～6g，散剂每日用1～1.5g。外用均配合其他药掺敷。

【禁忌】 因其性温，凡非阳衰不振，而血压偏高，或有阴虚阳亢之征者，均不宜使用。

【前贤论述】 ❶《本草纲目》：海马，主难产及血气痛；暖水脏，壮阳道；消癥块，治疔疮肿痛。❷《宝庆本草折衷》：能补元阳。❸《本经逢原》：海马，甘，无毒。雌雄成对，其性温暖，有交感之义，故孕妇带之于身，临时煅末服之；又阳虚多用之，可代蛤蚧之功也。❹《品汇精要》：调和气血。

【应用】

1. 顽疽恶疮、溃疡瘘管　"海马拔毒生肌散"是南通市中医院外科陈鸿宾老医师家传验方，有提脓拔毒、生肌长肉之功，擅治各种痈疡溃烂、顽疽恶疮、瘘管死肌，不论阴证、阳证，久治不愈者，均可用之。历年来用治各种瘘管及疮疡久而不愈者，均奏显效。近几年来共治各种瘘管 217 例，其中病程最长者达 20 年，最短者 3～4 个月全部治愈。处方：海马、铅丹、炮穿山甲、黄柏、姜黄各 60g，蜈蚣 40 条，飞雄黄、甘草各 45g，大黄、淡全蝎各 30g，冰片 9g，麝香 6g，上药共研极细末，瓶密储。用法：根据疮面坏死组织的情况，采用不同含量红升或黄升的散剂，撒于患处，以膏药贴之。瘘管则根据其大小深浅，采用粗细合度之桑皮纸捻（用冷开水或凡士林少许使纸捻表面湿润）。蘸以配成含 5％、20％、50％、80％的红升或黄升的本散（一般瘘管壁较厚，腐肉死肌较多者，用含 50％～80％升药的散剂；如瘘管已趋轻浅，可用 5％～20％者）；如瘘管或溃疡面接近愈合时，即可单用本散，直至痊愈为止。

【病例】 李某，女，28 岁，工人。1976 年 5 月 7 日行宫外孕手术，5 月 25 日又以右下腹腔脓肿，在某医院切开引流。因 2 个月余未愈，乃于 7 月 31 日又行手术清除，切口形成瘘管，不能愈合，脓性分泌物甚多，殊以为苦。9 月 7 日转来我院外科诊治。经探查，瘘管管道约 4cm，周围组织硬韧，确属瘘管。当即给予 20％海马拔毒生肌散药捻

插入。因其体气亏虚，并予补益气血、解毒排脓之汤剂内服（共服 5
剂）。以后间日换药 1 次，5 次后，脓性分泌物减少，即改为 5% 海马
拔毒生肌散药捻，并间隔 3～5 日换药 1 次，瘘道管腔逐步变浅，至
10 月 18 日痊愈。

2. 肾阳虚弱致夜尿频繁，或妇女体虚带下量多　海马能温肾助阳，滋
补强壮，配合枸杞子、桑螵蛸、金樱子等煎服，可收显效。

3. 产后无乳　吴兆斌[1]用海马治产后无乳有良效。将海马 15g 加水文
火煎煮，煮沸 45 分钟后连汤带肉一起服下。共治疗 20 例，其中当日乳下
15 例（服 1 剂），隔日乳下（服 2 剂）5 例，治愈率为 100%。

4. 慢性肾炎　症见时肿时消，肾功能损害，尿蛋白持续不消失，日久
不愈者，用"海马健肾丸"有效，但高血压病者慎用。处方：海马、砂
仁、茯苓、山茱萸、党参各 30g，熟地黄 90g，山药 60g，薄荷叶 15g。共
研细末，蜜丸如绿豆大。每服 7.5g，每日 3 次。

【病例】许某，男，43 岁，工人。患肾炎已 4 年多，迭经治疗，迄未
痊愈。面浮肢肿，头眩腿软，怯冷神瘁，纳减便溏，腰痛腿重，尿量
时多时少。尿蛋白在（++～+++）之间，颗粒管型（++），红白细
胞各（+～++），酚红排泄试验 38%，非蛋白氮 60.7mmol/L
（85mg%）。苔白、质淡胖，脉沉细尺弱。脾肾阳虚，水湿泛滥，精气
失于固摄。治宜补益脾肾，温阳制水，固摄精气，予海马健肾丸一
料，服后 2 周，尿蛋白减为（±～+），颗粒管型偶见，红细胞、白细
胞少许。共服 3 料，浮肿消失，精神振爽，体重增加，肾功能正常。
继以六味地黄丸巩固善后。

5. 阳痿、女子宫冷不孕　海马善于温壮肾阳、暖宫调经，故对男子阳
痿不举，女子宫冷不孕，颇有效验。海马温肾散：海马四对，炙研极细
末，每服 1.5g，每日 2 次。

【病例】黄某，女，32 岁，工人。结婚 6 年，迄未生育。面色少华，
形态清瘦，怯冷倍于常人，腰酸腿软，少腹有冷感，带下清稀，月经

愆期而量少，性欲减退。苔薄、质淡，脉细软尺弱。此肾阳不振，冲任亏虚，宫寒不孕之候，予海马温肾散消息之。每服 1.5g，每日 2次，热黄酒送下。服 2 周后精神渐振，少腹冷感减轻，带下亦少。2个月后经事已调，4 个月后而孕。继以归脾丸调理。

又上海市中医门诊部朱凌云、张学亮[2]用"助阳散"为主，结合辨证加减用药及针灸治疗阳痿 65 例，结果：治愈 44 例，显效 13 例，有效 6例，无效 2 例。助阳散由海马、蛤蚧、蜈蚣、细辛等组成，药研末，装入胶囊，每日 2 次，每次 5 粒。清晨及入睡前吞服。

6. 男性不育症 张清智[3]自拟海马蛤蚧散为主，临床辨证论治，共治疗男性不育症 143 例，疗效满意。海马蛤蚧散组成：海马 60g，蛤蚧 3 对，生晒参 100g，白术、当归各 60g，炮附子 24g，枸杞子 60g，熟地黄、肉苁蓉各 80g，黄柏 16g。制法用法：按照《中国药典》（1977 年版）散剂药的有关生产程序，将以上诸药研极细末，过 100 目筛，装入胶囊。每日 2 次、每次 9g，开水冲服，30 日为 1 个疗程。随症加减：精子数少者加菟丝子12g、紫河车粉 3g（冲服）以填精益髓；精子活动率低、活动力弱者加黄芪 30g、淫羊藿 12g 以益气补肾；有畸形精子者加红花 10g、鹿角胶 6g（烊化）以活血益肾；不射精者加桂枝 10g、蜈蚣 3 条（去头足）以调卫通络；阳痿不举者加阳起石 30g（先煎 30 分钟）、仙茅 10g 以温肾壮阳。结果：143 例中治愈 81 例，有效 55 例，无效 7 例，总有效率 95.1%。本组病例服药最多 3 个疗程，最少半个疗程。

7. 小儿暑疖、脓疱疮 本症此起彼伏，常易复发。用海马 4.5g，与瘦猪肉 100g 同煨服，可增强机体抵抗力，往往服二三次后，即见明显好转。

8. 压疮 多见之于昏迷、瘫痪、久病体弱等翻身困难的病人。其治疗主要根据病程的不同阶段，疮面的范围大小和病情的轻重、深浅辨证论治。一般分为三度：Ⅰ度为气滞血瘀型，可用红花酊（红花 3g，50% 乙醇100mL 浸泡 3 日即成）涂搽患处，以手掌缓缓按摩，使其瘀凝消散，每日

3～4 次，一般 3～5 日可以消散。Ⅱ度为湿毒蕴遏型，局部已溃破腐蚀，脓水渗溢，治宜渗湿解毒，祛腐生新。可用海马拔毒生肌散（根据疮面肉芽晦黯塌陷程度，加入不同比例的红升或黄升）撒于疮面，以纱布覆盖，每日或间日换 1 次。一般 10～14 日左右即肉芽红活，生肌长肉，得到治愈或缩小。Ⅲ度为正气虚馁而疮败不敛型，病人多表现为体气亏虚，疮面范围大而深陷，肉腐骨露，肉芽晦黑，治用海马拔毒生肌散；腐黑处红升需用 50%～80% 以祛腐肉死肌，俟腐去后，肉芽红活，即用含红升 5%～20% 者，或用单纯的海马拔毒生肌散，即可逐步生肌长肉而愈合。体虚甚者，宜配合补益气血、扶正培本的汤剂，促使病情加速好转

【病例】王某，男，46 岁，唐山钢铁公司干部。地震震伤，L_2～L_3 压缩性骨折致截瘫，骶尾部形成压疮。其溃疡面达 13cm×9cm×4cm，属于Ⅲ度，分泌物多，肉芽不红活，伴腱组织坏死腐臭。治用海马拔毒生肌散为主，隔日换药 1 次，1 个月而愈。

9. 非小细胞肺癌　徐凯、陈达灿[4]等用朱老经验方海马犀黄颗粒治疗化疗失败ⅢB 期、Ⅳ期非小细胞肺癌（NSCLC）。临床观察 34 例经顺铂加依托泊苷，或紫杉醇加顺铂，或键择加顺铂化疗失败的ⅢB 期、Ⅳ期 NSCLC 病人，给予中药海马犀黄颗粒（犀黄丸加海马、三七等）治疗，每次 4 粒，每日 3 次，连用 3 个月。结果：病人临床症状明显缓解，癌灶部分有效 3 例（8.83%），无效 25 例（73.52%），显效 6 例（17.65%）。Karnofsky 评分，平均升高 20 分。外周血 T 细胞亚群，CD4、CD4/CD8、NK 细胞活性升高，CD8 下降，无化疗常见的胃肠道反应、肝肾功能损害及骨髓抑制等。认为海马犀黄颗粒治疗ⅢB 期、Ⅳ期 NSCLC 有一定疗效，并能提高病人生存质量，可作为ⅢB 期、Ⅳ期 NSCLC 化疗失败后的补救治疗。

【按语】海马体内含有丰富的氨基酸、磷脂、脂肪酸及各种矿质元素。临床常用于阳痿遗精、遗尿虚喘、癥瘕积聚、类风湿关节炎、老年性疾病、乳腺癌及神经系统疾病等病症，有较好的疗效。临床以及实验研究证

明，海马可以作为延缓衰老的药物使用，能够温肾壮阳。其作用机制是影响"大脑-下丘脑-脑下垂体-性腺"调节机制，以提高性腺功能而达到强精壮阳的目的。海马体内丰富的多种人体必需氨基酸、磷脂，可增强和提高人体免疫能力，增加白细胞、胰岛细胞和神经细胞的功能，对肾虚引起的乏力、失眠、记忆力减退和食欲不佳等症状有明显的疗效。[5]海马醇提取物还能使动物的记忆力增强，对防治老年性疾病和延缓衰老具有十分重要的意义。[6]

蛤蚧与海马均有温肾壮阳之功，但是蛤蚧长于补肺定喘，而海马则对瘘管死肌、顽疽恶疮有显效；两者均为温壮之品，凡阳虚气弱者均可用。如阴虚阳亢，则需慎用。

参考文献

[1] 吴兆斌. 国医论坛，2006，21（6）：37.

[2] 朱凌云，张学亮. 上海中医药大学学报，1995，9（1）：46.

[3] 张清智. 国医论坛，1995，（4）：29.

[4] 徐凯，陈达灿等. 湖北中医杂志，2003，25（5）：13.

[5] 陈行虎. 生物学教学，2003，28（8）：57.

[6] 李晓梅. 生物学通报，2006，（41）9：31.

〔朱建华　潘　峰 整理〕

海狗肾 《本草图经》

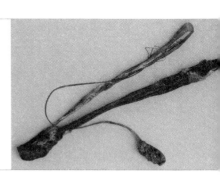

　　海狗肾，别名腽肭脐（《药性论》），为海狗科动物海狗或海豹科动物海豹的雄性外生殖器，分布于北太平洋，偶见于我国黄海及东海海域。

　　海狗肾主要含有雄性激素雄甾酮类成分，以及多种酶、糖类、脂肪等。

　　【炮制】 在春季沿海面冰块开裂时捕捉。捕后杀死，割取阴茎及睾丸，置阴凉干燥处风干，装坛内以白糖培之，防止虫蛀及走油。

　　【药性】 味咸，性热。归肝、肾经。

　　【功效】 温肾壮阳，填精补髓。治虚损劳伤，阳痿精衰，腰膝痿弱，心腹疼痛。

　　【用量】 内服：煎汤 3～9g，或研末，或浸酒。

　　【禁忌】 阴虚火炽、阳事易举、骨蒸痨嗽者忌用。

　　【前贤论述】 ❶《药性论》：治男子宿癥、气块、积冷，劳气羸瘦，肾精衰损，多色成肾劳，瘦悴。❷《海药本草》：主五劳七伤，阴痿少力，肾气衰弱，虚损，背膊劳闷，面黑精冷。❸《本草拾遗》：主心腹痛，宿血结块，痃癖羸瘦。❹《日华子本草》：补中，益肾气，暖腰膝，助阳气，破中癥结，疗惊狂痫及心腹疼，破宿血。❺《本草再新》：壮阳补阴。

【应用】

1. 阳痿　《中国动物药》记载，治疗阳痿以海狗肾 1 具，肉苁蓉 50g，用白酒 500mL 将上两药温浸 1 周，饮酒。每次 20mL，每日饮 3 次。或海狗肾研末，每次 6g，每日 2～3 次。

2. 不孕症　海狗肾、人参、黄芪，水煎服。[1]

3. 足跟痛　足跟痛或与肾虚有关，钱伯文等编著《中国食疗学》记载，海狗肾 1 具，切开炙脆，研细末，每服 3～6g，煮酒，适量温服。

4. 子宫内膜异位症　陈道同[2]报道用本品治疗子宫内膜异位症，以及脾肾阳虚型崩漏和月经过多，可收到较好的疗效。本品能暖肾壮阳，只要是肾阳虚的疾病，不论男女皆可用之。

5. 气虚胃弱　高士贤等著《常见药用动物》载，海狗肾 1 具，人参、当归、白芍各 15g，白酒 500mL。用白酒将上药浸泡 1 周，饮酒，每次 10mL，每日 3 次。

【按语】海狗肾味咸，性热，入肝、肾经。有温肾壮阳、填补精髓的功效，主要用于肾阳亏虚所致的腰痛、阳痿、不孕、劳损等病症。阴虚火旺、骨蒸痨嗽者忌用。

参考文献

［1］上海中医学院方药教研组. 中药临床手册，上海：上海人民出版社，1977.

［2］陈道同，河南中医，1986（1）：31.

〔蒋　恬　蒋　熙　整理〕

蛤 蚧 (《雷公炮炙论》)

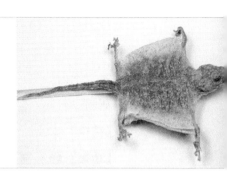

蛤蚧，别名蛤解、蛤蟹（《日华子本草》），仙蟾（《本草纲目》），大壁虎（《中药志》），蚧蛇、多节四脚蛇（《广西中医药》）。为壁虎科动物蛤除去内脏的干燥体，分布于福建、台湾、广东、广西、云南，为国家二级保护动物。

蛤蚧含肌肽、胆碱、肉毒碱、鸟嘌呤、胆甾醇，以及甘氨酸、脯氨酸、谷氨酸等14种氨基酸，磷脂酰乙醇胺、神经鞘磷脂、磷脂酰胆碱、磷脂酸、溶血磷脂酰胆碱等5种磷脂成分和亚油酸、棕榈酸、油酸、亚麻酸、棕榈油酸、硬脂酸、花生酸、花生四烯酸等9种脂肪酸，还含钙、磷、锌等18种无机元素。药理研究表明其具有解痉平喘、性激素样、增强免疫功能、抗氧化、抗炎等作用，并有增加耐高温、耐缺氧能力、延缓衰老和降血糖作用。

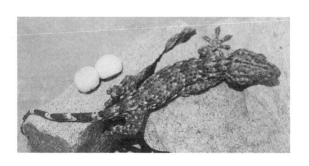

【炮制】❶蛤蚧：取原药材，除去鳞片及头爪，切成小块。❷油酥蛤蚧：取净蛤蚧，涂以麻油，用无烟火烤至稍黄质脆，除去头足及鳞片，切成小块。或取蛤蚧至锅内，加入酥油适量，用文火加热，炙至显黄色酥脆时，取出放凉。❸酒蛤蚧：取蛤蚧块，加黄酒拌匀、闷润，待酒被吸尽后置锅内，用文火炒干或烘干。每100kg蛤蚧，用黄酒20kg。❹制蛤蚧：取净砂子置锅内炒热，放入净蛤蚧，翻炒至泡酥而显黄色时，取出，筛去砂子，研粉。

【药性】味咸，性温，归肺、肾经。

【功效】❶补肺益肾、纳气平喘，本品兼入肺肾二经，长于补肺气、助肾阳、定喘咳，为治多种虚证喘咳之佳品。❷助阳益精，温壮下元，本品质润不燥，补肾助阳兼能益精养血，有固本培元之功。

【用量】内服：煎汤3～6g，研末每次1～1.5g，每日2～3次；或入丸、散。浸酒服用1～2对。

【禁忌】风寒、实热咳喘忌服，阴虚肺燥，或肾经有湿热，或相火炽盛者慎用。小儿不宜用。

【前贤论述】❶《海药本草》：疗折伤，主肺痿上气，咯血咳嗽。❷《日子华本草》：治肺气，止嗽，并通月经，下石淋及治血。❸《本草纲目》：补肺气，益精血，定喘止嗽，疗肺痿，消渴，助阳道。❹《本草经疏》：蛤蚧，其主久肺痿咳嗽、淋沥者，皆肺肾为病，劳极则肺肾虚而生热，故外邪易侵，内证兼发也。蛤蚧属阴，能补水之上源，则肺肾皆得所养，而劳热咳嗽自除。肺朝百脉，通调水道，下输膀胱；肺气清，故淋沥水道自通也。❺《本草衍义》：补肺虚劳嗽。❻《本草汇言》：生津退热。

【应用】

1. 咳喘　凡肺虚咳嗽、肾虚作喘、虚劳咳嗽均可用之。治虚劳咳嗽常与贝母、紫菀、杏仁同用；治肺肾虚喘，常与人参、紫河车、贝母、杏仁等同用。现代药理证实蛤蚧具有解痉平喘的作用，临床上广泛用于呼吸系统慢性疾病。

（1）慢性支气管炎：人参蛤蚧散出自《卫生宝鉴》一书，功效补肺肾清热化痰定喘，扶正祛邪并进，适用于久病体虚兼有肺热虚喘之证，即虚实夹杂之证。

杨文娟[1]以人参蛤蚧散化裁治疗虚喘，方药：人参（或太子参）、杏仁、甘草、知母、桑白皮、茯苓、浙贝母粉、瓜蒌、炙苏子、炒莱菔子、怀山药、枸杞子、当归、沉香片。结果：40 例均在发作期就诊入院，其中显效 29 例，有效 9 例，无效 2 例，总有效率为 95%。

【病例】曹某，男，56 岁。1986 年 11 月 2 日入院。慢性支气管炎反复发作 20 余年，合并肺气肿、肺心病。诊见面色青紫，咳嗽频作气喘，张口抬肩，不能平卧。胸闷如窒，心慌、动则尤甚。痰白黏，咳吐不爽。纳谷不香，尿量少，大便自调，舌淡紫、苔白腻微黄，脉滑数。查体：体温 37℃，神清，半卧位，面色发紫，呼吸困难，口唇发绀，颈静脉怒张，气管居中。桶状胸，两肺呼吸音低粗均可闻及干湿啰音，心音剑突下最强，心率 100 次/min，律齐。腹部无异常。双下肢轻度凹陷性水肿。辅助检查：全胸片两肺透亮度增高，肋间隙增宽，两肺纹理增粗，心影增大，肺部感染。中医辨证属肾虚失纳，痰浊壅肺，治以补肾纳气，清肺化痰，止咳定喘。处方：

太子参 30g	蛤蚧粉 3g（吞服）	川贝母粉 6g（吞服）	
知母 12g	桑白皮 10g	炙苏子 10g	全瓜蒌 10g
云茯苓 15g	怀山药 15g	当归 12g	甘草 6g
炒莱菔子 10g			

连服 3 剂，咳嗽气喘胸闷明显减轻，吐痰稍爽，量增加，已能平卧，白腻苔变薄。继服上药 5 剂，胸闷消失，气喘大减，不活动基本不喘，活动后仍喘，咳嗽轻，咳痰减少，纳谷增加，尿量增多，下肢肿退。听诊两肺干啰音消失，两肺底仍可闻及少许湿性啰音。原方去炙苏子、炒莱菔子、瓜蒌皮，加枸杞子 12g，沉香片 2g（后下），加强补肾纳气之功，继服 10 剂，气喘咳嗽平息，能到户外散步。上药又继服

10 剂。病情稳定出院。出院后多次门诊复诊，继以上方加减巩固疗效，病情未见大发作。

（2）支气管哮喘：其病变在肺，根据中医学脏腑相关学说则与脾肾密切相关。

李平[2]应用蛤蚧防喘丸（由蛤蚧、淫羊藿、山茱萸、黄芪、党参、陈皮、炙甘草、紫菀组成）治疗。将 140 例支气管哮喘病人随机分为两组，对照组 70 例采用丙酸倍氯米松气雾剂＋硫酸特布他林气雾剂治疗，治疗组 70 例在对照组治疗基础上加用蛤蚧防喘丸，两组疗程均为 2 周。比较两组临床疗效及对肺功能改善情况，结果：治疗组总有效率与对照组比较差异有统计学意义；同时明显降低血清 IgE，改善 FEV、PEFR 指标。提示蛤蚧防喘丸具有抗炎、调节免疫、改善肺功能等多种功效，从而改善哮喘的临床症状，具有防治哮喘的作用。

梁敬文[3]报道运用蠲哮汤、参蛭蛤蚧散治疗哮喘持续状态取得较好的疗效。蠲哮汤组成：葶苈子 30～60g（包煎），椒目 15～20g，白芥子 12g，款冬花、射干各 15g，全蝎 12g，地龙、蝉蜕各 15g，桑皮 30g，枳实、厚朴各 12g，桃仁 15g，甘草 5g。加减：兼风寒外束肺气不宣加麻黄、干姜、细辛、五味子；痰热壅肺肺失肃降加生石膏、金银花、黄芩、白果、鱼腥草、竹沥、瓜蒌仁、冬瓜子；湿痰壅盛加车前子、半夏、制南星，大便不通应通腑下夺，加大黄、莱菔子、礞石、沉香；肺肾两虚、真元欲溃加人参、附子、肉桂、干姜、山茱萸、麦冬、五味子等。上药水煎二汁取 300mL，分 2 次温服。参蛭蛤蚧散：吉林参 60g，水蛭 40g，蛤蚧 3 对。制粉，每次服 6g，每日 3 次。用煎方药汁或温开水进服。

参蛤散是《济生方》用于治疗虚痨咳嗽之方，近代名医岳美中在此方基础上加三七，用于治疗老年及体虚之咳嗽，取得了良好效果。张福禄[4]根据哮喘的病因病理，从肺、脾、肾三脏入手，在参蛤三七散的基础上加宣肺、健脾固肾之品。方中人参味甘，大补元气，益肺健脾，扶正祛邪；蛤蚧入肺、肾经，补肾纳气而定喘；三七能活血又能破血，用之开通防滞，与人参、蛤蚧相配，一补一泻，动静结合，使之补而不滞；紫菀、款冬花、苏子宣肺平喘；肉苁蓉、补骨脂、核桃仁壮腰健肾，固本纳气；地龙平喘通络平喘活血之品相伍，效果更佳，现代医学研究表明，地龙能扩张支气管，有良好的平喘作用；炙甘草佐补气药补益元气。诸药合用，共奏补肺益脾、滋肾纳气定喘之效。临床应严格辨证论治，如哮喘缓解期感受风寒急性发作者，在加味参蛤散的基础上加入宣肺解表之剂以祛邪扶正；如遇体质虚弱，微风即发者，加玉屏风散补肺气，固表扶正。服药后哮平喘息如常人者，仍要坚持服药 2～3 个月特别是在冬春之交、秋冬之交，应加服 1 个月，以巩固疗效，达到根治之目的。

另有防治咳喘食疗方参蛤炖地龙：取地龙 2 条，蛤蚧 1 对，人参 3g，瘦猪肉 50g。将地龙洗净去泥沙，蛤蚧洗净切块，人参切片，瘦猪肉切块。以上原料放入盅内。加肉汤适量，隔水炖熟后饮汤吃肉。人参培元补气，蛤蚧补肺定喘，地龙平喘。此方适用于肺肾两虚型哮喘的治疗。[5]

（3）肺结核：宫柏等[6]报道自拟蛤蚧百部川贝散治疗慢性纤维空洞型肺结核 34 例：蛤蚧 1 对，羚羊角 4g，三七、血竭、乳香、没药、浙贝母、百部各 15g，北沙参 25g，麦冬、知母各 20g，珍珠 10g。三七单独粉碎成细粉，羚羊角锉研细粉，珍珠水飞或粉碎成极细粉，其余粉碎成细粉。共同过筛，混匀。每服 4g，每日 3 次，用温开水送服，4 个月为 1 个疗程。每服药 30 日复查 1 次 X 线胸片。34 例病人经 1 个疗程治疗，临床症状消失或基本消失，X 线胸片复查空洞闭合或缩小，这表明该方对慢性纤维空洞型肺结核有较好的疗效，34 例治疗 1 个疗程，空洞闭合 30 例，空洞缩小 4 例。

【病例】刘某，男，28 岁，农民。1990 年 10 月 12 日诊。咳嗽、气短、咯血，有时盗汗。曾在他院确诊为慢性纤维空洞型肺结核，并住院治疗 5 个月，后因经济有限，已停药 2 个月余。查体：消瘦，左侧胸廓触及语颤增强。胸片所示左肺有一厚壁空洞，旋以蛤蚧百部川贝散治疗。5 日后咯血消失，1 个月后气短症状缓解，盗汗消失，胸片对照空洞缩小。治疗 1 个疗程，复查胸片确诊空洞闭合，病人自觉症状消失。体重由服药前 55kg 增至 62kg。

金德成等[7]以中草药蛤蚧全虫汤剂尝试作为一线抗痨药治疗肺结核。方法：中草药蛤蚧全虫汤剂与乙胺丁醇、异烟肼、链霉素、利福平作药敏对比。结果：乙胺丁醇敏感 95.56％；中草药蛤蚧全虫汤剂敏感 93.33％；异烟肼敏感 16.7％；链霉素敏感 53.40％；利福平敏感 78.90％。临床治疗 48 例，治愈 44 例，治愈率达 91.70％。结论：疗效确切，服用方便，无毒性和不良反应。治愈后即停药无复发，经济实惠。

（4）肺心病：陆德海[8]采用加味黛蛤散（青黛、蛤蚧、海蛤壳、麻黄、重楼、三七）治疗肺心病急性发作 60 例，总有效率 85％。本方具有缓解临床症状和改善肺通气功能的作用。

2. 阳痿、不育症　肾精不足，命门火衰，临床表现为阳虚衰退之征，见男子阳痿、不育等疾病。蛤蚧入肾经，补肾助阳兼能益精养血，有固本培元之功。因此临床上凡肾虚之证均能用之，常与补益之药配伍补肾助阳。

（1）阳痿：高文新[9]自拟起阳亢痿散配合心理疗法治疗阳痿 62 例，取得较好疗效。方药：蜈蚣、蛤蚧、淫羊藿、当归、赤芍、甘草，按 1∶1∶1∶3∶3∶3 的比例，共研细末。每日 2 次，每次 6g，空腹用白酒或黄酒送服。30 日为 1 个疗程。服药期间忌食生冷及恼怒，同时进行心理疏导治疗，讲解有关性知识，消除病人对性交的恐惧心理，增强战胜疾病的自信心。结果：治愈 45 例，好转 13 例，无效 4 例，总有效率 93.5％。一般服药后 7 日左右见效，有合并症及年龄较大的病人见效较晚，一般在 15 日左右。

（2）不育症：张清智[10]以海马蛤蚧散为主辨证论治，治疗男性不育症 143 例，疗效满意。方药：海马 60g，蛤蚧 3 对，生晒参 100g，白术、当归各 60g，炮附子 24g，枸杞子 60g，熟地黄、肉苁蓉各 80g，黄柏 16g。诸药研极细末，装入胶囊，每日 2 次，每次 9g，开水冲服，30 天为 1 个疗程。其余根据病人具体情况再辨证加减。143 例中治愈 81 例，有效 55 例，无效 7 例。总有效率 95.1%。

【病例】刘某，男，33 岁。1990 年 4 月 21 日就诊。结婚 7 年，无子，其妻健康无病。症见腰膝酸软、性欲淡漠、神疲乏力、食欲不佳、虚烦易怒、夜尿频繁、舌淡苔薄白、脉沉细弱。精液常规检查：灰白色，精子密度 30×10^8/mL，有死精。证属脾肾两亏。治宜补肾健脾，用黄芪 30g，淫阳藿 12g 煎汤冲服海马蛤蚧散，每日 2 次，每次 9g。治疗 3 个疗程病告痊愈。1 年后随访，其妻生一男孩。

3. 延缓衰老　现代医学认为衰老与中枢神经系统、内分泌系统、人体内环境的稳定程度及免疫功能等方面密切相关。现代药理证实蛤蚧具有抗氧化作用，从而起到延缓衰老的作用。

张庆慈[12]报道自拟参蚧玉屏风散抗衰老临床观察疗效满意。选择 60 岁以上老年病人，均为经常反复感冒、咳嗽者，常伴头晕、倦怠、失眠多梦、腰酸腿软等症状，临床检查细胞免疫功能低下。用玉屏风散每次 6～9g，每日 2 次。同时加用人参末 3g/次，蛤蚧末每次 3g，每日 2 次，吞服。治疗 2 个月，观察症状及细胞免疫功能的变化，衡量细胞免疫功能客观指标采用淋巴细胞转化率测定，服药前后对比。通过 2 个月的治疗，上述症状均有明显好转，感冒显著减少，治疗后淋巴细胞转化率均值为 59.06%，认为参蚧玉屏风散能提高淋巴细胞转化率。

参蚧玉屏风散药物组成简单，性能平和，老年人如果条件许可，可长期服用，以提高免疫功能。既可用于治疗（如呼吸道慢性感染），又有延缓衰老的功能，是一种既经济又可靠的保健药品。

【按语】蛤蚧咸平，长于益肺气，益肾精，又系血肉有情之品，不失为补肺益肾，收摄肾气之良药。《本草纲目》对蛤蚧的功用，有过精辟的分析，云："昔人言补，可去弱，人参、羊肉之属，蛤蚧补肺气，定喘止渴，功同人参；益调血，助精扶赢，功同羊肉。许叔微治消渴，近世治劳损、赢弱皆用之，俱取其滋补也。刘纯云气液衰，阴血竭者宜用之；何大英云定喘止嗽，莫佳于此。"蛤蚧有兴阳道的作用，即因其能益肾精也。现代药理证实，蛤蚧醇提取物能增强免疫，改善肺功能，有抗炎、抗衰老作用，以及性激素样作用。

注意：蛤蚧入药，以尾部力量最强，故无尾者不用。

参考文献

［1］杨文娟. 实用中医内科杂志，1994，8（1）：20-21.

［2］李平. 中国中医急症，2007，16（9）：1055-1056.

［3］梁敬文. 辽宁中医杂志，1993，20（2）：26-27.

［4］张福禄，等. 河南中医药学刊，2000，15（3）：61.

［5］严永和. 农村百事通，2009，（1）：66.

［6］宫柏，冯纪元. 安徽中医学院学报，1996，15（4）：24.

［7］金德成，等. 吉林医学，2003，24（5）：446-447.

［8］陆德海，段景文. 陕西中医，1995，16（10）：435.

［9］高文新. 陕西中医，1998，19（5）：208.

［10］张清智. 国医论坛，1995，10（4）：29.

［11］张庆慈. 云南中医学院学报，1999，22（3）：25-26.

〔朱婉华　尹克春　王　娟　整理〕

鹿 茸 《神农本草经》

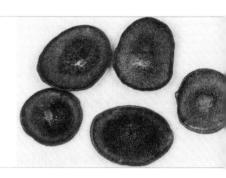

鹿茸,别名斑龙珠(《澹寮方》),为脊椎动物门偶蹄目鹿科动物梅花鹿或马鹿的雄鹿未骨化密生茸毛的幼角。前者习称"花鹿茸",后者习称"马鹿茸"。广泛分布于东北、华东、华南、西北以及内蒙古等地,野生较少,属国家保护动物。

鹿茸含骨质、胶质,以及多种氨基酸、脂肪酸、糖类、酶、激素样物质、多种维生素、微量元素、甾体化合物等。近年来采用冷冻干燥法分离得到神经生长因子、表皮生长因子、胰岛素样生长因子、转化生长因子等多肽类物质。

药理研究表明,鹿茸具有强壮、抗氧化、延缓衰老、增强免疫作用。对神经系统的作用表现为镇静、镇痛。对心血管系统的作用,大剂量使心脏收缩力减弱,心率减慢,外周血管扩张,而降低血压;中等剂量能引起心脏收缩力增强,心率加快,增加心排血量,对疲劳的心脏作用尤为显著,并能增加冠

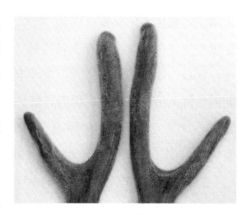

锯 茸

脉血流量，抗心律失常。能促进核酸和蛋白质合成，具有促进生长作用，能促进创伤愈合。能降低胃酸浓度，抑制胃蛋白酶活性，抑制五肽胃泌素引起的胃酸增多，使胃液中前列腺素 E（PGE$_2$）含量增加，从而具有抗溃疡、保护胃黏膜作用。具有性激素样作用。在动物实验中具有耐低温、高温和耐缺氧能力。具有兴奋平滑肌、肾上腺皮质系统作用，以及抗炎、抗肿瘤等作用。

【炮制】夏、秋两季锯取鹿茸，经加工后，阴干或烘干。

鹿茸片：取鹿茸，燎去茸毛，刮净，以布带缠绕茸体，自锯口面小孔灌入热白酒，并不断添酒，至润透或灌酒稍蒸，横切薄片，压平，干燥。

鹿茸粉：取鹿茸，燎去茸毛，刮净，劈成碎块，研成细粉。

取鹿茸一般分锯茸和砍茸两种方法，分述如下：

1. 锯茸　雄鹿从第 2 年开始生茸，一般从第 3 年开始锯茸，鞍子及二杠每年可采收 2 次。第 1 次在清明后 45～50 日（头茬茸），采后 50～60 日（立秋前后）采第 2 次（二茬茸），而三茬则采一次，约在 7 月下旬。锯时将鹿用绳子拖离地面，迅速将茸锯下，伤口敷"七厘散"或"玉真散"，再贴上油纸，放回鹿舍。锯下之茸内含许多血液，必须立即加工，久则腐败。加工时先洗去茸毛上不洁物并挤去一部分血液，将锯口部用线绷紧，缝成网状，另在茸根钉上小钉，缠上麻绳，以防水炸时变形。然后固定于木架上，置沸水中反复烫炸 3～4 次，每次 15～20 秒钟，使茸内血液排出，至锯口处冒白沫，嗅之有蛋黄气味为止，全部过程需 2～3 小时。然后晾干，次日再如前法烫炸数次后，风干或用火烤干。烤前须用布带系住锯口两侧之钉上吊在烘架上，炉内放烟焰皆尽之炭火或柴火为宜，温度应保持在 70～80℃，烤时用铁皮加盖，烤 2～3 小时，取出晾干后再烤，如此反复烤 2～3 次，至茸皮半干时为止，再行风干并修整即成。

2. 砍茸　砍茸后鹿即死亡，故今已少用此法。

【药性】味甘咸，性温。归肾、肝经。

【功效】壮肾阳，益精血，强筋骨，调冲任，托疮毒。用于阳痿滑精，宫冷不孕，羸瘦，神疲，畏寒，眩晕、耳鸣、耳聋，腰脊冷痛，筋骨痿软，崩漏带下，阴疽不敛。

【用量】鹿茸粉1～2g。服用本品宜从小量开始，缓缓增加，不宜骤用大量，以免阳升风动，或伤阴动血。

【禁忌】阴虚阳盛者忌用。

【前贤论述】❶《神农本草经》：味甘，温。主治漏下恶血，寒热，惊痫，益气，强志，生齿。角：主治恶疮，痈肿，逐邪恶气，留血在阴中。❷《名医别录》：酸，微温，无毒。疗虚劳洒洒如疟，羸瘦，四肢酸疼，腰脊痛，小便利，泄精，溺血，破留血在腹，散石淋，痈肿，骨中热，疽疡。❸《药性论》：主补男子腰肾虚冷，脚膝无力，梦交，精溢自出，女人崩中漏血，炙末空心温酒服方寸匕。又主赤白带下，入散用。❹《日华子本草》：补虚羸，壮筋骨，破瘀血，杀鬼精，安胎下气，酥炙入用。❺《本草纲目》：生精补髓，养血益阳，强健筋骨。治一切虚损，耳聋，目暗，眩晕，虚痢。❻《开宝本草》：疗虚劳洒洒如疟，羸瘦，四肢酸疼，腰脊痛，小便利，泄精溺血，破留血在腹，散石淋，骨中热疽，养骨，安胎下气，杀鬼精物，不可近阴，令痿，久服耐老。❼《本草蒙筌》：入剂研细，任合散丸。益气滋阴，扶肢体羸瘦立效；强志坚齿，止腰膝酸痛殊功。破留血隐隐作疼，逐虚劳洒洒如疟。治女人崩中漏血，疗小儿寒热惊痫。塞溺血泄精，散石淋痈肿。骨热可退，疽疡能驱。❽《药性解》：鹿茸，味甘咸，性温，无毒，入肾经。主益气滋阴，强志补肾，理虚羸，固齿牙，止腰膝酸疼，破流血作痛，疗虚劳如疟，女子崩漏胎动，丈夫溺血泄精，小儿惊痛，散石淋痈肿、骨中热疽疡。状如玛瑙红玉，长三四寸，破之中有朽木者佳。连顶骨用。长成鹿角，主逐鬼邪，益神气，续绝伤，强筋骨，消痈肿，愈恶疮及妇人梦与鬼交。麋茸及角，功相仿而性更热，专主补阳。麋、鹿茸角四种，俱杜仲为使，畏大黄。❾《景岳全书》：益元气，填真阴，扶衰羸瘦弱，善助精血，尤强筋骨，坚齿牙，益神志。治耳聋目暗，头脑眩运。补腰肾虚冷，脚膝无力，夜梦鬼交，遗精滑泄，小便频数，虚痢尿血，及妇人崩中漏血，赤白带下。❿《本经逢原》：鹿是山兽属阳，性淫而游山，夏至得阴气而解角，从阳退之象。麋是泽兽属阴，性淫而游泽，冬至得阳气而解角，从阴退之象。⓫《本草崇原》：鹿性纯阳，息通督脉，茸乃骨精之余，从阴透顶，气味甘温，有火土相生之义。主治漏下恶血者，土气虚寒，则恶血下漏。鹿茸禀火气而温土，从阴出阳，下者举之，而恶血不漏矣。寒热惊痫者，心为阳中之太阳，阳虚则寒热。心为君主而藏神，神虚则惊痫。鹿茸阳刚渐长，心神充足，而寒热惊痫自除矣。益气强志者，益肾脏之气，强肾藏之志也。⓬《得配本草》：阴火盛者禁用。⓭《本草经解》：鹿茸骨属也，齿者骨之余也，甘温之味主生长，所以生齿。真气充足，气血滋盛，所以不老也。

【应用】

1. 老年慢性喘咳　郑益民[1]自拟"鹿蚧散"治疗老年慢性喘咳，方药：鹿茸15g，蛤蚧1对，核桃仁20g，麻黄、苏子、白芥子、白前、南杏仁、莱菔子各14g，川贝母12g，甘草10g，洋金花3g，白芝麻200g。方中配伍的药物均以补肾、泻肺、豁痰、降逆、健脾等为基本大法，临床运用多获显效，尤其是肾阳虚衰之喘咳效果更为显著。

2. 血液病　鹿茸为血肉有情之品，能温补肾阳，故历来多用于血液病，如再生障碍性贫血等属肾阳不振者的治疗。段绿化[2]采用鲜鹿茸粉治疗化疗后骨髓抑制38例，取得满意疗效。方法：在化疗方案的基础上，加服鲜鹿茸粉（鲜鹿茸磨成粉），开水冲服，每次1g，每日2次，10日为1个疗程。经1～2个疗程，38例中，28例显效，8例有效，2例无效，总有效率94.74%。与未用鹿茸粉的对照组比较，差异有统计学意义（$P<0.01$）。

王南琴[3]报道采用鹿茸鸡血藤红枣汤治疗小儿原发性紫癜，方药：鹿茸2g（或鹿茸精2mL冲服），鸡血藤15～30g，红枣10g，煎汁，分4～6次服，15日为1个疗程。间隔5日，重复疗程，持续治疗1～3年。治疗3例患儿均愈。

3. **席汉综合征** 又称腺垂体功能减退症，多由分娩大出血或脑垂体功能疾病引起垂体缺血性坏死及萎缩，导致性腺、甲状腺、肾上腺皮质功能等减退而致。表现为产后无乳，闭经，毛发脱落，乳房、子宫萎缩，性欲减退，疲乏无力，头晕，畏寒，浮肿，形体消瘦，贫血面容等，中医属虚损、血枯、闭经范畴。朱老对肝肾虚损、精亏血少之证，常用"六味地黄丸"加吞鹿茸粉而收捷效。

4. **乳糜尿** 农立俭[4]采用"鹿茸补涩丸"治疗乳糜尿51例，治愈48例，无效3例，有效率94.1%。基本方：鹿茸1.5g（研末，冲服），人参、山药、菟丝子、补骨脂、茯苓各9g，北黄芪、桑螵蛸各15g，黑附子6g，肉桂3g。加减：若小便红白相兼，酌加三七粉、阿胶、石菖蒲、丹参、赤芍；夹杂白色质软块状物，酌加锁阳、制川乌、山茱萸、肉苁蓉；若有其他兼证，则随证化裁。每日1剂，水煎分2次服。治疗期间，忌食油腻膏脂和燥热刺激之品。1个月为1个疗程。

又《古今录验方》鹿茸散治血尿，以鹿茸、当归、干地黄各二两，葵子五合，蒲黄五合。上五味，捣筛为散，酒服方寸匕，日二服。

5. **水肿** 《温病条辨》治湿久不治，伏足少阴，舌白身痛，足跗浮肿，以"鹿附汤"：鹿茸五钱，附子三钱，草果一钱，菟丝子三钱，茯苓五钱。水五杯，煮取二杯，日再服，渣再煮一杯服。

6. **性功能低下** 《普济方》"鹿茸酒"治虚弱，阳事不举，面色不明，小便频数，饮食不思。好鹿茸五钱，或一两（去皮，切片），干山药一两（为末）。上以生绢裹，用好酒500g浸7日后，饮酒，日三盏为度。酒尽，将鹿茸焙干，留为补药用之。

赵峰[5]用"龙凤胶囊"（鹿茸、僵蚕、制附子、柏子仁各50g，共研细末装胶囊）治疗70例男子阳痿、早泄、举而不坚，30例女子性功能冷淡等各种性功能低下，全部有效。

7. **不育症** 潘秉余等[6]用自拟"鹿茸生精丸"治疗肾阳虚型少精子症，效果满意。方药：鹿茸、熟地黄、菟丝子、淫羊藿、黄芪、仙茅、山药、紫河车、人参、附子、覆盆子，诸药共研细末，炼蜜为丸，每丸 10g，早晚各 2 丸，白开水送服，3 个月 1 个疗程。共治疗 100 例，治愈 56 例，显效 19 例，好转 16 例，无效 9 例，总有效率 91％。

孙立军等[7]治疗慢性前列腺炎不育症，用"生精颗粒"（鹿茸、锁阳、枸杞子、牛膝等组成），共治疗 28 例，治愈 8 例（28.57％），显效 12 例（42.86％），无效 8 例（28.57％），总有效率 71.43％。

8. 崩漏、带下　《千金要方》治崩中漏下，赤白不止，以鹿茸十八铢，桑耳二两半。上两味，以醋五升渍，炙燥渍尽为度，研末，服方寸匕，日三。《济生方》治室女冲任虚寒，带下纯白，用"白蔹丸"鹿茸（醋蒸，焙）二两，白蔹、金毛狗脊（燎去毛）各一两。上为细末，用艾煎醋汁，打糯米糊丸，如梧桐子大。每服五十丸，空心温酒下。

9. 骨折　秦宇航[8]对骨折延迟愈合与骨折不愈合采用大补阴丸加鹿茸与八珍汤比较，发现治疗组疗效明显优于对照组。认为一味鹿茸乃血肉有情，统领诸草，且茸本为角骨，禀初生发陈之气，用之以引断骨新生向愈尤妙。

10. 虚证　《杨氏家藏方》以鹿茸二两（酒炙），附子半两（炮，去皮、脐），沉香半两，麝香一钱一字（别研），为末。将肉苁蓉一两半酒煮烂，研细，别入酒，熬膏如梧桐子大。每服五十丸，温酒、盐汤任下，空心食前。能益真气，暖下焦，助老扶弱，久服强健。

【按语】鹿茸味甘咸，性温，归肾、肝经。为血肉有情之品。功善壮肾阳，益精血，强筋骨，调冲任，托疮毒，常用于阳虚诸证，如咳喘、贫血、性功能低下、男子不育、崩中带下等。朱老尝用于席汉综合征、强直性脊柱炎等，亦获良效。凡阴虚火旺者忌服。

鹿茸与鹿角、鹿角胶、鹿角霜同为雄鹿之角，功能同中有异。鹿角攻毒破泄，行瘀逐邪；鹿角胶胶质润下，气味甘平，不若鹿茸之甘温、鹿角之坚刚，故益阳补肾，强筋活血，温经助孕，止痛安胎；若阳虚不受滋腻者，则以鹿角霜为宜。

参考文献

［1］郑益民. 江西中医药，1994，25（3）：33.

［2］段绿化. 浙江中医杂志，2007，42（6）：334.

［3］王南琴. 浙江中西医结合杂志，1994，4（3）：42.

［4］农立俭. 广西中医学院学报，2002，5（3）：46.

［5］赵峰. 陕西中医，2005，21（增刊）：36.

［6］潘秉余，张红红. 河北中医，2007，29（6）：541.

［7］孙立军，段雪光，崔光武. 河北医学，2005，12：113.

［8］秦宇航. 河南中医，2006，26（11）：48.

〔胡世云　孙玉芝 整理〕

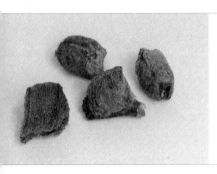

桑螵蛸 《《神农本草经》》

桑螵蛸，别名蜱蛸（《尔雅》），蚀肬（《吴普本草》），桑蛸、蟭、鸟洟、胃焦、螵蛸（《广雅》），致神、螳螂子（《名医别录》），桑上螳螂窠（《伤寒总病论》），赖尿郎（《本草便读》），刀螂子（《河北药材》），老芯脐、螳螂蛋、尿唧唧（《山东中药》），流尿狗（《中药志》），猴儿包（《四川中药志》），螳螂壳（《江苏药材志》），为螳螂科动物大刀螂、南方刀螂、广腹螳螂的卵鞘，主产广西、云南、湖北、湖南、河北、山西、辽宁、河南、山东、江苏、浙江、安徽、内蒙古、四川等地。

桑螵蛸含氨基酸、磷脂类、脂肪、粗纤维、铁钙胡萝卜样色素、柠檬酸钙结晶、糖蛋白及脂蛋白，多种微量元素及宏量元素等。药理研究显示，桑螵蛸具有延长小鼠缺氧耐受力及游泳时间，增加小鼠胸腺、脾脏、睾丸指数和阴虚小鼠的体温，以及降低高脂大鼠肝中脂质过氧化物（LPO）等作用，这些作用可能与其补肾、固精之功效有关，为临床应用提供了理论基础，其抗利尿作用为临床治疗遗尿、小便频数提供了理论依据。

【炮制】秋季至翌春采收。❶炒桑螵蛸，将净桑螵蛸和麸皮同炒至老黄色，筛去麸皮，凉后即可。❷盐炒桑螵蛸（每5kg桑螵蛸，用盐150g，加水适量溶化），取净螵蛸，用盐水拌匀，稍闷，入锅炒至微黄，取出晾干。

【药性】味甘咸，性平。归肝、肾、膀胱经。

【功效】固精缩尿，补肾助阳。主治遗精，早泄，阳痿，遗尿，尿频，小便失禁，白浊，带下。

【用量】❶内服：煎汤 5～10g，研末 3～5g，或入丸剂。❷外用：适量，研末撒或油调敷。

【禁忌】阴虚火旺或膀胱有湿热者慎服。

【前贤论述】❶《神农本草经》：主伤中，疝瘕，阴痿，益精生子。女子血闭腰痛，通五淋，利小便水道。❷《名医别录》：疗男子虚损，五脏气微，梦寐失精，遗溺。久服益气养神。❸《药性论》：主男子肾虚漏精，精自出，患虚冷者能止之。止小便利，火炮令热，空心食之。虚而小便利，加而用之。❹《本草衍义》：治小便白浊。❺《绍兴本草》：养阴滋肾，固精。❻《玉楸药解》：起痿壮阳，回精失溺，温暖肝肾，疏通膀胱。治带浊淋漓，耳痛，喉痹，瘕疝，骨鲠。

【应用】

1. 遗尿　取桑螵蛸 10g 焙脆研粉，拌以食糖，以温开水送服。早晚各服 1 次。或取桑螵蛸、益智仁各 30g，水煎服，每日 1 次。治疗小儿遗尿，一般连服 3～4 日即可见效，再服 2～3 日，可巩固疗效。

2. 尿道综合征　江惟明[1]观察了桑螵蛸散治疗尿道综合征的临床疗效。采用加减桑螵蛸散（桑螵蛸、煅龙骨、龟甲、党参、当归，石菖蒲等）为基础方，治疗尿道综合征 36 例，并与西药对照组（地西泮、谷维素）进行对比。结果显示总有效率为 94.4%，而对照组为 68.7%。

3. 肾病综合征　用黄芪、丹参各 30g，党参、山药、茯苓各 15g，益母草 12g，白术、泽泻、桑螵蛸、怀牛膝各 10g，同时服雷公藤多苷片每日 60mg，分 3 次口服治疗肾病综合征 31 例。结果：显效 14 例，有效 15 例，无效 2 例，总有效率 93.6%。

4. 前列腺术后尿失禁　采用桑螵蛸散为汤剂，加味治疗前列腺术后尿失禁 6 例，疗效满意。

5. 产后或人工流产后小便频数　张园等[2]用盐水炒桑螵蛸 20g，人参 6g，茯神 12g，龟甲 9g，龙骨 15g，水煎服，每日 1 剂，随症加减。对 36 例进行治疗：服药 3～6 剂，治愈 19 例；服药 7～15 剂，治愈 2 例；服药 16～21 剂，治愈 5 例。

6. 带状疱疹　马卡宏[3]报道，桑螵蛸用文火焙焦，研为细末，加麻油适量调匀，用羽毛涂于患处，每日 3～4 次。治疗 30 例，全部治愈。

7. 未溃破冻疮　严善春[4]报道，采桑树上的桑螵蛸，用刀切开，取黄色汁液，涂抹冻疮，不包扎。每日或隔日 1 次，一般 5 日便可治好。

8. 阳痿、遗精、白浊、虚劳盗汗　多系虚劳征象。本品有补肾助阳、强壮固摄之功。用桑螵蛸、白龙骨、山茱萸等份为细末，每服 6g，空腹盐汤送下，治上述诸症有效。其中白浊即前列腺炎。

【按语】桑螵蛸是补肾助阳、固精止遗、缩尿止带的常用药，适用于肾阳不足而致之遗尿、遗精、早泄、阳痿等症。李时珍云："桑螵蛸，肝、肾、命门药也，古人盛用之""男女虚损，肾衰阳痿，梦中遗精，遗溺，白浊疝瘕，不可阙也。"《神农本草经》谓其"通五淋，利小便水道"，乃系肾气不充而致者。肾阳得振，气化则能出矣，故既能缩尿，又能通淋利水。但阴虚火旺或下焦湿热而致之小溲短数，带下黄稠及阳强梦遗者忌用。

此外，许永铭[5]报道了利用桑螵蛸加减治疗咳嗽、变异性哮喘、冠心病、高血压等病，亦取得良好的疗效。

参考文献

[1] 江淮明. 陕西中医，2002，23（4）：304.

[2] 张园，等. 动物药. 北京：中国医药科技出版社，2003：523.

[3] 马长宏. 河南中医，2002，22（5）：63.

[4] 严善春. 资源昆虫学. 哈尔滨：东北林业大学出版社，2001：56.

[5] 许永铭. 中国民间疗法，2002，22（5）：63.

〔蒋　熙　蒋　恬 整理〕

本书虫药病症索引
（以汉语拼音为序）

A

癌肿（蜓蚰）

B

白癜风（乌梢蛇）

白喉（蜂房、人中黄、蜓蚰、凤凰衣）

白内障（蛴螬、凤凰衣）

白塞病（龟甲）

白细胞减少（穿山甲、牛角腮、阿胶）

白血病（水牛角、牛黄）

百日咳（蜈蚣、全蝎、蝉蜕、白花蛇、
　　蜂房、蜓蚰）

瘢痕疙瘩（五灵脂、五倍子）

斑秃（蜈蚣、䗪虫）

胞衣不下（蝼蛄）

暴盲（石决明）

背痛（蝉蜕）

崩漏（牛角腮、五灵脂、龟甲、鹿茸）

鼻窦炎（白花蛇）

鼻黏膜溃疡（凤凰衣）

鼻衄（羚羊角、水牛角、海蛤壳）

鼻咽癌（蛞蝓、蜂房、牛黄）

鼻炎（蜈蚣）

鼻息肉（蜈蚣、蛞蝓）

痹证（蜈蚣、乌梢蛇、蜂房、䗪虫、羚
　　羊角）

闭经（蛞蝓、鼠妇虫、䗪虫、蜓蚰）

扁平疣（五倍子）

扁桃体炎（鼠妇虫、蜓蚰、紫河车）

便秘（蛞蝓、田螺、海参）

玻璃体混浊（水蛭、羚羊角）

不射精症（牡蛎、五灵脂、紫河车）

不育症（海马、蛤蚧、鹿茸）

不孕症（穿山甲、五灵脂、紫河车、海
　　马、海狗肾）

C

产后恶露（牛角腮）

产后发热（穿山甲）

产后高血压（紫贝齿）

产后缺乳（穿山甲）

产后乳汁不通（刺猬皮、地龙）

产后失眠（阿胶）

产后小便频数（桑螵蛸）

肠风（刺猬皮、牛角腮）

肠梗阻（穿山甲）

齿衄（海螵蛸）

齿龈炎（五倍子）

抽动-秽语综合征（全蝎）

创口不愈（鸡内金）

痤疮（穿山甲、水牛角）

D

大面积烧伤后期残余创面（全蝎）

呆病（紫贝齿、牛黄）

带下（穿山甲、蜂房、龟甲、阿胶、海马、鹿茸）

带状疱疹（蜈蚣、蛇蜕、石决明、白花蛇、地龙、水牛角、五倍子、凤凰衣、桑螵蛸）

带状疱疹后遗症（全蝎）

丹毒（全蝎、地龙、五灵脂、人中黄、蜒蚰）

胆管癌（牛黄）

胆囊结石（九香虫）

蛋白尿（水蛭、五倍子、蛤士蟆）

盗汗（牡蛎、五倍子、桑螵蛸）

低蛋白血症（水牛角）

地西泮类药物中毒（牛黄）

癫狂（地龙、牛黄）

癫痫（蜈蚣、全蝎、紫贝齿、石决明、牡蛎、僵蚕、山羊角、猴枣、海参）

跌打损伤（地龙、蛴螬）

疔疮（蜣螂、蜂房、蜒蚰、海浮石、龟甲）

冻伤（五灵脂、凤凰衣、桑螵蛸）

毒蛇咬伤（蜈蚣、壁虎、蜣螂、五灵脂）

多发性肌炎（白花蛇）

多骨疽、死骨（蜣螂）

E

鹅口疮（地龙、鼠妇虫、凤凰衣）

呃逆（全蝎、壁虎、九香虫、麝香）

恶疮（蜣螂、蜂房、海浮石、海马）

儿枕痛（五灵脂）

F

发背（蜣螂、海浮石、龟甲）

发热（蝉蜕、麝香、羚羊角、山羊角）

非特异性结肠炎（壁虎）

肺癌（壁虎、蜂房、水蛭、牛黄、海马）

肺结核（全蝎、凤凰衣、紫河车、蛤蚧）

肺气肿（五灵脂）

风湿性疾病（壁虎、僵蚕、水蛭、䗪虫）

风疹（人中黄）

蜂蝎蜇伤（壁虎、牛角腮）

浮肿（鹿茸）

附骨阴疽（壁虎、蜣螂）

妇人血结胸（海蛤壳）

腹水（蜣螂、穿山甲、田螺、蝼蛄、蟋蟀）

G

肝癌（蜣螂、刺猬皮、白花蛇、蛴螬、牛黄、五倍子）

肝癌疼痛（鼠妇虫）

肝肾综合征（蟋蟀）

肝纤维化（穿山甲）

肝炎（地龙、蛴螬、五灵脂、䗪虫、羚羊角、人中黄、冬虫夏草、紫河车）

肝炎胁痛（全蝎、九香虫）

肝硬化（蛴螬、䗪虫、紫河车）

感染性创面（麝香）

肛裂（五倍子、阿胶）

钢铁屑哽喉疼痛（蝼蛄）

高血压病（石决明、牡蛎、地龙、羚羊
　　角、山羊角、冬虫夏草）

高热惊风（壁虎、地龙）

高热神昏（牛黄）

高脂血症（水蛭）

跟腱断裂（水蛭）

更年期综合征（紫贝齿、阿胶）

功能性子宫出血（阿胶、龟甲胶）

宫颈癌（蜈蚣、五倍子）

宫颈糜烂（麝香、五倍子）

宫外孕（蜈蚣、䗪虫）

骨槽风（蜣螂）

骨髓炎（蜂房）

骨折（九香虫、地龙、䗪虫、凤凰衣、
　　鹿茸）

鼓膜穿孔（蜈蚣、凤凰衣）

鼓胀（鸡内金、蛤士蟆）

固定性红斑型药疹（地龙）

关节炎（蜈蚣、穿山甲、蜂房、龟甲）

冠心病（穿山甲、九香虫、五灵脂、水
　　蛭、䗪虫、麝香、牛黄、紫河车）

汗疱疹（蝉蜕）

虹膜睫状体炎（羚羊角）

喉疳（凤凰衣）

狐臭（夜明沙、田螺）

花斑癣（五倍子）

化疗药物渗漏性损伤（壁虎）

化脓性炎症（蜈蚣、全蝎）

黄汗症（田螺）

黄褐斑（水蛭）

肌肉抽搐（山羊角）

肌肉萎缩（白花蛇）

鸡眼（蜈蚣）

急性发作型疼痛（全蝎）

急性颌下淋巴结炎（全蝎）

急性皮肤损伤（凤凰衣、蝼蛄）

脊髓胶质瘤（蜣螂）

脊髓外伤性早期瘫痪（地龙）

甲疽（蜣螂）

尖锐湿疣（五倍子）

肩周炎（麝香）

浆膜腔积液（壁虎、蟋蟀）

角膜溃疡（蛴螬、凤凰衣）

角膜翳斑（蛇蜕、蝉蜕、夜明沙、紫河车）

脚癣（凤凰衣）

结核（蜈蚣、壁虎、蜂房、鸡内金、蝼
　　蛄、海蛤壳、龟甲、冬虫夏草）

结膜炎（田螺）

疥癣（蛇蜕、蜒蚰）

惊吓（蝉蜕）

精神分裂症（九香虫）

精液不液化症（水蛭）

颈痛（蝉蜕）

颈椎病（蜈蚣、全蝎、白花蛇、龟甲）

久咳喘促（五倍子、冬虫夏草、阿胶、
　　鹿茸）

K

咯血（䗪虫、阿胶、龟甲胶、海参）

咳嗽（僵蚕、海浮石、蛤士蟆）

口疮（全蝎、蛇蜕、鸡内金、紫河车）

口腔溃疡（蜈蚣、牛黄、人中白、阿胶）

口腔炎（鼠妇虫、五倍子）

口眼㖞斜（蜈蚣）

溃疡性结肠炎（白花蛇、海螵蛸、阿胶）

L

雷诺综合征（壁虎）

类风湿关节炎（蜈蚣、全蝎、白花蛇）

历节风（地龙、蛴螬）

疠疾（乌梢蛇）

痢疾（蜣螂、牛角腮、五灵脂、五倍子、
　　海蛤壳、蛤士蟆、海参）

臁疮（壁虎）

淋证（鸡内金、海浮石）

流行性脑炎（羚羊角）

流行性腮腺炎（全蝎、蛇蜕、蝉蜕、地
　　龙、水蛭）

流痰走注（壁虎）

瘘管（蜣螂、阿胶、海马）

瘰疬（蜈蚣、全蝎、蛇蜕、牡蛎、僵蚕、
　　水蛭、䗪虫、夜明沙、蜒蚰、瓦楞
　　子、阿胶）

M

麦粒肿（蛇蜕）

慢性肺源性心脏病（紫河车、蛤蚧）

慢性骨髓炎（蜈蚣、壁虎）

慢性间质性肺炎（蜈蚣）

慢性泪囊炎（全蝎）

慢性盆腔炎（穿山甲）

慢性泻痢（五倍子）

慢性咽炎（僵蚕、人中白、蜒蚰、海浮
　　石、阿胶）

毛囊炎（五倍子）

玫瑰糠疹（水牛角）

门静脉高压脾切除后血小板增多症（水
　　蛭）

糜烂性渗出性皮肤病（五倍子）

面肌痉挛（蜈蚣、全蝎）

面瘫（全蝎、僵蚕、水蛭、麝香）

目赤肿痛（石决明、牛黄）

N

难产（蟋蟀）

脑病（麝香）

脑动脉硬化性眩晕（全蝎）

脑血管疾病后遗症（地龙）

脑震荡后遗症（五灵脂、䗪虫）

内障（夜明沙）

尿道综合征（桑螵蛸）

尿毒症（蝼蛄）

尿路结石（蜣螂、穿山甲、刺猬皮、地
　　龙、五灵脂、蝼蛄、海浮石）

尿失禁（桑螵蛸）

尿潴留（蝉蜕、鼠妇虫、田螺、蝼蛄、
　　蟋蟀、蛞蝓）

脓耳（五倍子）

脓疱疮（海马）

脓肿溃疡（夜明沙）

疟疾（鼠妇虫、夜明沙、鸡内金、龟甲胶）

膀胱癌（蛞蝓、海浮石）

皮肤癌（蜈蚣）

皮肤慢性溃疡（凤凰衣、阿胶、紫河车）

皮肤瘙痒症（水牛角、紫河车）

皮下坏死（紫河车）

贫血（牛角腮、水牛角、阿胶、紫河车）

破伤风（全蝎、乌梢蛇、蝉蜕、蛴螬、
　　羚羊角）

前列腺炎（穿山甲、刺猬皮、五灵脂、
　　桑螵蛸）

前列腺增生（蛞蝓、水蛭、䗪虫）

枪弹伤（蛞蝓）

强直性脊柱炎（穿山甲）

切口瘘（壁虎）

青盲（夜明沙）

热病初起（僵蚕）

热病呼衰（牛黄）

乳蛾（凤凰衣、鸡内金）

乳房内包块（刺猬皮）

乳房胀痛（刺猬皮）

乳头破裂（海蛤壳）

乳腺癌（蜂房、牛黄）

乳腺囊性增生病（全蝎、壁虎、僵蚕、
　　麝香、海浮石）

乳腺炎（全蝎、蛇蜕、穿山甲、刺猬皮）

乳糜尿（刺猬皮、鹿茸）

褥疮（全蝎、五倍子、海螵蛸、凤凰衣、
　　海马）

软组织损伤（五倍子）

沙眼（地龙、凤凰衣）

疝气（蜈蚣、刺猬皮、海浮石）

上呼吸道感染（猴枣）

上消化道出血（海螵蛸）

烧伤（地龙、田螺、瓦楞子）

舌癌（蛞蝓）

蛇头疔（蛞蝓）

神经衰弱（石决明、牡蛎、蝉蜕）

神经性皮炎（白花蛇）

肾病综合征（桑螵蛸）

肾衰竭（冬虫夏草）

肾炎（蜈蚣、僵蚕、地龙、蜓蚰、蝼蛄、
　　蟋蟀、冬虫夏草、海马）

声带小结（海浮石）

失音（凤凰衣）

湿疹（乌梢蛇）

食管癌（壁虎、蛞蝓、穿山甲、水蛭）

食管癌梗阻（鼠妇虫）

食管癌术后呕吐（羚羊角）

视盘血管炎（犀牛角）

视神经乳头炎（犀牛角）

视网膜静脉周围炎（犀牛角）

视物模糊（石决明）

手足皲裂（五倍子）

手足口病（羚羊角）

术后肠粘连（蜣螂、九香虫）

术后切口脂肪液化（阿胶）

水肿（牡蛎、蝉蜕、蝼蛄）

瘫痪（白花蛇）

痰核（僵蚕）

痰饮（海蛤壳）

糖尿病（僵蚕、水蛭、五倍子、蟋蟀、海浮石）

烫伤（蜓蚰、凤凰衣）

特异性皮炎（牡蛎、龟甲胶）

痛风（人中白）

痛经（五灵脂、鼠妇虫、水蛭、䗪虫、蜓蚰）

头痛（蜈蚣、全蝎、紫贝齿、石决明、僵蚕、白花蛇、山羊角、人中黄）

吐蛔症（蜣螂）

脱发（蜈蚣）

脱肛（蜣螂、五倍子、蝉蜕、田螺、蜓蚰、五倍子）

脱疽（蜂房）

脱证（牡蛎）

外科感染（蜈蚣）

外阴溃疡（海蛤壳）

外阴湿疹（海蛤壳）

外阴炎（海蛤壳）

外阴营养不良（紫河车）

顽痹（蜣螂）

顽疮不敛（壁虎）

晚期癌症（冬虫夏草）

胃癌（蜣螂、九香虫、牛黄）

胃癌梗阻（鼠妇虫）

胃脘痛（九香虫、瓦楞子）

胃下垂（五倍子）

胃炎（刺猬皮、五灵脂、水牛角、人中黄、五倍子、凤凰衣、瓦楞子、冬虫夏草）

矽肺（蝉蜕）

习惯性流产（凤凰衣、龟甲）

席汉综合征（鹿茸）

下肢静脉曲张（蜈蚣）

下肢溃疡（蜈蚣、地龙、蜓蚰、海螵蛸）

先兆流产（阿胶）

消化性溃疡（刺猬皮、九香虫、地龙、五灵脂、人中白、海螵蛸、凤凰衣、鸡内金、瓦楞子）

小儿肺炎（蜈蚣、牡蛎、羚羊角、山羊角、猴枣）

小儿疳积（蜣螂、鸡内金、蝼蛄、海蛤

壳、紫河车）

小儿急性腹泻（龟甲）

小儿惊风（蜈蚣、石决明、壁虎、蝉蜕、
　　僵蚕、牛黄、蜓蚰）

小儿痉挛抽搐（海蛤壳）

小儿麻痹症（地龙）

小儿脑损伤后综合征（全蝎）

小儿鞘膜积液（五倍子）

小儿暑疖（海马）

小儿消化不良（蜈蚣、蝼蛄、海参）

小儿厌食症（夜明沙）

小儿夜啼（蝉蜕、僵蚕、地龙）

小儿疣目（鸡内金）

泄泻（五灵脂）

心律失常（牡蛎、冬虫夏草）

性功能低下（鹿茸）

虚劳（龟甲胶、鹿茸、桑螵蛸）

眩晕（紫贝齿、石决明）

血管瘤（九香虫、水蛭、五倍子）

血管栓塞性疼痛（地龙）

血精（牡蛎）

血尿（蝼蛄、穿山甲、阿胶）

血栓性外痔（五倍子）

血吸虫病（瓦楞子）

血小板减少（牛角腮、阿胶）

血证（牡蛎、人中白、五倍子）

寻常疣（鸡内金）

荨麻疹（全蝎、蝉蜕、僵蚕、白花蛇、
　　地龙、水牛角、凤凰衣、紫河车）

牙疳（鸡内金）

牙痛（地龙、五倍子）

牙龈炎（鼠妇虫）

牙痛（蜣螂、蜂房）

咽喉肿痛（蜂房、蛴螬、牛黄）

眼底出血（羚羊角）

眼睑炎（蛇蜕）

阳痿（蜈蚣、九香虫、蜂房、地龙、五
　　灵脂、蟋蟀、龟甲、海马、海狗肾、
　　蛤蚧、桑螵蛸）

腰痛（九香虫、海参）

腰椎间盘突出症（蜈蚣）

夜盲症（夜明沙）

夜尿频多（海马）

一氧化碳中毒（牛黄）

胰腺癌（牛黄）

遗精（牡蛎、刺猬皮、五倍子、鸡内金、
　　海参、桑螵蛸）

遗尿（九香虫、蜂房、五倍子、桑螵蛸）

乙脑极期（全蝎）

乙脑后遗症（蝉蜕、白花蛇）

乙脑脑水肿（阿胶）

翳障（石决明、夜明沙）

银屑病（乌梢蛇、僵蚕、白花蛇、水牛
　　角、牛黄、五倍子、紫河车）

婴儿撮口（乌梢蛇）

瘿瘤（五倍子、海蛤壳、海浮石）

疣赘（牡蛎、鼠妇虫）

再生障碍性贫血（冬虫夏草、海参、鹿
　　茸）

早泄（牡蛎、地龙、五倍子）

增生性脊柱炎（全蝎）

疹出不透（蝉蜕）

癥瘕积聚（水蛭、夜明沙）

支气管炎（蜈蚣、九香虫、蜂房、鼠妇虫、麝香、凤凰衣、猴枣、紫河车、蛤蚧）

支气管哮喘（全蝎、壁虎、蝉蜕、僵蚕、地龙、水蛭、麝香、羚羊角、牛黄、蜓蚰、五倍子、海螵蛸、猴枣、紫河车、蛤蚧）

脂肪肝（水蛭）

痔疮（蝉蜕、水蛭、田螺、蜓蚰、五倍子）

痔漏（蛇蜕、刺猬皮、牛角腮、蛞蝓）

智迟（紫贝齿）

中耳炎（全蝎、蛇蜕、地龙、田螺）

中风（蜈蚣、石决明、水蛭、麝香、犀牛角、水牛角、牛黄）

中心性视网膜脉络膜炎（羚羊角）

肿瘤（五灵脂、瓦楞子）

重伤昏厥（䗪虫）

周围血管病（壁虎、穿山甲、白花蛇、水蛭）

子宫肌瘤（穿山甲）

子宫内膜炎（阿胶）

子宫内膜异位症（水蛭、海狗肾）

子宫绒毛膜上皮癌（蜂房）

子宫脱垂（五倍子）

子痫（紫贝齿）

紫癜（蝉蜕、羚羊角、犀牛角、水牛角、紫河车、鹿茸）

自汗（牡蛎、五倍子）

足跟痛（五倍子、海狗肾）

图书在版编目(CIP)数据

国医大师朱良春全集·常用虫药卷/朱良春著.
—长沙:中南大学出版社,2016.11
ISBN 978 - 7 - 5487 - 1962 - 5

Ⅰ.国...Ⅱ.朱...Ⅲ.昆虫学 - 临床应用　Ⅳ.R2

中国版本图书馆 CIP 数据核字(2015)第 244123 号

国医大师朱良春全集·常用虫药卷
GUOYI DASHI ZHULIANGCHUN QUANJI　CHANGYONG CHONGYAO JUAN

朱良春　著

□责任编辑　张碧金
□责任印制　易建国
□出版发行　中南大学出版社
　　　　　　社址:长沙市麓山南路　　　　邮编:410083
　　　　　　发行科电话:0731-88876770　　传真:0731-88710482
□印　　装　湖南鑫成印刷有限公司

□开　　本　710×1000　1/16　□印张 27.5　□字数 378 千字
□版　　次　2016 年 11 月第 1 版　□印次　2016 年 11 月第 1 次印刷
□书　　号　ISBN 978 - 7 - 5487 - 1962 - 5
□定　　价　138.00 元
